Higiene y seguridad para la manipulación de alimentos

M.ª del Carmen Martínez Calderón

EDITORIAL
SINTESIS

Vallehermoso, 34. 28015 Madrid
Teléfono 91 593 20 98
http://www.sintesis.com

ISBN: 978-84-907701-7-7
Depósito Legal: M-20.491-2014

Impreso en España - Printed in Spain

Higiene y seguridad para la manipulación de alimentos

Índice

PARTE III. SISTEMAS DE AUTOCONTROL

Prólogo

La palabra higiene deriva de la diosa Higiea, protectora de la salud. Si nos remontamos a épocas remotas, encontramos que siempre se ha luchado por mantener la higiene de los alimentos, así como la higiene en general. También es cierto que se han producido muchas muertes tras ingerir alimentos tóxicos y nada seguros.

Cleopatra ya se daba en su época baños con leche de burra para purificar su cuerpo y en Oriente los baños turcos o los hamman se convirtieron en rituales de purificación religiosa, placer e higiene. Asimismo, surgió el sistema de Análisis de peligros y puntos críticos de control (en inglés *HACCP, Hazard Analysis and Critical Control Points*) para garantizar la seguridad de los productos que consumían los astronautas, ya que si había algún problema con esos productos, los astronautas no podían salir al espacio a aprovisionarse de otros como es el caso de un consumidor normal que puede ir a un supermercado.

No obstante, este sistema se popularizó a raíz de las crisis alimentarias como el mal de las vacas locas y cuando la comisión del *Codex Alimentarius* observó la necesidad de un control en la producción de alimentos, aunque las grandes empresas ya estaban empezando a implantarlo.

Hoy en día, cualquier manipulador de alimentos debe conocer los entresijos de la seguridad alimentaria, debe estar formado y cualificado para desarrollar su tarea, ya no sólo como buen cocinero o buen camarero, sino también como buen profesional del sector que conoce y realiza las tareas de forma correcta.

El presente libro ayuda a dotar a los futuros cocineros, camareros, panaderos, pasteleros, personal de servicio, etc. de las herramientas y hábitos necesarios para desarrollar de forma segura su actividad y que no se produzcan contaminaciones indeseadas, por ello es conveniente que conozca todos los peligros y riesgos a los que se puede enfrentar.

Parte I

Limpieza y desinfección

1

Limpieza y desinfección de equipos e instalaciones

Objetivos

1. Conocer los conceptos y niveles de limpieza.
2. Identificar los requisitos higiénico-sanitarios y la legislación que deben cumplir los equipos, utillaje e instalaciones de manipulación de alimentos.
3. Evaluar las consecuencias para la inocuidad de los productos y la seguridad de los consumidores de una limpieza/desinfección inadecuada.
4. Describir los procedimientos, frecuencias y equipos de limpieza y desinfección (L+D).
5. Identificar los procesos y productos de limpieza.
6. Efectuar la limpieza o desinfección con los productos establecidos, asegurando la completa eliminación de éstos.
7. Describir los parámetros objeto de control asociados al nivel de limpieza o desinfección requeridos.

Mapa conceptual del capítulo

LIMPIEZA Y DESINFECCIÓN DE EQUIPOS E INSTALACIONES

- INTRODUCCIÓN
- CONCEPTOS Y NIVELES DE LIMPIEZA
  - Conceptos de limpieza, desinfección, higienización y esterilización
  - Tipos de suciedad
  - Tipos de limpieza
  - Características del agua
  - Características de las superficies
  - Factores de control para la eficacia de la limpieza y la desinfección (L + D)
- LEGISLACIÓN Y REQUISITOS DE LIMPIEZA GENERALES DE UTILLAJE, EQUIPOS E INSTALACIONES
  - Legislación
  - Requisitos generales de limpieza de utillaje, equipos e instalaciones
- PROCESOS Y PRODUCTOS DE LIMPIEZA
  - Procesos de limpieza
  - Programas de limpieza
  - Tipos de detergentes, desinfectantes y limpiadores

Glosario

Aditivos. Son componentes complementarios de un detergente o de un limpiador que aportan propiedades adicionales a la acción específica de limpieza. Por ejemplo, amoniaco perfumado (lleva perfume incluido como aditivo).

Albúmina. Sustancia orgánica nitrogenada, viscosa, soluble en agua, coagulable por el calor, contenida en la clara de huevo, el plasma, la leche, etc.

Arqueta. Casilla o depósito para recibir el agua y distribuirla.

Biodegradabilidad. Es la capacidad de biodegradación de los agentes tensioactivos.

Biodegradación. Es la degradación molecular del agente tensioactivo, resultante de una acción compleja de los organismos vivos del medio ambiente.

Cargas. Son los productos utilizados para lograr el tipo de presentación y concentración deseadas de un detergente o de un limpiador.

Coadyuvantes. Son componentes complementarios de un detergente o de un limpiador que aportan propiedades particulares a las de los componentes fundamentales en la acción específica de limpieza.

Compostaje. Se refiere a la elaboración del compost, es decir, el humus obtenido artificialmente por descomposición bioquímica en caliente de residuos orgánicos.

Esporas. Forma de resistencia que adoptan las bacterias ante condiciones ambientales desfavorables.

Interfase. Periodo del ciclo celular en el que tiene lugar la síntesis de proteínas y la replicación del material genético.

Jabón de lavar. Es el producto que se obtiene de la reacción de los ácidos de un aceite u otro cuerpo graso con un álcali (tipo sosa cáustica) y que se destina a lavado de ropa u objetos diversos.

Porcentaje de biodegradabilidad. Es la cantidad porcentual del agente tensioactivo biodegradado según los métodos oficiales en vigor.

Reforzantes. Son unos componentes complementarios que mejoran ciertas propiedades características de los componentes fundamentales.

Tajo. Mesa individual de corte que sirve para porcionar piezas pesadas de carnes y pescados.

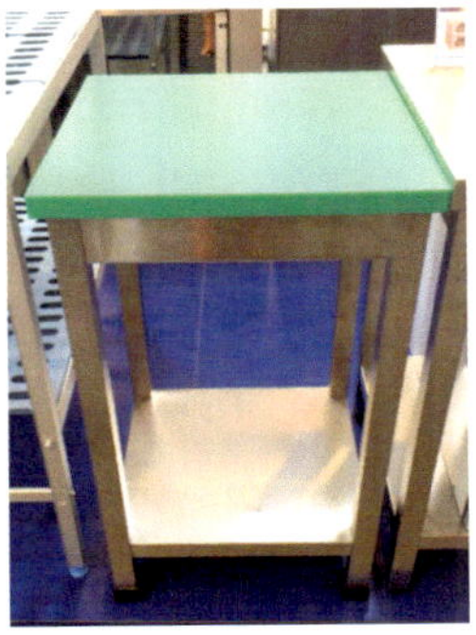

1.1. Introducción

La limpieza y desinfección de los equipos, el utillaje y las instalaciones de los establecimientos de restauración debe ser una prioridad para todas las empresas; para ello, existe una normativa que regula y garantiza que cumplan los requisitos de salubridad y seguridad pertinentes.

A lo largo del capítulo se hablará sobre cómo, quién, con qué, cuándo y dónde se debe realizar la limpieza y la desinfección de los mismos, así como, los materiales de construcción, las áreas o las zonas de las que disponemos, etc.

En la última parte del capítulo, se verán los procesos y productos de limpieza que se pueden utilizar para realizar las tareas de limpieza y desinfección.

1.2. Conceptos y niveles de limpieza

La limpieza y desinfección de equipos e instalaciones es muy importante en cualquier empresa de hostelería, por ello es importante tener un programa de limpieza adaptado a nuestra empresa.

Los equipos e instalaciones tienen que ser limpiados correctamente y de una forma sencilla y rápida, asimismo la maquinaria tendrá partes que se puedan mover, que sean fáciles de desmontar y que tengan acceso interno.

1.2.1. Conceptos de limpieza, desinfección, higienización y esterilización

Para hablar de la limpieza y la desinfección de equipos e instalaciones, lo primero que debemos conocer son los conceptos básicos: limpieza, desinfección, higienización y esterilización.

Según la Real Academia Española (RAE) la *limpieza* es quitar la suciedad o inmundicia de algo, aunque también podríamos definirla como la eliminación, mediante el arrastre con bayetas, gamuzas o estropajos y el uso de jabón o detergentes, de la grasa o suciedad de platos, cubiertos, cristalería, superficies, etc.

Según la RAE la *desinfección* es quitar los microorganismos patógenos, como los virus o las bacterias, destruyendo gérmenes nocivos o evitando su desarrollo. Consiste en aplicar un desinfectante (producto químico) sobre una superficie limpia para destruir los microorganismos que han persistido tras el arrastre durante la limpieza. También se desinfecta sumergiendo los utensilios en agua caliente a 80 °C. Las técnicas de desinfección más utilizadas son:

- *Desinfección por calor:* consiste en aplicar calor húmedo para elevar la temperatura de la superficie (80 °C). Las temperaturas elevadas desnaturalizan los residuos proteicos y los sobreendurecen.
- *Desinfección con agua caliente:* consiste en sumergir en un tanque las piezas desmontables de las máquinas y los componentes pequeños del equipo, manteniéndolos a 80 °C durante dos minutos.
- *Desinfección con vapor:* debe elevarse la temperatura de la superficie al punto de desinfección durante un tiempo determinado. Calentar las superficies durante la aplicación de

vapor a alta temperatura favorece el secado. Pero hay que tener en cuenta que el uso del vapor puede generar problemas al causar condensación de agua sobre otros equipos o piezas de la estructura.

– *Desinfección con sustancias químicas:* es la más utilizada, se utilizan lejías, cloro, yodofósforos, compuestos cuaternarios de amonio, etc.

Hay que tener en cuenta que la desinfección no mata a las esporas bacterianas y que después de la desinfección se debe realizar una limpieza completa para que los resultados sean satisfactorios.

La *higienización* es reducir los microbios a niveles que se califican no perjudiciales para la salud. Es la combinación de limpiar y desinfectar, ya sea de forma conjunta o consecutiva.

La *esterilización* es la eliminación total de los microorganismos patógenos y no patógenos, incluyendo las esporas.

Actividad propuesta 1.1

Define con tus palabras los conceptos de esterilización y de higienización.

1.2.2. Tipos de suciedad

La suciedad se puede definir como el conjunto de polvo, manchas, grasa o cualquier otra cosa que ensucia y se queda adherida a las superficies.

Se pueden distinguir varios tipos de suciedad según su naturaleza:

CUADRO 1.1
Tipos de suciedad según su naturaleza

Pigmentada	Polvo, hollín y arenillas
Grasas animales o vegetales	Mantequilla, manteca, aceites, grasas, bolígrafo, betún, esmalte de uñas, maquillaje y lápiz de labios
Grasas minerales	Aceites de coche, lubricantes y maquinaria
Orgánica coagulable	Sangre, leche, huevos, nata, mahonesa, mermelada, helado, sopa, pescado, chocolate, cacao, sudor y vómito
Taninos o coloreada	Café, vino tinto, té, tomate, hierba, fruta, perfume, determinados compuestos químicos, cemento y humedad
Feculenta	Arroz, pasta, plátano, pan y patatas
Sustancias azucaradas	Caramelos, mermeladas, dulces y bombones
Inorgánica	Óxidos, restos de cal y sarro

Además de esta clasificación se pueden distinguir otros tipos de suciedad que también pueden provocar intoxicaciones y que proporcionan la multiplicación de bacterias:

- Restos de alimentos.
- Basuras, envases, papeles, cartones, etc.
- La corrosión de metales: el aluminio y el cinc se oxidan con el aire y reaccionan ante alimentos ácidos como el limón, la manzana, el tomate, etc.

PARA SABER MÁS

Se aconseja la utilización del acero inoxidable en la preparación y manipulación de alimentos para evitar posibles contaminaciones.

Cabe destacar que, dentro de los tipos de suciedad, los más fáciles de eliminar son los azúcares, ya que se disuelven. Asimismo, el tiempo es determinante a la hora de eliminar la suciedad, ya que cuanto más tiempo esté en contacto con la superficie, más difícil es quitarla.

PARA SABER MÁS

La albúmina es muy difícil de eliminar, pues se adhiere con facilidad a las superficies.

Actividad propuesta 1.2

Copia el siguiente cuadro sobre el tipo de suciedad y el alimento que la provoca y completa los espacios en blanco.

Tipo de suciedad	Alimento que provoca la suciedad
	Polvo, hollín y arenillas
Grasas animales o vegetales	
	Aceites de coche, lubricantes y maquinaria
Orgánica coagulable	
Taninos o coloreada	
	Arroz, pasta, plátanos, pan y patatas
Sustancias azucaradas	
	Óxidos, restos de cal y sarro

1.2.3. Tipos de limpieza

Se pueden realizar dos tipos de limpieza:

1. *Limpieza manual:* la realiza el personal de la empresa con los medios necesarios que veremos en el apartado 1.3.2.
2. *Limpieza automática:* se realiza con equipos y maquinaria específicos de limpieza como máquinas de lavavajillas, túneles de lavado, etc.

Los útiles de cocina y las piezas desmontables como hornos, parrillas, campanas extractoras, fregaderos, batidoras, Thermomix®, cortafiambres, etc., se limpiarán de forma manual.

También podemos distinguir entre limpieza húmeda y limpieza seca. La limpieza húmeda es la que utiliza el agua (H_2O), es decir, los equipos y utensilios permiten el uso del agua. En cambio, la limpieza seca es la que se realiza en equipos que transforman alimentos e ingredientes secos como leche en polvo, azúcar, harinas, etc.

1.2.4. Características del agua

Dentro de las características del agua se debe tener en cuenta su dureza y la temperatura. Si la dureza del agua es alta, disminuye la eficacia de los detergentes y además se pueden deteriorar los equipos al formarse densas capas de suciedad.

La temperatura del agua más adecuada es más o menos de 45 °C, a esta temperatura se disuelve la grasa, los azúcares y se eliminan las proteínas. Cuando la temperatura supera los 60 °C es más difícil eliminar las proteínas. Si la temperatura es más alta, los residuos o restos pueden quemarse y quedar adheridos a las superficies.

1.2.5. Características de las superficies

Dentro de las características de las superficies se debe tener en cuenta la forma y la composición de las mismas. Las superficies rectas y con esquinas son mucho más complicadas de limpiar, cuanto más redondeadas sean, serán más fáciles de higienizar.

Si hablamos de la composición, será más fácil de limpiar una superficie de acero inoxidable o tajo de plástico (PVC) que un tajo de teflón o de madera, ya que estos últimos son materiales porosos.

1.2.6. Factores de control para la eficacia de la limpieza y la desinfección (L + D)

Los factores de control para que sea eficaz la limpieza y la desinfección son cinco:

1. *Selección y concentración de los productos químicos* que se utilicen.
2. *Temperatura del agua.*

3. *Tiempo de contacto:* cada producto (detergentes y desinfectantes) necesita un tiempo mínimo de reacción.
4. *Fuerza mecánica:* frotado para intentar eliminar la suciedad adherida y que sea más efectivo el producto.
5. *Tipo de agua:* si donde vivimos tenemos aguas alcalinas (como, por ejemplo, en la Comunidad Valenciana), deberemos utilizar agentes que eliminen la cal.

A estos factores de control se los conoce como el diagrama de Sinner:

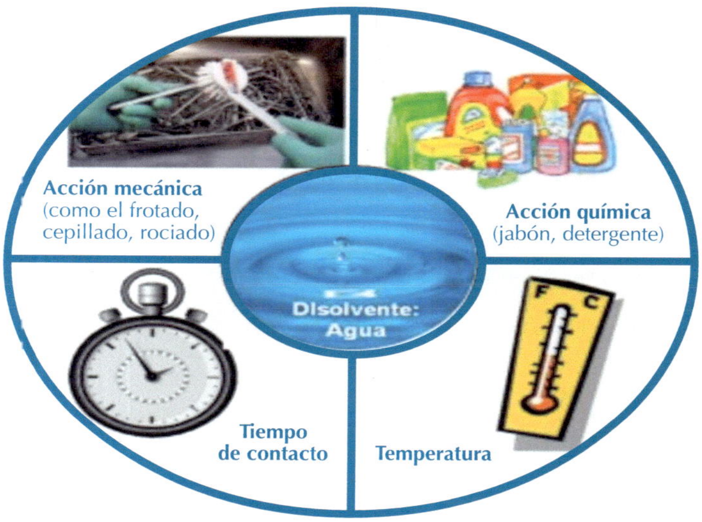

Figura 1.1. Diagrama de Sinner

1.3. Legislación y requisitos de limpieza generales de utillaje, equipos e instalaciones

En este apartado se verá, por una parte, la legislación vigente que han de cumplir los establecimientos alimentarios y, por otra parte, los requisitos de limpieza generales de utillaje, equipos e instalaciones, así como los materiales de construcción, la distribución de zonas, etc. que han de seguir.

1.3.1. Legislación

La legislación a nivel europeo que regula los requisitos que deben cumplir las instalaciones y equipos es el Reglamento (CE) 852/2004 del Parlamento y del Consejo relativo a la higiene de los productos alimenticios.

La legislación española que regula estos requisitos es:

- Real Decreto 770/1999, de 7 de mayo, por el que se aprueba la Reglamentación técnico-sanitaria para la elaboración, circulación y comercio de detergentes y limpiadores.
- Decreto 2484/1967, de 21 de septiembre, por el que se aprueba el texto del Código Alimentario Español.

1.3.2. Requisitos generales de limpieza de utillaje, equipos e instalaciones

Dentro de este apartado se incluyen los materiales de construcción, la distribución de zonas, los requisitos de limpieza generales que se deben utilizar en el utillaje, equipos e instalaciones y las superficies de trabajo.

No obstante, cabe destacar que una buena planificación y diseño de los mismos ayudará a reducir los posibles riesgos alimentarios.

Según el *Codex Alimentarius*, al decidir el emplazamiento de los establecimientos alimentarios, es necesario tener presentes las posibles fuentes de contaminación, así como la eficacia de cualesquiera medidas razonables que hayan de adoptarse para proteger los alimentos. Los establecimientos no deberán ubicarse en un lugar donde, tras considerar tales medidas protectoras, sea evidente que seguirá existiendo una amenaza para la inocuidad o la aptitud de los alimentos. En particular, los establecimientos deberán ubicarse normalmente alejados de:

- Zonas cuyo medio ambiente esté contaminado o donde se desarrollen actividades industriales que constituyan una amenaza grave de contaminación de los alimentos.
- Zonas expuestas a inundaciones, a menos que estén protegidas de manera suficiente.
- Zonas expuestas a infestaciones de plagas.
- Zonas de las que no puedan retirarse de manera eficaz los desechos, tanto sólidos como líquidos.

CUADRO 1.2
Requisitos de los materiales de construcción y distribución de zonas

Materiales de construcción

- Deben ser duros, resistentes a la corrosión (pues en las cocinas hay mucha humedad), impermeables (que no transmitan humedades), duraderos y aislantes (para mantener la temperatura adecuada en el interior).
- No han de construirse con materiales que sean fáciles de inflamar o tóxicos.
- No deben utilizarse ni madera ni cobre (tienen baja calidad higiénica).
- Que contengan el menor número de ángulos, rincones, grietas, fisuras, roturas, hendiduras y rasguños posibles, para evitar la acumulación de suciedad y la inaccesibilidad a la higienización.

Según el Código Alimentario Español, tendrán la consideración de instalaciones y elementos de las industrias y establecimientos alimentarios toda clase de instalaciones fijas y móviles (hornos, agua, luz, fuerza, calefacción, ventilación, acondicionamiento de aire, ascensores, montacargas, cintas transportadoras, elevadores y material similar, transportes interiores, motores, herramientas, moldes y útiles).

CUADRO 1.3
Requisitos de distribución de zonas

Distribución de zonas

Intentar dividir el espacio en las siguientes zonas:

- Zona de recepción y almacenamiento de materias primas.
- Zona de elaboración.
- Zona de almacenamiento de productos elaborados.
- Zona de almacenamiento de productos no alimenticios.
- Zona de lavado y secado de recipientes, vajillas…
- Zona de aseos.

Si no es posible diferenciar las zonas, se han de utilizar los equipos e instalaciones en tiempos distintos y siempre limpiarlas y desinfectarlas previamente a la manipulación de alimentos.

Siguiendo con el *Codex Alimentarius*, las estructuras del interior de las instalaciones alimentarias deberán estar sólidamente construidas con materiales duraderos y han de ser fáciles de mantener, limpiar y, cuando proceda, desinfectar. En particular, deberán cumplirse las siguientes condiciones específicas, en caso necesario, para proteger la inocuidad y la aptitud de los alimentos:

- Las superficies de las paredes, de los tabiques y de los suelos deberán ser de materiales impermeables que no tengan efectos tóxicos para el uso al que se destinan.
- Las paredes y los tabiques deberán tener una superficie lisa hasta una altura apropiada para las operaciones que se realicen.
- Los suelos deberán estar construidos de manera que el desagüe y la limpieza sean adecuados.
- Los techos y los aparatos elevados deberán estar construidos y acabados de forma que se reduzca al mínimo la acumulación de suciedad y de condensación, así como el desprendimiento de partículas.
- Las ventanas deberán ser fáciles de limpiar, estar construidas de modo que se reduzca al mínimo la acumulación de suciedad y, en caso necesario, estar provistas de malla contra insectos, que sea fácil de desmontar y limpiar. Cuando sea necesario, las ventanas deberán ser fijas.
- Las puertas deberán tener una superficie lisa y no absorbente y ser fáciles de limpiar y, cuando sea necesario, de desinfectar.

– Las superficies de trabajo que vayan a estar en contacto directo con los alimentos deberán ser sólidas, duraderas, y fáciles de limpiar, mantener y desinfectar. Tendrán que estar hechas de material liso, no absorbente y no tóxico, y que sea inerte a los alimentos, los detergentes y los desinfectantes utilizados en condiciones de trabajo normales.

CUADRO 1.4
Requisitos de limpieza de instalaciones

Instalaciones	
Suelos, paredes y techos	– Deben ser de materiales lisos, impermeables, no resbaladizos, fáciles de limpiar y estar en buen estado. – Las esquinas y uniones deben ser redondeadas para facilitar la limpieza. – Los techos estarán terminados en yeso liso con dos capas de pintura de brillo de color claro.
Puertas y ventanas	– Estarán dotadas de rejilla o malla para evitar el paso de insectos.
Ventilación (natural o artificial)	– Debe ser independiente, para evitar el paso de olores. – Deben existir medios apropiados y suficientes de ventilación mecánica o natural. – Evitar cualquier corriente de aire mecánica desde las zonas sucias a una zona limpia. – Estará construida con acceso fácil a los filtros y a las partes que deban limpiarse o sustituirse.
Iluminación	– Superficies de trabajo bien iluminadas. – La iluminación artificial o natural deberá permitir el trabajo diario, sin producir colores falsos. – Las fuentes de iluminación deberán estar protegidas, para que en caso de rotura no caigan restos de vidrio y cristales a los alimentos o a las personas.
Lavabos, servicios, sanitarios y vestuarios	– Dotados de agua potable corriente (fría y caliente), en cantidad suficiente. – Lavabos dotados de agua fría y caliente con accionamiento a pedal u otro sistema no manual. – Secado con toallas de un solo uso o secadores automáticos. – Habrá jabón y cepillo de uñas.
Otras instalaciones	
Desagües	Estarán provistos de sifones, rejillas, etc., con el fin de evitar los olores y el acceso de roedores.
Aguas residuales	Abocarán en una red de evacuación dotada de arquetas, alcantarillas y tuberías que desembocarán a un sistema de depuración industrial o de alcantarillado público.
Almacenamiento de residuos	Habrá una zona para almacenamiento de los residuos, con recipientes higiénicos e instalaciones inalterables de fácil limpieza, con cierre hermético y que se evacuará diariamente.

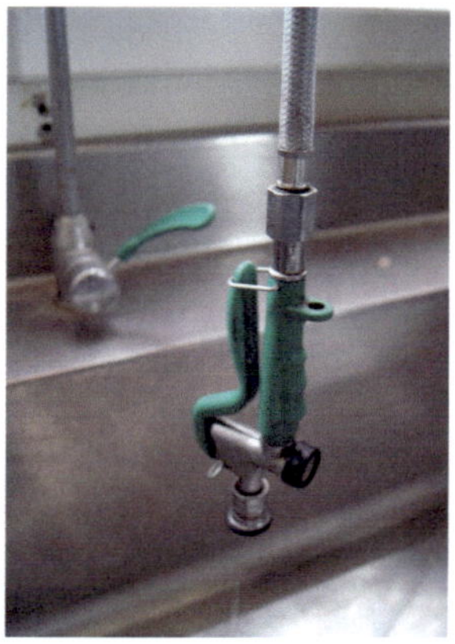

Figura 1.2
Grifo de pedal utilizado para la limpieza y desinfección de las instalaciones, utillaje y mobiliario

Según el *Codex Alimentarius*, el equipo deberá estar instalado de tal manera que:

- Permita un mantenimiento y una limpieza adecuados.
- Funcione de conformidad con el uso al que está destinado.
- Facilite unas buenas prácticas de higiene, incluida la vigilancia.

Según el Código Internacional de Prácticas recomendado, el equipo y los recipientes (excepto los recipientes y el material de envasado de un solo uso) que vayan a estar en contacto con los alimentos deberán proyectarse y fabricarse de manera que se asegure que, en caso necesario, puedan limpiarse, desinfectarse y mantenerse de manera adecuada para evitar la contaminación de los alimentos.

Además el equipo y los recipientes deberán fabricarse con materiales que no tengan efectos tóxicos para el uso al que se destinan. En caso necesario, el equipo deberá ser duradero y móvil o desmontable, para permitir el mantenimiento, la limpieza, la desinfección y la vigilancia y para facilitar, por ejemplo, la inspección en relación con la posible presencia de plagas.

CUADRO 1.5. Requisitos de limpieza de equipos

Equipos	Uso
Paños de celulosa de un solo uso, cepillos con cerdas de polipropileno o nylon, fregonas, paños de nylon abrasivo y cubos de polipropileno o cualquier otro plástico.	Limpieza manual.
Pulidoras o rascadoras de suelos, aspiradoras, limpiadoras de alta presión (tipo *Karcher®*), limpiadoras mediante succión...	Limpieza automática o mecánica.
Compactadores de basura con sistemas o no de compostaje, trituradoras de vidrio, etc.	Eliminación de residuos.
Lavado mecánico en lavavajillas automáticos o túneles de lavado.	Limpieza de utensilios y menaje.
Duchas, grifos, dosificadores de jabón, cepillos de uñas, secadores de manos (de aire caliente) y, en el baño de mujeres, expendedores de tampones y compresas.	Higiene personal.

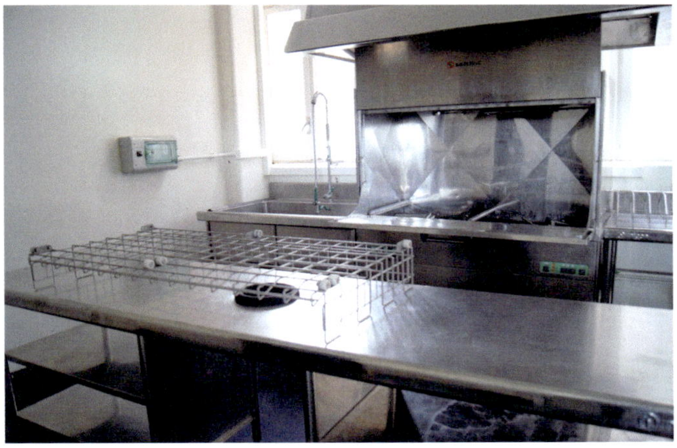

Figura 1.3
Zona de *plonge* donde se friegan todos los materiales utilizados en la cocina y en el obrador

Cuadro 1.6
Requisitos de limpieza de superficies de trabajo y utillaje

Superficies de trabajo	
– Deben ser lisas y con el menor número y tamaño de juntas para evitar la acumulación y proliferación de microorganismos. – Serán impermeables, no tóxicas y resistentes a la corrosión.	
Utillaje (útiles de cocina y piezas desmontables)	
Hornos, parrillas, campanas extractoras, fregaderos, batidoras, *Thermomix*®, cortafiambres, etc.	Se limpiarán de forma manual.
La maquinaria y utillaje serán construidos con material inocuo e inalterable, e instalados de forma que facilite su completa limpieza y desinfección.	

Se pueden distinguir varias áreas funcionales:

- *Áreas sucias:* se refiere a las zonas donde el personal, el equipo o los alimentos pueden ser contaminados, como los lavabos, los almacenes de carnes y verduras crudas, las áreas de preparación, las zonas de residuos, así como el humo del tabaco, la saliva y la suciedad procedente de la ropa de calle.
- *Áreas limpias:* se refiere a las zonas donde se manipulan y almacenan los alimentos cocinados y preparados para su consumo como las mesas calientes, las zonas de cocción, etc.
- *Áreas de espaciamiento:* se refiere, por ejemplo, al espacio entre las zonas de almacenamiento de carnes crudas y carnes cocinadas.

1.4. Procesos y productos de limpieza

Para llevar a cabo una limpieza satisfactoria será necesario conocer los procesos y productos de limpieza de los que disponemos.

1.4.1. Procesos de limpieza

Los procesos de limpieza, desinfección e higienización son:

- *Prelimpieza:* eliminación de la suciedad, de la grasa, etc., sin aplicar ningún producto. Se realiza barriendo, raspando o frotando.
- *Preenjuague:* con agua caliente para intentar disolver la grasa, pues con el agua fría la grasa no se disuelve.
- *Limpieza principal:* consiste en desprender la grasa o la suciedad con la aplicación de un detergente o desengrasante (sin aromas). En definitiva, eliminar restos o residuos de proteínas, almidón, grasa, materia orgánica, etc. (revisar en la etiqueta del detergente o desengrasante el tiempo de aplicación, idoneidad, modo de empleo y dosificación).
- *Enjuagado:* ayuda a eliminar toda la suciedad disuelta y los restos de detergente que hayan quedado.
- *Desinfección:* aplicar un desinfectante para destruir las bacterias. Los desinfectantes más usados son el agua, a una temperatura superior a 80 °C, y la lejía, que es un compuesto clorado que precisa del contacto directo con las superficies que va a tratar para una correcta desinfección (revisar en la etiqueta del desinfectante el tiempo de aplicación, idoneidad, modo de empleo y dosificación).
- *Enjuagado final:* ayuda a eliminar los restos de desinfectante que hayan quedado.
- *Secado:* se intentará en la medida de lo posible que sea con aire seco y no con paños, al igual que intentaremos dejar la menor cantidad de agua posible para evitar el crecimiento de bacterias.

Los procesos de limpieza principal y desinfección se pueden realizar a la vez, siempre que se utilice un higienizante, es decir, se realizarían de forma simultánea. Aunque siempre es mejor primero limpiar y después desinfectar.

1.4.2. Programas de limpieza

Los programas de limpieza y desinfección sirven para llevar el control sobre el estado higiénico de locales, instalaciones, útiles y productos alimentarios. La información que debe incluir un programa de limpieza ha de responder a las siguientes preguntas:

- Qué limpiar.
- Cómo limpiar.
- Con qué limpiar.

– Cuándo limpiar.
– Quién lo limpia.

Lo más sencillo es establecer grupos de limpieza o áreas de trabajo para cada empleado.

En el cuadro 1.7 se detalla un programa de limpieza y desinfección que responde a algunas de las anteriores preguntas: qué, cómo, con qué y cuándo limpiar.

Actividad propuesta 1.3

¿A qué preguntas tienen que responder los programas de limpieza y desinfección?

CUADRO 1.7
Programa de limpieza y desinfección

Programa de limpieza y desinfección (L + D)					
Responsable:		Código: 001	Área: Cocina		
Fecha	Lugar	Productos	Utensilios	Método	Frecuencia
	Fogones				
	Cubos de basura				
	Tablas de corte				
	Planchas				
	Platos				
	...				
	...				
	...				
	...				
	...				
	...				
Firma del responsable:					

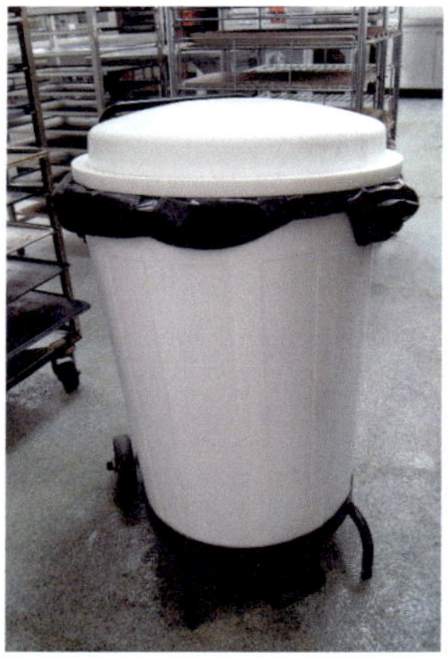

Figura 1.4
Cubo de basura utilizado para tirar los residuos generados de la limpieza y desinfección y de la manipulación de alimentos

Para contestar a la pregunta de quién lo limpia podemos utilizar el cuadro 1.8, en el que también se responde de forma más detallada a la pregunta de cuándo limpia cada empleado.

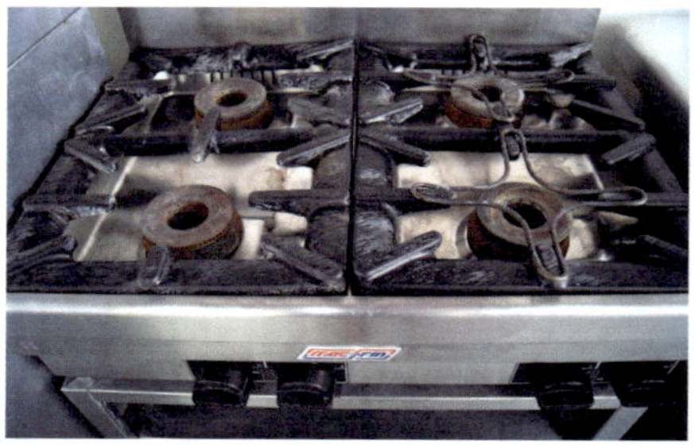

Figura 1.5
Fogones (parte de las instalaciones que se encuentran en las cocinas y en los obradores)

Cuadro 1.8
Control de programa de limpieza y desinfección

Control de programa de limpieza y desinfección (L + D)									
Responsable:		Código: 001		Semanal:		Área: cocina/office			
Empleado:	Día	Área							
		Fogones	Cubos de basura	Tablas de corte	Planchas	Platos	...	...	...
Pepe	1								
Juan	2								
Andrea	3								
Luisa	4								
...	5								
...	6								
...	7								
Firma del responsable:									

El control de programa de limpieza y desinfección se puede realizar de forma semanal, quincenal y mensual. Con los cuadros 1.7 y 1.8 se puede controlar si el programa de limpieza se está realizando correctamente o si algo está fallando.

1.4.3. Tipos de detergentes, desinfectantes y limpiadores

En el Real Decreto 770/1999, de 7 de mayo, por el que se aprueba la Reglamentación técnico-sanitaria para la elaboración, circulación y comercio de detergentes y limpiadores, se encuentran las siguientes definiciones:

- *Detergente:* es todo producto cuya composición ha sido especialmente estudiada para colaborar al desarrollo de los fenómenos de detergencia y que se basa en componentes esenciales (agentes tensioactivos) y, generalmente, componentes complementarios (coadyuvantes, reforzantes, cargas, aditivos y otros componentes accesorios). Se incluyen en este grupo productos cuya finalidad principal es el lavado, como los destinados al lavado de vajillas, al lavado de ropa, al lavado de superficies y todos aquellos otros a base de tensioactivos que puedan tener otra finalidad complementaria, como los que tienen acción desinfectante.
- *Limpiador:* es el producto cuya finalidad principal es la limpieza y mantenimiento de objetos y superficies tales como suelos, maderas, plásticos, azulejos, cristales, sanitarios, metales, tejidos o cueros. Estos productos pueden contener, entre otros componentes, disolventes, álcalis, ácidos, ceras, aditivos y otros auxiliares. Se incluyen, asimismo, los productos destinados a purificar o aromatizar el ambiente y los limpiadores utilizados también como desinfectantes.
- *Agente tensioactivo:* es todo compuesto químico que disuelto en un líquido se absorbe preferentemente en una interfase, lo que determina un conjunto de propiedades fisicoquímicas de interés práctico, en función de las cuales se clasifica en:

  a) *Iónicos*: aniónicos y catiónicos.
  b) *No iónicos*
  c) *Anfóteros*

Siguiendo la normativa, se pueden clasificar los productos por el uso al que están destinados:

CUADRO 1.9
Tipos de productos para el uso al que están destinados

Productos para el lavado de vajillas	– Detergentes para lavado a mano. – Productos para lavado a máquina. – Productos auxiliares para lavado a máquina (abrillantadores, sales, etc.).
Productos para el lavado de ropa	– Detergentes. – Suavizantes. – Productos para el prelavado. – Aditivos (anticalcáreos, blanqueantes, etc.).

[.../...]

Productos de mantenimiento y limpieza	– De uso general. – Limpiacristales y multiusos. – Limpiadores para sanitarios. – Ceras y limpiadores para muebles y maderas. – Abrillantadores y limpiadores para suelos duros. – Productos para tejidos (quitamanchas, aprestos, limpiadores para tapicerías y alfombras, tintes, etc.). – Limpiacalzados y limpiadores para cuero y pieles. – Limpiadores para hornos, microondas y vitrocerámicas. – Limpiametales y productos para el tratamiento de superficies metálicas. – Quitagrasas. – Desincrustantes y desatascadores. – Productos para el lavado y cuidado de carrocerías, vehículos y otros elementos de transporte. – Ambientadores.
Productos para limpieza de la industria alimentaria: suelos, paredes, maquinaria, envases, cisternas, cámaras frigoríficas y otros elementos de producción, almacenamiento y transporte de alimentos.	
Productos de mantenimiento y limpieza destinados a otras aplicaciones industriales y a otros usos profesionales.	
Jabones de lavar.	

Cualquiera de los productos del cuadro 1.9 se podrá presentar en el mercado en forma de sólido, en polvo, en escamas, en pasta, en líquido, en aerosol o en cualquier otra forma de presentación que el desarrollo tecnológico permita.

Cabe recordar que estos productos deben utilizarse siguiendo las indicaciones del fabricante, como la idoneidad del producto, el tiempo de contacto y la dosificación.

Actividad propuesta 1.4

Explica qué es un agente tensioactivo.

Asimismo, a continuación se detallan en el cuadro 1.10 los tipos de detergentes que se pueden encontrar.

CUADRO 1.10
Tipos de detergentes y desinfectantes

Detergentes	
Alcalinos (amoniaco y sosa cáustica)	– Indicados para suciedad orgánica (grasas, proteínas, etc.). – Limpieza de suelos, paredes, techos, equipos y utensilios. – Se utiliza en máquinas lavavajillas. – La sosa cáustica es extremadamente fuerte y se suele utilizar para eliminar grasa de quemadores, campanas, etc.
Detergentes neutros (jabones)	– Se suelen usar para la limpieza de manos y superficies lisas de escasa suciedad.
Agentes abrasivos (desincrustantes)	– Ayuda complementaria para eliminar la grasa adherida con la que no han podido ni los alcalinos ni los ácidos.
Ácidos (lejía)	– Desincrustantes para eliminar residuos calcáreos. – Son corrosivos para los metales.
Desinfectantes	
Agua caliente a +80 °C o vapor de agua	– El agua no deja residuos, durante más de dos minutos es eficaz para todo tipo de bacterias. – Se utiliza en el lavado automático y en el lavado manual de utensilios grandes.
Cloro o compuestos clorados	– El cloro mata las bacterias. – Se utiliza en las superficies (entran en contacto con los alimentos) o en los equipos y en los utensilios (con las manos mientras se trabaja). – No se debe aplicar directamente sobre materiales. – Para diluirlo utilizar agua caliente.
Amonios cuaternarios	– Se utiliza en las superficies (entran en contacto con los alimentos) o en los equipos y en los utensilios (con las manos mientras se trabaja).

Queda prohibido mezclar productos de limpieza de base ácida con productos de limpieza de base alcalina para evitar las reacciones químicas que producen. Por ejemplo, no mezclar lejía (hipoclorito sódico, $NaClO$) con amoniaco (NH_3).

Actividad propuesta 1.5

Explica para qué se usa el agua caliente a +80 °C o el vapor de agua.

Resumen

La limpieza y desinfección de los equipos, el utillaje y las instalaciones de los establecimientos de restauración debe ser una prioridad para todas las empresas; para ello, existe una normativa que regula y garantiza que se cumplan los requisitos de salubridad y seguridad pertinentes.

La limpieza consiste en quitar la suciedad o inmundicia de algo, la eliminación mediante el arrastre con bayetas, gamuzas o estropajos y el uso de jabón o detergentes, de la grasa o suciedad de platos, cubiertos, cristalería, superficies, etc. y la desinfección es quitar los microorganismos patógenos, como los virus o las bacterias, destruyendo gérmenes nocivos o evitando su desarrollo.

Para realizarla es necesario conocer:

- Los tipos de suciedad y de limpieza.
- Características del agua y de las superficies.
- Los factores de control.

Por otra parte, se han de conocer los procesos de limpieza, desinfección e higienización, que son: prelimpieza, preenjuague, limpieza principal, enjuagado, desinfección, enjuagado final y secado. De este modo es posible llevar el control sobre el estado higiénico de locales, instalaciones, útiles y productos alimentarios. Con este control se podrá responder a las siguientes preguntas: qué, cómo, con qué y cuándo limpiar, y quién lo limpia.

Por último, hay que recordar que existen en el mercado diferentes tipos de detergentes, desinfectantes y limpiadores que ayudan a realizar las tareas de limpieza y desinfección. De estos se debe conocer la utilidad e idoneidad, tiempo de contacto y correcta dosificación.

ACTIVIDADES DE AUTOEVALUACIÓN

Señala la respuesta correcta. Sólo hay una respuesta correcta en cada actividad.

1. ¿Cuál es el producto cuya finalidad principal es la limpieza y mantenimiento de objetos y superficies tales como suelos, maderas, plásticos, azulejos, cristales, sanitarios, metales, tejidos o cueros?
   - ☐ *a)* Detergente.
   - ☐ *b)* Limpiador.
   - ☐ *c)* Desinfectante.
2. Las zonas donde se manipulan y almacenan los alimentos cocinados y preparados para su consumo, como las mesas calientes, las zonas de cocción, etc., se denominan:
   - ☐ *a)* Áreas sucias.
   - ☐ *b)* Áreas limpias.
   - ☐ *c)* Áreas de espaciamiento.
3. La albúmina es muy fácil de eliminar, pues se adhiere con dificultad a las superficies.
   - ☐ *a)* Verdadero.
   - ☐ *b)* Falso.
4. El equipo deberá estar instalado de tal manera que:
   - ☐ *a)* Permita un mantenimiento y una limpieza adecuados.
   - ☐ *b)* Funcione de conformidad con el uso al que está destinado.
   - ☐ *c)* Facilite unas buenas prácticas de higiene, incluida la vigilancia.
   - ☐ *d)* Todas las respuestas anteriores son correctas.
5. Se pueden mezclar productos de limpieza como la lejía y el amoniaco para realizar una mejor limpieza y desinfección.
   - ☐ *a)* Verdadero.
   - ☐ *b)* Falso.

SOLUCIONES:

1. a **b** c
2. a **b** c
3. a **b**
4. a b c **d**
5. a **b**

Investiga

Detergentes tensioactivos

Los tensoactivos o tensioactivos (también llamados surfactantes) son sustancias que influyen por medio de la tensión superficial en la superficie de contacto entre dos fases (p. ej., dos líquidos insolubles uno en otro). Cuando se utilizan en la tecnología doméstica se denominan emulgentes o emulsionantes, esto es, sustancias que permiten conseguir o mantener una emulsión.

Entre los tensoactivos se encuentran las sustancias sintéticas que se utilizan regularmente en el lavado, entre las que se incluyen productos como detergentes para lavar la ropa, lavavajillas, productos para eliminar el polvo de superficies, gel de ducha y champús.

Según la carga de la molécula se pueden clasificar en:

- *Tensioactivos aniónicos:* contienen carga negativa en solución acuosa como: jabones, sales de sodio y de potasio de los ácidos grasos más grandes, alquilsulfatos como laurilsulfato sódico, y los alquilbencenosulfonatos.
- *Tensioactivos catiónicos:* contienen carga positiva en solución acuosa como el amonio cuaternario.
- *Tensioactivos no iónicos:* no se disocian en el agua, por lo que carecen de carga y apenas alteran la función de barrera cutánea, como los poliéteres y ésteres de poliglicerol.
- *Tensioactivos anfóteros:* dependiendo del pH se comportan como aniónicos o catiónicos. Tienen capacidad para formar un ion tensioactivo con cargas tanto negativas como positivas, según el pH. En pH ácido se comportan como catiónicos y, en pH básico, como aniónicos.

Los detergentes actúan de la misma forma que los jabones pero tienen ciertas ventajas sobre éstos; son eficientes en aguas duras, porque los alquilsulfatos y los alquilsulfonatos de calcio y de magnesio son solubles en agua. Además, por ser sales de ácidos y de bases fuertes producen soluciones neutras, mientras que los jabones que son sales de ácidos débiles con bases fuertes producen soluciones ligeramente alcalinas.

- Enumera un producto (que tengas en casa o en el instituto) de cada uno de los tensioactivos nombrados.
- ¿Para qué se usa cada uno de esos productos?

Lee y debate en clase

Inhalar productos de limpieza puede causar daños a la salud

Para la limpieza del hogar, muchas personas recurren al uso de ambientadores, detergentes o perfumes sin tomar en cuenta que, a la larga, el aire que respiramos en el hogar sea diez veces más contaminante que el de la calle.

Así lo reveló un equipo de científicos españoles luego de demostrar que si bien estos productos han pasado un control de calidad, lo que ha prevalecido de un tiempo a esta parte es "el descontrol".

"Un solo producto de limpieza puede tener centenares de sustancias químicas diferentes. No sabemos lo que estamos metiendo en casa", subrayó el ambientalista Carlos de Prada durante una entrevista realizada por una reconocida revista española.

En ese sentido, los expertos explicaron que estar expuesto a estas sustancias en el hogar podría causar dermatitis en la piel.

También han demostrado que el aire que se respira en casa puede contener diez veces más sustancias contaminantes que el de cualquier calle céntrica de una gran ciudad.

Detrás de la palabra "fragancia" incluida en la etiqueta de cualquier producto puede haber hasta 3.000 sustancias y de ellas, ha dicho De Prada, 700 pueden causar problemas para la salud.

Las personas más perjudicadas en el hogar resultan ser las embarazadas y los niños. No obstante, las alternativas a los productos que contienen sustancias tóxicas pueden ser el vinagre, el limón y el bicarbonato, que sirven además para absorber olores contaminantes.

Fuente: http://www.rpp.com.pe/2013-10-14-inhalar-productos-de-limpieza-pueden-causar-danos-a-la-salud-noticia_639258.html

Temas para debatir:

- ¿Estás de acuerdo con la información que da esta noticia?
- ¿Crees que el vinagre, el limón o el bicarbonato sirven para limpiar y desinfectar? ¿Por qué?

2

Control de plagas

Objetivos

1. Identificar las plagas que podemos encontrar.
2. Conocer el concepto de control de plagas.
3. Identificar y analizar las medidas preventivas para el control de plagas.
4. Reconocer los tratamientos de desratización, desinsectación y desinfección (DDD).
5. Describir cómo elaborar un plan de control de plagas.

Mapa conceptual del capítulo

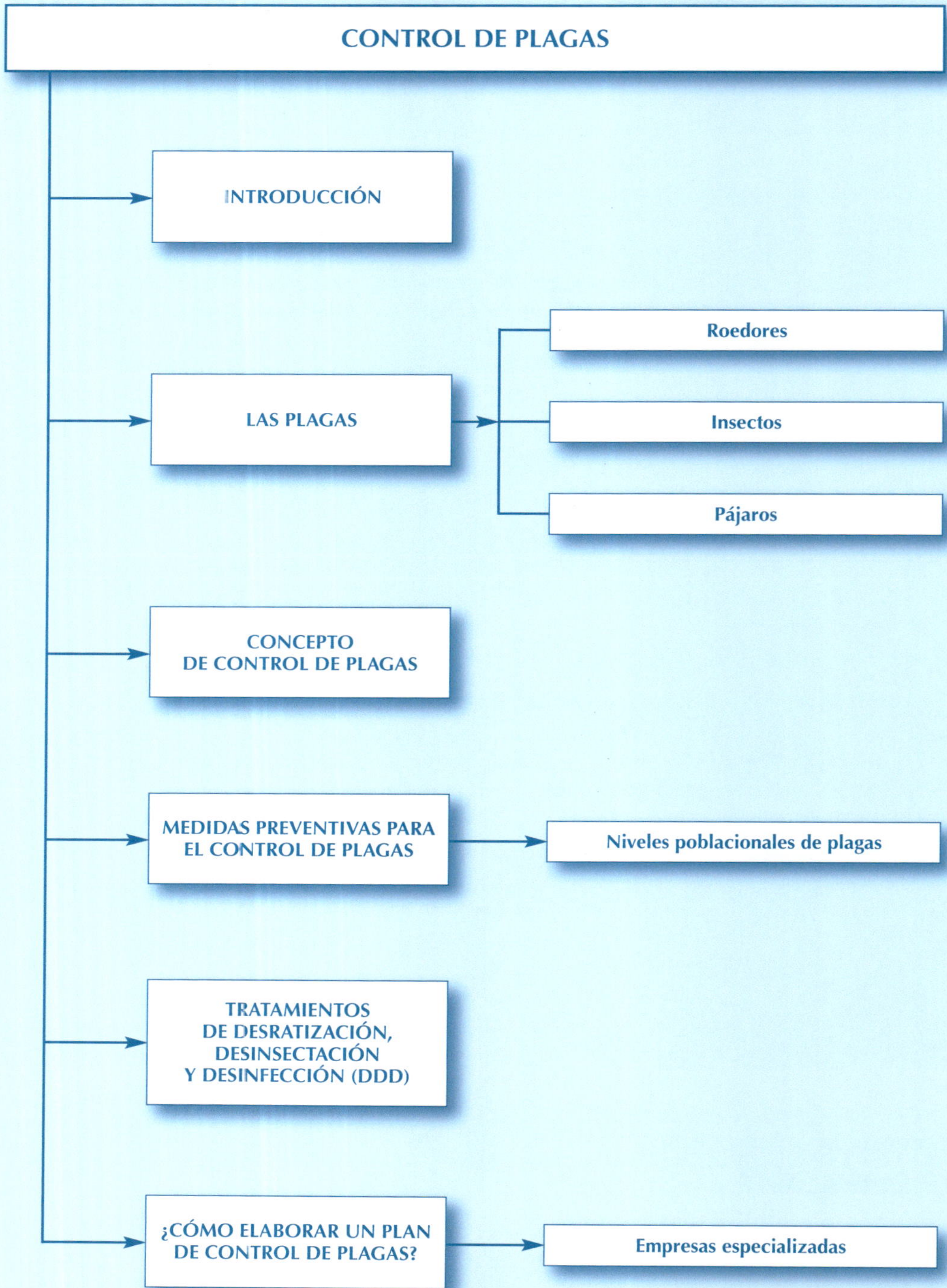

Glosario

Anestésico. Que provoca falta o privación general o parcial de la sensibilidad por medio de la anestesia.

Anticoagulante. Dicho de una sustancia o producto que impide la coagulación de la sangre.

Biocidas. Las sustancias activas y preparados que contengan una o más sustancias activas, presentados en la forma en que son suministrados al usuario, destinados a destruir, contrarrestar, neutralizar, impedir la acción o ejercer un control de otro tipo sobre cualquier organismo nocivo por medios químicos o biológicos.

Personal aplicador. Persona que se dedica a realizar los tratamientos con biocidas.

2.1. Introducción

En las empresas alimentarias hay un peligro que debe estar muy controlado, se trata de las plagas de animales o insectos, pues éstas suponen un riesgo para la salud.

Asimismo, de cara al consumidor resulta una publicidad muy negativa encontrar cualquiera de estos animales o insectos en los establecimientos de restauración. Las plagas pueden contaminar los alimentos y transmitir diversas enfermedades.

Por todo ello, las empresas están obligadas por ley a aplicar las medidas apropiadas para realizar la desinsectación y desratización que se verán a lo largo del capítulo.

Por último, cabe destacar que el personal que aplica los tratamientos debe estar acreditado con un carné de manipulador de biocidas, así como los productos que utilice deberán estar autorizados e inscritos en el Registro Oficial de biocidas y las empresas autorizadas e inscritas en el Registro Oficial de Establecimientos y Servicios Plaguicidas de la comunidad autónoma a la que pertenezca.

2.2. Las plagas

Según la Guía de Prácticas correctas de higiene del sector de la hostelería, las plagas son: "la presencia de animales indeseables en número tal que comprometa la seguridad y salubridad alimentaria, debido a la capacidad que tienen de alterar o contaminar equipos, instalaciones y productos alimentarios".

Aparece un nuevo término que es el de *infestación*, que puede definirse como la invasión de un organismo vivo por agentes parásitos (artrópodos o helmintos). No obstante, no debe confundirse con el término *infección*, ya que en la infección es un microbio patógeno como un hongo, un protozoo, una bacteria o un virus el que invade el organismo vivo.

Hablamos de plaga cuando el número de roedores e insectos es elevado y supone un riesgo y un peligro para la salud.

Podemos distinguir varios tipos de infestaciones o de plagas: roedores, insectos y pájaros. En los apartados siguientes vamos a conocerlos un poco mejor.

Actividad propuesta 2.1

Define con tus palabras los conceptos de plagas e infestación. Señala las diferencias. ¿Qué es una infección?

2.2.1. Roedores

Dentro de las infestaciones de roedores podemos distinguir varios tipos con los que nos podemos encontrar:

- Ratones caseros.
- Rata negra.
- Rata de alcantarilla/de cloaca.

Los ratones caseros son los roedores más habituales que podemos encontrar en construcciones y edificios. Suelen anidar en lugares cálidos y secos, como cajones, buhardillas, etc. Una hembra de ratón casero puede parir hasta ocho veces al año, pudiendo nacer hasta diez crías cada parto. Son omnívoros, es decir, comen de todo, aunque principalmente cereales y semillas. En caso de faltarles comida pueden incluso engullir jabón, cera, cuero, papel, etc. Ensucian con orines y excrementos todos los lugares que visitan, así como se dedican a "romper" todo lo que se les pone por delante.

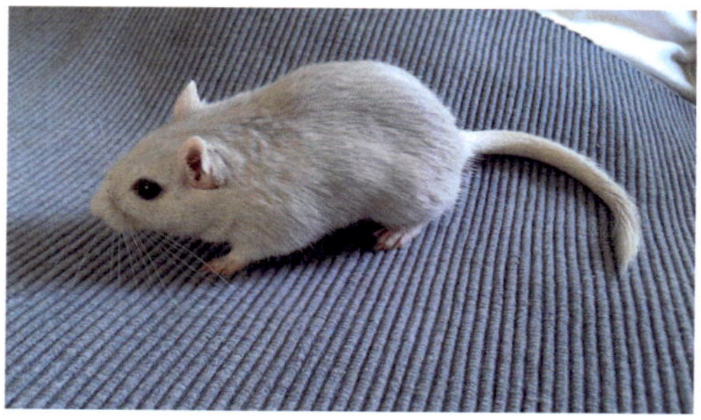

Figura 2.1. Ratón casero

En general, las ratas hembra tienen un periodo de gestación de 21-22 días pudiendo tener entre 5 y 14 crías en cada parto. Estas crías son adultas a los 2-3 meses de vida. Además, pueden tener entre 2 y 7 gestaciones al año. Además, beben tres veces más de lo que comen por lo que es importante que no tengan acceso a grifos que goteen, desagües defectuosos, etc.

La rata negra vive en lugares secos y prefiere huir de zonas en las que tenga que cubrirse por ambos lados para ser vista. Es gran escaladora y sube por paredes lisas velozmente.

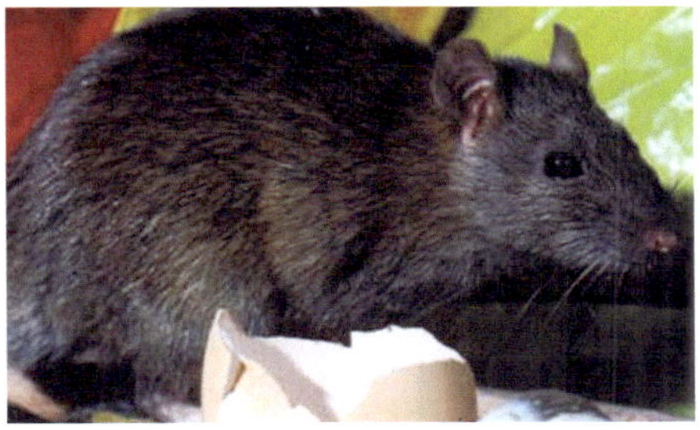

Figura 2.2
Rata negra

La rata de alcantarilla o de cloaca suele vivir en lugares húmedos, es una espléndida nadadora y puede escalar. Come madera, goma, plástico, cartón, papel, plomo, insectos, cadáveres, etc. hasta llegar a un tercio de su peso.

RECUERDA

Las ratas beben tres veces más de lo que comen por lo que es importante pararles el acceso a fuentes de agua en los establecimientos: grifos que goteen, desagües defectuosos o con pérdidas, etc.

2.2.2. Insectos

Dentro de las infestaciones de insectos podemos distinguir varios tipos con los que nos podemos encontrar:

- Insectos rastreros como hormigas, cucarachas, lepismas, arañas, ciempiés, etc.
- Insectos voladores como avispas y moscas.
- Insectos como ácaros, escarabajos y polillas.
- Insectos taladores como los gorgojos y las termitas.

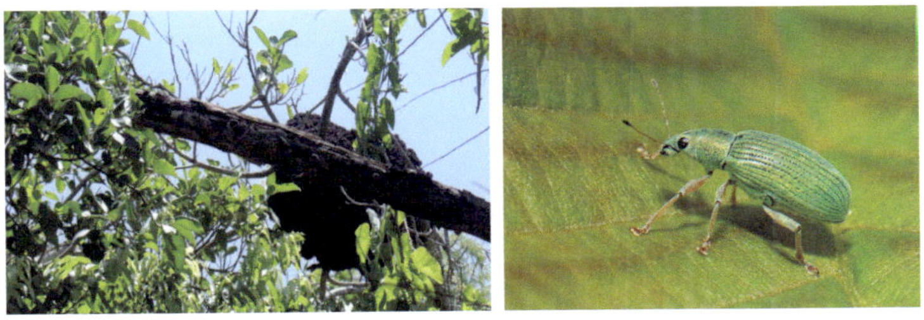

Figura 2.3. Árbol con nido de termitas (izquierda) y gorgojo (derecha)

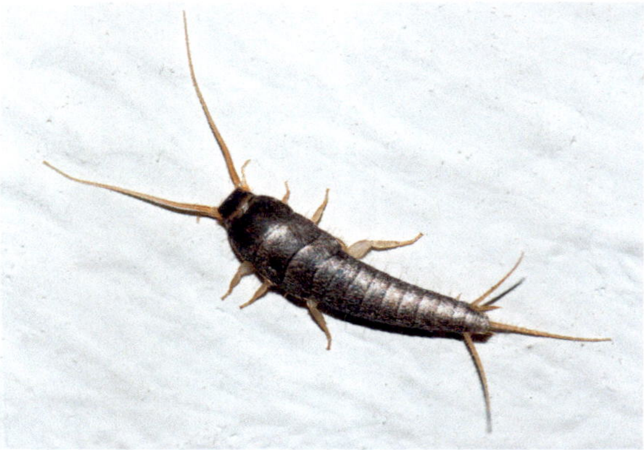

Figura 2.4
Lepisma (insecto del polvo)

De todos estos insectos los más molestos suelen ser las cucarachas, ya que llegan a consumir desde papel de pared hasta trozos de ropa. Son más activas durante la noche, lo que no significa que por el día desaparezcan, sino que se esconden cerca de fuentes de calor y donde existe humedad como tuberías, armarios, refrigeradores, etc.

2.2.3. Pájaros

Podemos nombrar dentro de este apartado a las palomas y gorriones que anidan en muchas paredes, techos, etc., de los establecimientos de restauración. Este tipo de plaga es muy difícil de controlar. Para evitarlos se suelen colocar redes.

2.3. Concepto de control de plagas

El control de plagas lo podemos definir como el conjunto de acciones que tienen por finalidad vigilar a los animales considerados como plaga, de tal manera que se reduzcan los riesgos y los peligros.

Los peligros que podemos encontrar son de diferentes tipos:

- *Peligros biológicos o microbiológicos:* la presencia de insectos, roedores, aves, animales domésticos, etc. en el establecimiento de restauración puede originar contaminación de alimentos e instalaciones.
- *Peligros físicos:* presencia de insectos muertos, huesos de roedores, etc. en los alimentos.
- *Peligros químicos:* productos plaguicidas si no se han aplicado correctamente los tratamientos de los mismos.

Actividad propuesta 2.2

Busca los trece animales que pueden ser causantes de una plaga en la empresa de hostelería:

P	O	L	I	L	L	A	S	O	G
A	B	R	P	L	A	L	E	R	O
L	N	A	A	E	H	F	O	A	R
O	I	T	J	S	N	A	I	T	G
C	U	C	A	R	A	C	H	A	O
U	N	S	R	A	O	A	O	R	J
J	E	A	O	T	I	R	R	A	O
Ñ	R	N	H	O	R	O	M	Ñ	P
A	R	A	Ñ	N	E	T	I	A	O
T	E	R	M	I	T	A	G	L	N
E	L	E	P	I	S	M	A	S	M
M	O	S	C	A	V	I	S	P	A

2.4. Medidas preventivas para el control de plagas

Las medidas preventivas que encontramos para el control de plagas se muestran en el cuadro 2.1.

CUADRO 2.1. Medidas preventivas para el control de plagas

Condiciones del entorno del establecimiento	– Es muy importante un buen diseño de las instalaciones y del edificio. – Controlar que los entornos de los edificios estén limpios y libres de criaderos y cobijos de animales. – Evitar la acumulación de desechos, basuras, desperdicios, maleza, aguas residuales, etc.
Barreras físicas	– Las ventanas, huecos de ventilación, puertas de entrada, etc. tendrán que evitar la entrada de insectos y roedores con mosquiteras, burletes, mallas, etc. – Intentar mantener las instalaciones en perfectas condiciones sin agujeros, grietas, desagües sin sifones y rejillas, etc. – Instalar rejillas en desagües y placas metálicas en la parte inferior de la puerta.
Medidas higiénicas	– Los contenedores de basuras deberán estar bien cerrados y limpios (cierre hermético e higienizado frecuente). – Retirar a diario la basura. – Adecuada recepción y almacenamiento de los alimentos (colocarlos sobre una plataforma al menos a 30 cm del suelo y 60 cm de la pared). – Cerrar bien envases y embalajes después de usarlos. – Mantener en correcto estado higiénico las taquillas de los empleados para que no tengan restos de alimentos, etc. – Informar al encargado lo antes posible de la presencia de roedores, insectos, etc.

PARA SABER MÁS

Sólo está permitida la entrada de perros guía (los que pertenecen a las personas invidentes) a los establecimientos de restauración, el resto de animales domésticos tienen prohibida la entrada.

2.4.1. Niveles poblacionales de plagas

Los niveles poblaciones de plagas son la forma que se tiene de controlar si existe una plaga o no en nuestra empresa. Podemos tomar como referencia los tipos de niveles poblacionales de plagas mostrados en el cuadro 2.2, pero siempre hemos de tener en cuenta las consideraciones de la empresa DDD.

CUADRO 2.2
Tipos de niveles poblacionales de plagas

	Nivel 1 - Alerta	Nivel 2 - Plaga
Roedores	1	> 1
Cucarachas *(Blatella germanica)*	1-5	>5
Cucarachas *(Periplaneta americana)*	1	>1
Insectos voladores (mosca doméstica)	1-10	>10

En el nivel 1 de alerta se deberán revisar las condiciones higiénico-sanitarias y realizar tratamientos localizados. El nivel 2 de plaga implicará la realización de tratamientos generalizados de desratización o desinsectación para cada tipo de plaga y corregir las causas que motivó su presencia.

2.5. Tratamientos de desratización, desinsectación y desinfección (DDD)

Según la *Guía de Prácticas correctas de higiene del sector hostelería*, la *desratización* es la destrucción de roedores mediante procedimientos o agentes físicos o químicos y la *desinsectación* es la destrucción de insectos mediante procedimientos o agentes físicos o químicos.

Es importante detectar la presencia de una plaga de insectos y roedores para determinar los niveles poblacionales y evaluar los resultados, es decir, se debe controlar (mensualmente) por el personal de la empresa o por la empresa de desratización, desinsectación y desinfección (DDD) si existen plagas.

Los tratamientos que se utilizan normalmente son los que se exponen en el cuadro 2.3:

CUADRO 2.3
Tratamientos de desratización y desinsectación

Desratización	
Ultrasonidos	Sirve para ahuyentarlos.
Polvos de contacto	Contienen veneno que se pega a las patas o la piel y, cuando el animal se lame, muere al ingerirlo.
Trampas	Hay varios tipos: dispositivos de muelle, ballesta, cajas de aprisionamiento, tablas pegajosas o adhesivas, etc. Sirven cuando hay poca cantidad.
Cebos	Están compuestos de veneno (permitido) con algún alimento. Son cajas cerradas.
Venenos permitidos	– *Anestésicos* (los animales se duermen fuera de su madriguera y mueren de frío). – *Calciferol* (no asimila el calcio, produce problemas en los huesos, sistema nervioso e hígado). – *Anticoagulantes* (evita que la sangre se espese, se hace más líquida).
Desinsectación	
Cucarachas	– Feromonas. – Alimentos con fluoruro de sodio o ácido bórico. – Insecticidas específicos.
Hormigas	– Ácido bórico en jarabe de azúcar. – Cebos con trozos de alimentos con metoprene. – Insecticidas.
Insectos voladores	– Antinsectos eléctrico (luz ultravioleta). – Moscas (tiras atrapamoscas).
Lepismas	Lacas o pulverizadores que contengan insecticidas.

2.6. ¿Cómo elaborar un plan de control de plagas?

Debe elaborarse un plan de control de plagas para evitar que entren en el establecimiento cualquiera de estos animales y que puedan contaminar los alimentos. El control de plagas lo debe realizar una empresa especializada (empresa de DDD) o, en su defecto, una persona de la empresa con formación en este ámbito. Cualquier empresa está obligada por ley a adoptar medidas de DDD.

Para elaborar un plan de control de plagas lo primero que hay que hacer es analizar la situación de la empresa, es decir, saber qué entorno la rodea, conocer ampliamente la actividad a la que se dedica, etc. Una vez analizada su situación será necesario que cumpla unos requisitos para realizar los controles y adoptar las medidas necesarias en caso de que exista una plaga.

A continuación se detallan los requisitos mínimos que debe contener un plan de control de plagas, como marca la *Guía de Prácticas correctas de higiene del sector hostelería*:

- Plano de colocación de trampas y cebos.
- Copia de la inscripción en el Registro Oficial de Establecimientos y Servicios de Plaguicidas.
- Fichas técnicas y de seguridad de los productos que se utilicen en el establecimiento.
- Autorización del personal aplicador de plaguicidas para desarrollar su actividad.
- Programación o contrato de las actuaciones periódicas (quién, cuándo y cómo).

Estos requisitos pueden variar dependiendo de la comunidad autónoma en la que se apliquen, por ello, se pueden encontrar planes de control de plagas que también incluyan las medidas preventivas que se deban adoptar, el tiempo de aplicación de los tratamientos, las medidas correctoras, etc.

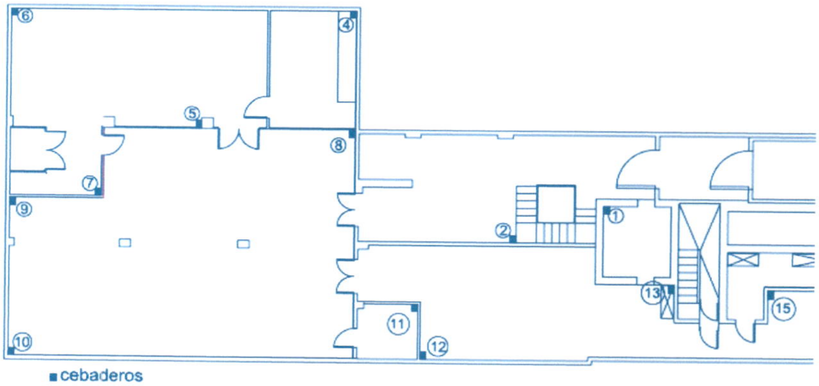

Figura 2.5
Plano de colocación de cebos y trampas
Fuente: www.tecnoalbura.net

2.6.1. Empresas especializadas

Las empresas DDD deben disponer de personal autorizado y capacitado para el control de plagas.

Para que el personal pueda aplicar los tratamientos según la plaga debe cumplir los requisitos mostrados en el cuadro 2.4.

CUADRO 2.4
Requisitos para aplicar los tratamientos

Personal acreditado	Poseer el carné de manipulador de biocidas (aplicador de tratamientos DDD).
Productos que se van a utilizar	Estar autorizados e inscritos en el Registro Oficial de Biocidas de la Dirección General de Salud Pública del Ministerio de Sanidad y Consumo.
Empresa DDD	Estar autorizada e inscrita en el Registro Oficial de Establecimientos y Servicios Plaguicidas de la Comunidad Autónoma a la que pertenezca.

La empresa DDD debe realizar un documento donde aparezcan los siguientes datos:

- Empresa que ha aplicado los tratamientos.
- Productos que ha utilizado en esos tratamientos (si termina en HA significa que se puede utilizar en la industria alimentaria).
- Tipo de plaga.
- Plazo de seguridad (si es necesario).
- Zonas de la empresa que han sido tratadas.

Se puede realizar un cuadro como el siguiente para realizar el registro de datos:

CUADRO 2.5
Ejemplo de registro de una empresa DDD

Control de plagas	
Empresa responsable DDD	
Productos utilizados	
Tipo de plaga	
Plazo de seguridad	
Zonas tratadas	
Observaciones:	
Fecha:	Responsable:

A continuación se muestra el cuadro 2.6 sobre un ejemplo de lo que debe de contener el carné de aplicador de tratamientos DDD.

Cuadro 2.6
Ejemplo de carné de aplicador de tratamientos DDD

Comunidad autónoma:
Departamento u organismo emisor:

Carné de aplicador de tratamientos DDD

Nivel: DNI:

(Fotografía del aplicador)

Apellidos:

Nombre:

Domicilio:

Lugar y fecha:

Autoridad que lo expide:

Validez de 10 años en todo el territorio nacional

Resumen

La importancia del control de plagas en el sector alimentario radica en detectar insectos, roedores o pájaros en la empresa.

Los peligros que podemos encontrar son:

- Peligros biológicos o microbiológicos
- Peligros físicos
- Peligros químicos

Asimismo existen medidas preventivas antes de detectar la plaga y tratamientos de desratización y desinsectación una vez detectada ésta.

Debe elaborarse un plan de control de plagas para evitar que entren en el establecimiento cualquiera de estos animales y que puedan contaminar los alimentos. Este plan lo ha de realizar una empresa DDD a través de personal cualificado y autorizado que debe utilizar los productos y tratamientos adecuados para cada infestación.

ACTIVIDADES DE AUTOEVALUACIÓN

Señala la respuesta correcta. Sólo hay una respuesta correcta en cada actividad.

1. Las empresas DDD deben disponer de:
   - ☐ *a)* Personal externo a la empresa para realizar los tratamientos.
   - ☐ *b)* Personal autorizado y capacitado para el control de plagas.
   - ☐ *c)* Tratamientos que cualquier persona puede aplicar.

2. Los ratones caseros son los roedores:
   - ☐ *a)* Menos habituales en construcciones y edificios.
   - ☐ *b)* Más habituales en construcciones y edificios.
   - ☐ *c)* Las opciones a y b son falsas.

3. Los requisitos de un plan de control de plagas pueden variar dependiendo de la comunidad autónoma en la que se apliquen.
   - ☐ *a)* Verdadero.
   - ☐ *b)* Falso.

4. La presencia de insectos, roedores, aves, animales domésticos, etc. en el establecimiento de restauración es un peligro:
   - ☐ *a)* Biológico o microbiológico.
   - ☐ *b)* Físico.
   - ☐ *c)* Químico.

5. Los productos plaguicidas si no se han aplicado correctamente pueden ser peligros:
   - ☐ *a)* Biológicos o microbiológicos.
   - ☐ *b)* Físicos.
   - ☐ *c)* Químicos.

6. Para evitar las plagas de pájaros se suelen colocar:
   - ☐ *a)* Trampas.
   - ☐ *b)* Cebos.
   - ☐ *c)* Redes.

SOLUCIONES:

1.	a **b** c	**3.**	**a** b	**5.**	a b **c**
2.	a **b** c	**4.**	**a** b c	**6.**	a b **c**

Investiga

Roedores, cucarachas y chinches de la cama, las plagas más extendidas en la Península Ibérica en los últimos cinco años.

Roedores, cucarachas y chinches de la cama son las plagas más extendidas en la Península Ibérica en los últimos cinco años, como consecuencia del crecimiento de las urbes, la globalización, el cambio climático, el incremento de los viajes o el tránsito de mercancías por el mundo, según ha mostrado un estudio realizado por la Asociación Nacional de Empresas de Control de Plagas (ANECPLA).

Se trata de una investigación que ha tenido como objetivo analizar la evolución del sector de servicios biocidas y de las plagas urbanas en España y Portugal, en el último quinquenio, y que ha sido presentado este viernes en el marco del Congreso Profesional y Feria de Control de Plagas y Sanidad Ambiental, "EXPOCIDA IBERIA 2014".

Y es que, las plagas sobrepasan fronteras y son un grave problema medioambiental y de salud pública. "En los próximos años asistiremos a un incremento de la población de plagas. El crecimiento de las ciudades, el calentamiento global, con inviernos cada vez más templados y ciclos reproductivos más cortos, y la expansión del turismo, contribuirán en buena parte a ello", ha aseverado la directora general de ANECPLA, Milagros Fernández de Lezeta.

Además de combatir plagas tradicionales y especies como las chinches de la cama hasta que hace unos años estaban erradicadas en España, las empresas se enfrentan ahora a otras especies exóticas invasoras como el mosquito tigre, la avispa asiática o americana, el picudo rojo y negro, la cotorra argentina, la cotorra "Kramer" o la "Periplaneta" americana (cucaracha americana). La cucaracha "Supella Longipalpa" de origen africano, y conocida como la cucaracha de banda marrón, es una de las últimas especies que amenaza con asentarse en España.

En concreto, el estudio elaborado por ANECPLA señala que los mayores incrementos, según especie y establecimiento, se han registrado en el control de cucarachas y roedores, excepto en los hoteles, donde los servicios contra las chinches de la cama son los que han experimentado un mayor incremento, seguido de las cucarachas.

Fuente: http://www.europapress.es/epsocial/naturaleza-00323/noticia-roedores-cucarachas-chinches-cama-plagas-mas-extendidas-peninsula-iberica-ultimos-cinco-anos-20140228143833.html

Busca en Internet información sobre las cucarachas y responde a las siguientes preguntas:

- ¿Qué tipo de cucarachas existen actualmente?
- ¿Hay tratamientos diferentes para cada una de esos tipos?
- Nombra algunos productos que existen en el mercado y ayudan a tratar las plagas de cucarachas.

Lee y debate en clase

Madrid reunirá a 1.500 expertos mundiales de control de plagas en Expocida Iberia 2014

Madrid volverá a ser anfitriona los días 27 y 28 de febrero, del Congreso Profesional y Feria de Control de Plagas y Sanidad Ambiental Expocida Iberia 2014. El encuentro, organizado por la Asociación Nacional de Empresas de Control de Plagas (ANECPLA), institución de ámbito estatal que representa al sector de control de plagas y de la sanidad ambiental, en España y Portugal. El Centro de Convenciones Norte de Ifema, en Madrid, será el escenario elegido para celebrar este evento dispuesto en cerca de 2.000 metros cuadrados de exposición.

Expocida Iberia, que celebra su tercera edición, reunirá en la capital a 300 congresistas nacionales e internacionales y a 1.500 profesionales vinculados a la industria de control de plagas y a la sanidad ambiental, entre ellos, empresas de servicios biocidas y usuarias, productores y distribuidores de biocidas, técnicos sanitarios ambientalistas, entomólogos, veterinarios, comunidad científica y universitaria, representantes de la Administración Pública y medios de comunicación generales y sectoriales. En paralelo a la celebración del Congreso, Expocida Iberia 2014 acogerá una exposición comercial, en la que se darán a conocer los últimos avances de la industria.

El Congreso analizará el importante peso del sector en la salud pública y el medio ambiente y abordará el futuro de esta industria que avanza hacia mayores niveles de profesionalización, adecuándose continuamente a nuevas normativas, clientes y sectores de actividad, e incluso, a la aparición de nuevas plagas. Asimismo, se abordarán problemas sanitarios de permanente actualidad como la prevención y el control de *Legionella*. En España se contabilizan alrededor de 45 brotes anuales de legionelosis y todos los años hay que lamentar fallecidos a consecuencia de la legionelosis. Por todo ello, los brotes de *Legionella* se han convertido en un asunto de máximo interés para la industria del control de plagas y para la salud pública en general.

El control de Aves-Plaga en el medio urbano será otro de los temas abordados. Además de ensuciar nuestras ciudades y dañar el patrimonio histórico, las Aves-Plaga constituyen un gran foco de enfermedades en nuestras ciudades. En los últimos años se ha incrementado el número de individuos y de especies de aves que desplazan su hábitat hacia las ciudades. Las molestias que generan y su impacto medioambiental hacen que su control sea imprescindible.

El congreso analizará también el impacto de otra plaga que afecta especialmente a las construcciones localizadas en los cascos antiguos de las ciudades, las termitas. Los edificios situados en los cascos antiguos de las ciudades son los más afectados por esta plaga que causa pérdidas anuales, cifradas en millones de euros. Cuando se detectan,

Temas para debatir:

- ¿Qué es ANECPLA? Busca información en internet y señala algunas acciones que realiza.
- ¿Cuáles son los efectos que provocan la expansión de plagas?
- ¿Cuáles son las nuevas especies invasoras?

generalmente, ya han destruido el patrimonio poniendo en riesgo la salud del edificio y, en consecuencia, la seguridad de sus inquilinos.

ANECPLA está elaborando actualmente, junto al INIA (Instituto Nacional de Investigación y Tecnología Agraria y Alimentaria), un mapa de termitas para detectar las zonas más afectadas en nuestro país y poder abordar este problema que pone en jaque a pueblos y barrios enteros.

La importancia del control de plagas en la seguridad y la calidad en la industria alimentaria será otro de los temas de interés del congreso. Una reciente propuesta de actualización de la legislación referente a la lista de las Enfermedades de Declaración Obligatoria (EDO) propone la inclusión de 17 enfermedades relacionadas con la higiene alimentaria y la transmisión por vectores.

El académico internacional, Alan Buckle, miembro investigador de la Universidad de Reading, Berkshire (Inglaterra), abordará las restricciones que afectan al sector de control de plagas en la Unión Europea, en concreto, en relación con los rodenticidas anticoagulantes, productos que actualmente están siendo revisados por la Comisión Europea. La industria europea trata de evitar la prohibición de estos productos ante la falta de alternativas y las resistencias creadas, y defiende su uso de un modo sostenible por parte de expertos profesionales debidamente cualificados.

Como colofón del congreso, ANECPLA presentará un estudio que analiza la evolución del sector y de las plagas urbanas en España en los últimos cinco años.

Esta nueva convocatoria estará respaldada institucionalmente por la Ministra de Sanidad, Servicios Sociales e Igualdad, como miembro del Comité de Honor del Congreso, y cuenta con la colaboración de organizaciones internacionales CEPA y la Groquifar, y nacionales como Asepla, Aesam, Adepap, Aexehi, Adelma, Sesa, Avem.

Los profesionales de control de plagas, como expertos en la protección de la salud pública y el mantenimiento de nuestra calidad de vida, hacen frente, mediante un control efectivo y eficaz, a la acción de plagas que transmiten enfermedades, contaminan nuestro entorno, generan problemas psicológicos y provocan importantes daños económicos o estructurales. Efectos como la globalización, el tráfico internacional de mercancías y personas o el cambio climático, con inviernos cada vez más templados y ciclos reproductivos más cortos, se añaden ahora a los tradicionales factores que contribuyen a la expansión de nuevas especies como invasoras, como la cotorra argentina o el mosquito tigre, que representan algún tipo de riesgo para la salud, el bienestar de los ciudadanos y la biodiversidad.

Fuente: http://www.interempresas.net/Limpieza_Industrial/Articulos/119891-Madrid-reunira-a-1500-expertos-mundiales-de-control-de-plagas-en-Expocida-Iberia-2014.html

Parte II

Buenas prácticas higiénicas y de manipulación de alimentos

3

Mantenimiento de buenas prácticas higiénicas

Objetivos

1. Definir el concepto de higiene alimentaria.
2. Explicar el concepto de seguridad y diferenciar el *Codex Alimentarius* y la cadena alimentaria.
3. Reconocer y analizar la normativa general de higiene.
4. Determinar los factores que alteran los alimentos.
5. Conocer cómo lavarse las manos de forma eficaz.

Mapa conceptual del capítulo

MANTENIMIENTO DE BUENAS PRÁCTICAS HIGIÉNICAS

- INTRODUCCIÓN
- CONCEPTO DE HIGIENE ALIMENTARIA
- CONCEPTO DE SEGURIDAD ALIMENTARIA
  - El *Codex Alimentarius*
  - La cadena alimentaria
- NORMATIVA GENERAL DE HIGIENE
- FACTORES QUE ALTERAN LOS ALIMENTOS
  - Tipos de alimentos
  - La contaminación de los alimentos
  - La descomposición
  - La contaminación cruzada
- ¿CÓMO LAVARSE LAS MANOS?

Glosario

Anafiláctica. Sensibilidad excesiva de algunas personas a la acción de ciertas sustancias alimenticias o medicamentosas.

Fruitivo. Propio para causar placer con su posesión.

Inocuo. Que no hace daño.

3.1. Introducción

El mantenimiento de buenas prácticas higiénicas evita los peligros que ocurren con las prácticas inadecuadas, por ello, es conveniente que los trabajadores de la industria alimentaria las conozcan para realizarlas correctamente.

En primer lugar, a lo largo del capítulo se definen los conceptos de higiene y seguridad alimentaria, así como una explicación sobre qué es el *Codex Alimentarius* y la cadena alimentaria.

En segundo lugar, se halla toda la normativa referente a la higiene y seguridad alimentaria a nivel nacional y europeo.

Y por último, se verán los factores que alteran los alimentos: los tipos de alimentos, la contaminación de los alimentos, la descomposición y la contaminación cruzada.

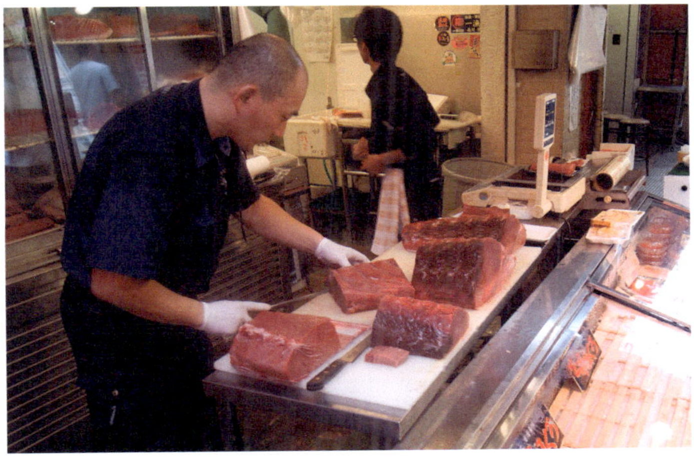

Figura 3.1
Manipulador de alimentos cortando atún rojo

3.2. Concepto de higiene alimentaria

Según la *Guía de Prácticas correctas de higiene del sector hostelería*, la higiene alimentaria es el conjunto de medidas necesarias para garantizar la seguridad y salubridad de los productos alimenticios, incluyendo la preparación, manipulación y suministros al consumidor.

3.3. Concepto de seguridad alimentaria

Según la FAO (Organización de las Naciones Unidas para la Agricultura y la Alimentación), existe seguridad alimentaria cuando todas las personas tienen en todo momento acceso físico y económico a suficientes alimentos inocuos y nutritivos para satisfacer sus necesidades alimentarias y sus preferencias en cuanto a los alimentos, a fin de llevar una vida activa y sana.

Existe seguridad si se dan cuatro condiciones:

1. Una oferta y disponibilidad de alimentos adecuadas.
2. Oferta de alimentos estable e independiente de la estación o del año.
3. El acceso a los alimentos o la capacidad para adquirirlos.
4. Los alimentos deben ser de buena calidad y no causar enfermedad.

La seguridad alimentaria es un derecho reconocido en multitud de normas como: la Declaración Universal de los Derechos Humanos, la Constitución Española, etc. Como resultado de toda esta normativa, el mercado alimentario de la Unión Europea es más seguro y está más controlado que nunca.

Para entender bien la seguridad alimentaria es esencial conocer el *Codex Alimentarius* y la cadena alimentaria. Pero antes, cabe recordar que existe la Agencia Española de Consumo, Seguridad Alimentaria y Nutrición (AECOSAN).

AECOSAN es una institución muy importante relacionada con la seguridad de los alimentos. Está adscrita al Ministerio de Sanidad, Servicios Sociales e Igualdad y su cometido es proteger y promover la salud pública, ayudando a que los alimentos destinados al consumo humano sean seguros y garantizando su calidad nutricional.

Dicho organismo intenta garantizar la salud de los ciudadanos y vela por la seguridad de toda la cadena alimentaria, reduciendo los riesgos de las enfermedades originadas por los alimentos, garantizando los sistemas de control y productos alimentarios, actuando en situaciones de emergencia, etc., por ello se fija en estos fundamentos de actuación:

- La seguridad de los alimentos de consumo humano: nutrición y calidad.
- La seguridad de la cadena alimentaria.
- La sanidad animal y vegetal que pueda incidir en la seguridad alimentaria.

Según el Ministerio de Sanidad, Servicios Sociales e Igualdad y AECOSAN existen cinco claves para la seguridad de los alimentos, es decir, para prevenir las enfermedades que nos pueden transmitir los alimentos, y son:

1. Mantener la limpieza: lavado de manos, superficies, menaje, alimentos, etc.
2. Separar alimentos crudos y cocinados.
3. Cocer, guisar, asar o freír completamente.
4. Mantener los alimentos a temperaturas seguras.
5. Usar agua y alimentos seguros.

Siguiendo estas cinco claves de la Organización Mundial de la Salud no sólo se previenen enfermedades por comer alimentos contaminados sino que también se contribuye a prevenir otras enfermedades causadas por manipular animales infectados.

Actividad propuesta 3.1

Consulta la página web de AECOSAN (www.aecosan.msssi.gob.es) Navega y anota la información principal. A continuación, señala y explica las funciones de esta agencia, realiza un resumen de los artículos destacados que se encuentran en su página web y elabora una lista con los temas de actualidad que aparecen en esta web.

3.3.1. El *Codex Alimentarius*

Según la *Guía de mitos y realidades de la seguridad alimentaria*, el *Codex Alimentarius* es una recopilación de normas alimentarias voluntarias, códigos de prácticas y pautas que, bajo los pronósticos de la Organización de las Naciones Unidas para la Agricultura y la Alimentación (FAO) y la Organización Mundial de la Salud (OMS), se recomiendan seguir en todos los países. Fue creado en 1962 y está en permanente actualización.

En su elaboración y revisión trabaja una comisión con base científica, que reúne a todas las partes interesadas: científicos, técnicos, gobiernos, representantes de la industria y consumidores.

Su finalidad es proporcionar unas normas alimentarias internacionales, que sirvan de orientación a la hora de proteger la salud de los consumidores y que faciliten el comercio mundial. De hecho, estas normas contienen "los requisitos que han de satisfacer los alimentos con objeto de garantizar al consumidor un producto sano y genuino, no adulterado y que esté debidamente etiquetado y presentado".

Sustentado en el principio de que la población de todo el mundo tiene el derecho fundamental a tener acceso a alimentos que sean de buena calidad, inocuos y nutritivos, el *Codex Alimentarius* ayuda a lograr este objetivo: vela tanto por proteger al consumidor de alimentos nocivos como por evitar prácticas fraudulentas y desleales en la producción y el comercio de alimentos a escala mundial, nacional, regional y local.

3.3.2. La cadena alimentaria

La cadena alimentaria se puede definir con la frase "Del campo a la mesa".

Todos los eslabones de la cadena alimentaria tienen un papel y una responsabilidad para conseguir la seguridad alimentaria. Los eslabones de la cadena alimentaria son:

- La *producción primaria:* es el primer eslabón de la cadena y corresponde a la cría, producción o cultivo de los productos de la tierra, la ganadería, la caza y la pesca; es decir, la "materia prima".
- La *industria alimentaria:* se refiere a cualquiera de las empresas que llevan a cabo alguna de las etapas del proceso por el que pasa un alimento desde que termina la fase de pro-

ducción primaria hasta el punto de venta, es decir, se encarga de la preparación o fabricación de un alimento a partir de esa materia prima que le llega desde la producción primaria. Incluye la preparación, la fabricación, la transformación, el envasado, el almacenamiento, el transporte y la manipulación.

- La *comercialización o venta:* proceso que incluye la distribución. Los alimentos que prepara la industria los adquirimos en tiendas, supermercados o hipermercados. Debemos incluir en la comercialización a los centros de distribución, tiendas al por mayor, hipermercados, supermercados, tiendas tradicionales, máquinas expendedoras, restaurantes, bares, cafeterías, comedores colectivos, etc.
- Los *consumidores:* son el último eslabón de la cadena alimentaria y tienen importantes responsabilidades a la hora de garantizar la seguridad de los alimentos. Deben tener en cuenta la manera de hacer la compra, la forma en que se guardan, almacenan, conservan y preparan los alimentos en sus casas, etc.

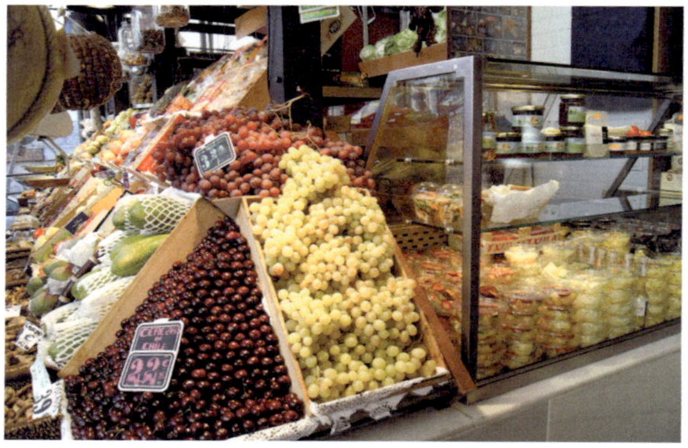

Figura 3.2
Ejemplo de comercialización de frutas

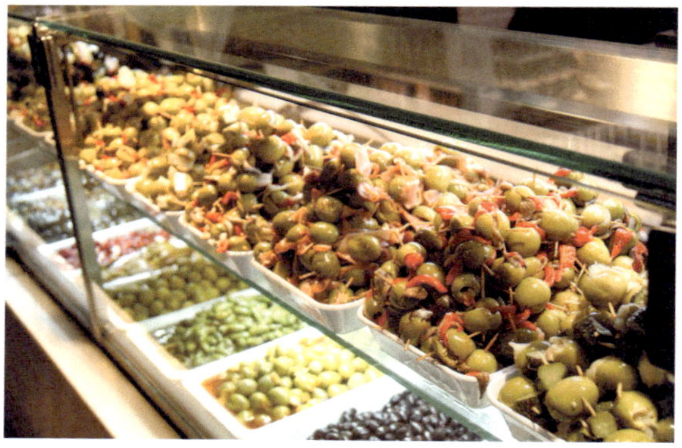

Figura 3.3
Ejemplo de comercialización de encurtidos

PARA SABER MÁS

El 16 de octubre es el Día Mundial de la Alimentación, su finalidad es concienciar a las poblaciones sobre el problema alimentario mundial y fortalecer la solidaridad en la lucha contra el hambre, la desnutrición y la pobreza. La fecha coincide con la de la fundación de la FAO en 1945.

Actividad propuesta 3.2

Elabora una cadena alimentaria aplicada a la producción del arroz e indica las personas, los tipos de empresa, las entidades que intervienen en ella y los procesos que realiza cada una. Pon un ejemplo de la forma en que puede intervenir cada una de ellas para garantizar la seguridad del alimento.

A continuación se detalla un esquema de los factores que incluye la cadena alimentaria (figura 3.4):

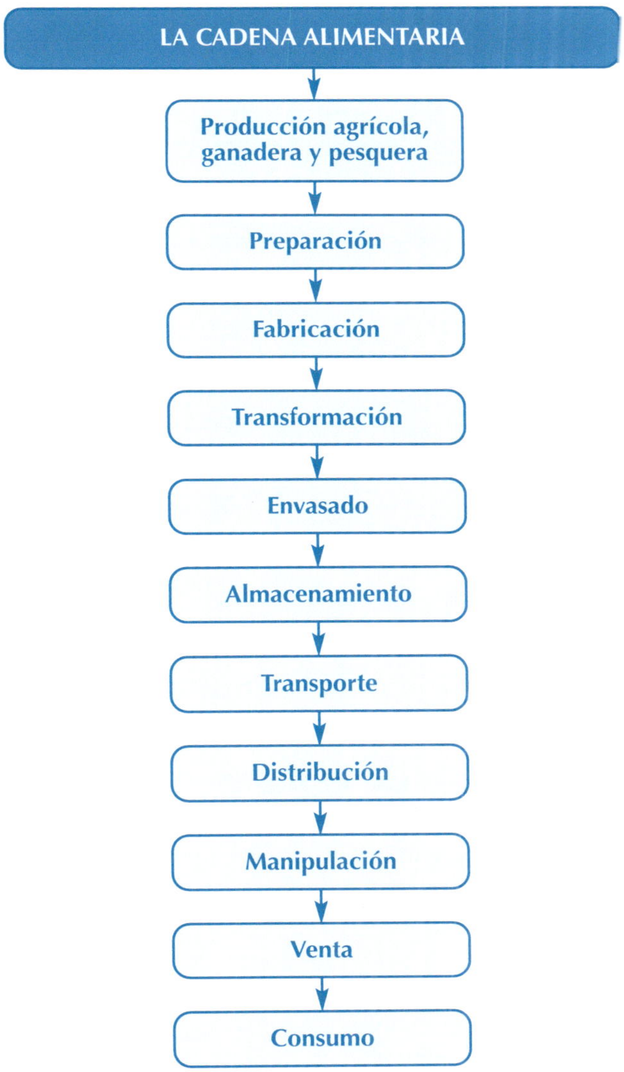

Figura 3.4
Factores de la cadena alimentaria

Actividad propuesta 3.3

Elabora un dosier de noticias de prensa a lo largo de todo el curso.

La seguridad alimentaria es un tema de actualidad. Si sigues con regularidad las noticias a través de los medios de comunicación, comprobarás que rara es la semana en que no aparecen informaciones relacionadas con la alimentación, la seguridad de los alimentos o la influencia en la salud de determinados hábitos alimentarios.

Para elaborar un dosier de noticias, vamos a proceder del siguiente modo:

a) El profesor decidirá si el trabajo es individual o en equipo. En el segundo caso, se puede distribuir entre los componentes el encargo de revisar cada uno un periódico o revista.
b) Diariamente, seleccionar noticias o artículos sobre el tema. Recortar el titular y el texto que suele resumir las ideas más relevantes, así como alguna ilustración. En caso de artículos breves o de especial interés, puede ser interesante recoger la información completa.
c) Pegar cada noticia en una página del dosier. Cada artículo debe llevar la fecha y el medio de comunicación en el que se ha publicado.
d) Es interesante organizar en el dosier apartados como los siguientes:

- Artículos sobre incidencias de seguridad alimentaria.
- Artículos sobre investigaciones en curso.
- Artículos sobre salud alimentaria: dietas, relación con enfermedades, etc.

e) En cada artículo, indica qué entidad está interviniendo en el tema.

En este dosier se pueden ir incluyendo noticias referentes a todos los contenidos que se van desarrollando a lo largo de los capítulos, eso sí, hay que recordar que habrá que organizarlos en diferentes apartados.

3.4. Normativa general de higiene

Existe una variada normativa que regula la higiene que se puede aplicar a las industrias alimentarias y a la higiene de los productos alimenticios.

La normativa a nivel europeo es:

- Reglamento (CE) 178/2002 del Parlamento Europeo y del Consejo, de 28 de enero de 2002, que establece los principios y requisitos generales de legislación alimentaria, crea la autoridad europea de seguridad alimentaria y se fijan procedimientos relativos a la seguridad alimentaria (*Diario Oficial de las Comunidades Europeas* núm. L 31, 1 de febrero de 2002).

- Reglamento (CE) 853/2004 del Parlamento Europeo y del Consejo, de 29 de abril de 2004, por el que se establecen normas específicas de higiene de los alimentos de origen animal (*Diario Oficial de las Comunidades Europeas* núm. L 139, 30 de abril de 2004).
- Reglamento (CE) 852/2004, del Parlamento Europeo y del Consejo, de 29 de abril de 2004, relativo a la higiene de los productos alimenticios (*Diario Oficial de las Comunidades Europeas* núm. L 139, 30 de abril de 2004).

La normativa a nivel nacional que podemos encontrar es:

- Real Decreto 2207/1995, de 28 de diciembre, por el que se establecen las normas de higiene relativas a los productos alimenticios (*Boletín Oficial del Estado* núm. 50, 27 de febrero de 1996).
- Decreto 2484/1967, de 21 de septiembre, por el que se aprueba el texto del Código Alimentario Español.
- El *Codex Alimentarius*. Manual de Higiene de los Alimentos. Textos básicos.

3.5. Factores que alteran los alimentos

Los factores que alteran los alimentos son de diversa naturaleza. Para entenderlos, en un primer lugar, se verán los tipos de alimentos que se pueden encontrar y a continuación, los diferentes tipos de contaminación o descomposición de los mismos.

3.5.1. Tipos de alimentos

Según el Reglamento (CE) 178/2002 del Parlamento Europeo y del Consejo de 28 de enero de 2002 por el que se establecen los principios y los requisitos generales de la legislación alimentaria, se entenderá por alimento o producto alimenticio cualquier sustancia o producto destinado a ser ingerido por los seres humanos o con probabilidad razonable de serlo, tanto si han sido transformados entera o parcialmente como si no. El alimento incluye las bebidas, la goma de mascar y cualquier sustancia, incluida el agua, incorporada voluntariamente al alimento durante su fabricación, preparación o tratamiento.

Según el Código Alimentario Español, tendrán la consideración de alimentos todas las sustancias o productos de cualquier naturaleza, sólidos o líquidos, naturales o transformados, que por sus características, aplicaciones, componentes, preparación y estado de conservación, sean susceptibles de ser habitual o idóneamente utilizados para alguno de los fines siguientes:

- Para la normal nutrición humana o como fruitivos.
- Como productos dietéticos, en casos especiales de alimentación humana.

Los alimentos, según los nutrientes que contienen, se clasifican en siete grupos, en la denominada rueda de los alimentos (figura 3.5).

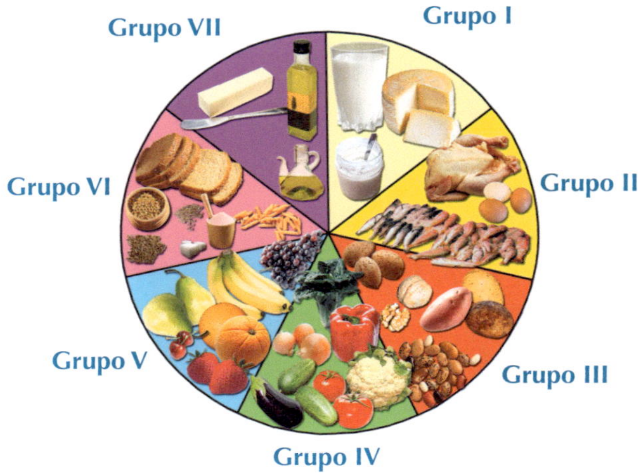

Figura 3.5
Rueda de los alimentos

- *Grupo I. Leche y derivados.* Son alimentos plásticos. En ellos predominan las proteínas.
- *Grupo II. Carnes pescados y huevos.* Alimentos plásticos. En ellos predominan las proteínas.
- *Grupo III. Legumbres, frutos secos y patatas.* Alimentos energéticos, plásticos y reguladores. En ellos predominan los glúcidos pero también poseen cantidades importantes de proteínas, vitaminas y minerales.
- *Grupo IV. Hortalizas.* Alimentos reguladores. En ellos predominan las vitaminas y los minerales.
- *Grupo V. Frutas.* Alimentos reguladores. En ellos predominan las vitaminas y los minerales.
- *Grupo VI. Cereales.* Alimentos energéticos. En ellos predominan los glúcidos.
- *Grupo VII. Mantecas y aceites.* Alimentos energéticos. En ellos predominan los lípidos.

En la actualidad, se han realizado varias modificaciones a la antigua rueda, clasificando los alimentos dividiéndolos en seis grupos y a su vez en alimentos energéticos, plásticos y reguladores.

PARA SABER MÁS

Según el *Código Alimentario Español* los nutrientes son las sustancias integrantes de los distintos alimentos útiles para el metabolismo orgánico, y que corresponden a los grupos genéricamente denominados proteínas, hidratos de carbono, grasas, vitaminas, sustancias minerales y agua.

Actividad propuesta 3.4

Indica los alimentos que conforman cada uno de los siete grupos de la rueda de los alimentos. Se puede realizar este ejercicio de forma individual o realizar un mural en grupo.

3.5.2. La contaminación de los alimentos

La contaminación de los alimentos no sólo depende del establecimiento donde se produce el producto, sino que también puede provenir de los manipuladores de estos productos, así como de los procesos de elaboración utilizados. En resumen, puede producirse en cualquier etapa de la cadena alimentaria que se ha visto en el apartado 3.2.2.

Según el *Codex Alimentarius*, un alimento se considera contaminado cuando contiene agentes vivos (virus o parásitos que provoquen riesgos para la salud); sustancias tóxicas u orgánicas extrañas a su composición normal y componentes naturales tóxicos en una concentración superior a la permitida.

Según el *Código Alimentario Español*, tendrá la consideración de contaminado todo alimento que contenga gérmenes patógenos, sustancias químicas o radiactivas, toxinas o parásitos capaces de producir o transmitir enfermedades al hombre o a los animales.

Los tipos de contaminación que podemos encontrar son:

- *Química:* la producen las sustancias químicas. Por ejemplo, el pescado como consecuencia de la contaminación del mar, en las frutas y en las verduras por el mal uso de los tratamientos fitosanitarios, presencia de aditivos no autorizados, etc.
- *Biológica:* la producen los microorganismos (bacterias, virus, parásitos, hongos, etc.) que no alteran de manera visible los alimentos, no los cambian de color, olor o textura, por ello, no despiertan sospecha y pueden causar enfermedades.
- *Física:* la produce la presencia de sustancias extrañas al alimento: plumas, piedras, plásticos, trozos de huesos, grapas, maderas, cristales, etc.

A continuación se detallan en el cuadro 3.1 las fuentes de contaminación más comunes que se pueden encontrar.

CUADRO 3.1
Fuentes de contaminación más comunes

Las personas	Normalmente las personas portan bacterias en la nariz, la boca, el intestino, las manos y la piel. Es frecuente encontrar bacterias en las manos sucias, la saliva de personas enfermas, las heridas como rasguños, raspones, etc.
Los residuos	Los recipientes con desperdicios son muy contaminantes, ya que se dejan a veces durante horas a temperatura ambiente, lo que favorece el crecimiento de microorganismos. Los insectos y roedores que van a las basuras también pueden contaminar los alimentos.
Los alimentos crudos	Suelen estar contaminados con bacterias y parásitos. Hay que cocinarlos a la temperatura adecuada para que desaparezcan.

[.../...]

El agua	Sobre todo el agua no potable. Aunque el agua potable contiene gérmenes a los que el ser humano está acostumbrado, no obstante, cuando se viaja hay que tener especial cuidado con ésta (los gérmenes del agua varían de una población a otra). Además hay lugares en donde la verdura y la fruta se riega con aguas residuales y donde los animales beben agua de ríos contaminados.
Las plagas	Como ya se ha visto en el capítulo 2, los animales transportan gérmenes y suciedad en sus patas y en su cuerpo. Están siempre donde hay alimentos y basura y viven en alcantarillas, desagües, materia descompuesta, deposiciones, etc., lo que las convierte en una fuente de contaminación muy importante.
Los animales domésticos	Los pelos y las plumas de los animales domésticos contienen un gran número de bacterias, en muchos casos dañinas.
El suelo	Está compuesto por muchos nutrientes, lo que favorece ls proliferación de microorganismos y parásitos.
El aire	Es un medio hostil para los microorganismos, pero puede ser también un excelente medio de dispersión y transporte a través de las corrientes de aire.

Para saber más

¿Qué pasa cuando una mosca se posa en un alimento?

La mosca no toma alimentos sólidos, primero vomita sobre él para ablandarlo, después agita el vómito hasta que está líquido, limpiando previamente sus patas y dejando todos los microorganismos que transportaba y que previamente había recogido en su paseo por heces y "cadáveres". Finalmente, lo chupa. Además, la mosca defeca mientras come, ¡es algo natural!

Actividad propuesta 3.5

Busca en Internet información sobre las moscas y explica cuánto tiempo viven y alguna característica más sobre su vida.

3.5.3. La descomposición

La descomposición del alimento se produce desde el mismo momento en que el alimento se recolecta o se sacrifica al animal. La descomposición se va realizando poco a poco a través de las reacciones que se producen en su interior. Según el tipo de alimento y de sus características la descomposición será más o menos lenta, aunque siempre es progresiva y conlleva la pertinente alteración o contaminación del alimento.

3.5.4. La contaminación cruzada

La contaminación cruzada es el proceso por el cual un agente indeseable (biológico, químico o físico) es transportado a un alimento a través de manipuladores, otros alimentos útiles o superficies empleadas en su manipulación.

Una de las causas más comunes de la contaminación cruzada es el mal uso de las tablas de corte y de los cuchillos, ya que si no se higienizan correctamente se produce contaminación cruzada de un alimento a otro (se transmiten los gérmenes de las tablas o cuchillos de un alimento a otro). Se deben usar tablas de corte codificadas con diferentes colores para la manipulación de los diferentes alimentos. A continuación se detallan en el cuadro 3.2 los colores de tablas de corte que podemos encontrar y el uso para el que están indicados.

CUADRO 3.2
Colores de tablas de corte de cocina aceptados internacionalmente

Azul	Pescado crudo	**Amarillo**	Carne o pescado cocinado
Rojo	Carne cruda	**Blanco**	Pan y productos lácteos
Verde	Frutas y vegetales crudos para ensalada	**Marrón**	Verduras y vegetales crudos para cocinar

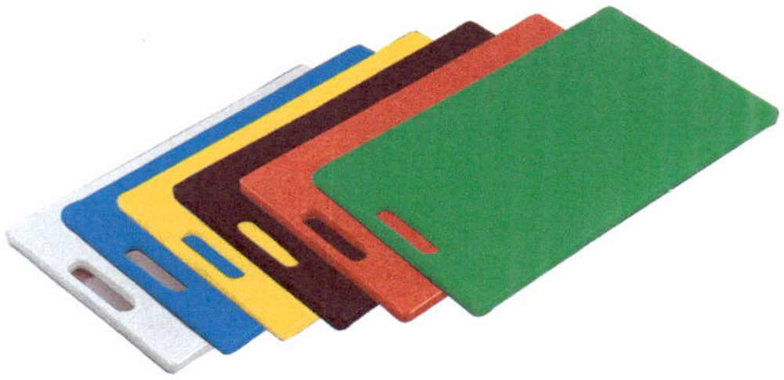

Figura 3.6
Tablas de corte de cocina
Fuente: www.gammaexport.com

Los cuchillos también pueden adaptarse a las normas de seguridad e higiene en el trabajo, existen en el mercado cuchillos de diferentes colores según el trabajo que se vaya a desempeñar con ellos.

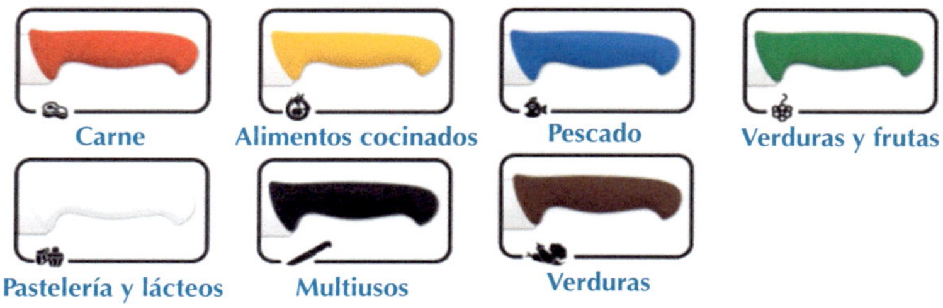

Figura 3.7
Mangos de cuchillos de cocina
Fuente: http://blog.arcos.com

Actividad propuesta 3.6

¿Qué significa este icono?

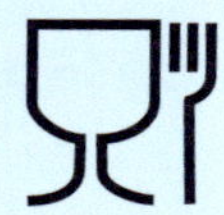

A continuación se detallan en el cuadro 3.3 ejemplos de las causas más comunes de contaminación cruzada:

Cuadro 3.3
Ejemplos de contaminación cruzada más comunes

Contaminaciones cruzadas más comunes
– El manipulador contamina los alimentos porque no se lava las manos después de utilizar el baño. – Utilizar una tabla de corte con alimentos crudos y después, sin desinfectarla, utilizarla para cortar alimentos cocinados. – Pasar un paño sucio por la tabla de corte (no es una acción suficiente para destruir las bacterias). El paño puede ser causante de contaminación cruzada. – Limpiar los cuchillos con un paño sucio (se deben de esterilizar los cuchillos después de cada tarea). – El manipulador contamina el grifo cuando lo abre y tiene las manos sucias (utilizar grifos de pedal). Una vez se las lava, si cierra el grifo manualmente vuelve a contaminar las manos. – Los contenedores de basura que no disponen de tapa ni pedal para abrirlos.

En el cuadro 3.4 se recogen las medidas para prevenir la contaminación cruzada.

CUADRO 3.4
Medidas para prevenir la contaminación cruzada

Prevención de la contaminación cruzada

- Disponer de espacios diferentes para la preparación y manipulación de alimentos crudos y cocinados.
- Utilizar equipos y utensilios distintos para alimentos o productos crudos y cocinados.
- Si no se dispone de equipos y utensilios distintos, lavarlos y desinfectarlos cuando se manipulen alimentos distintos.
- Utilizar tablas de cortar de distintos colores para cada tipo de alimentos.
- Colocar esterilizadores de cuchillos.
- Las comidas preparadas para servir hay que realizarlas con la menor anticipación posible al tiempo de consumo.
- Aplicar las buenas prácticas de manipulación e higiene personal.
- Aplicar los programas de limpieza y desinfección.

PARA SABER MÁS

La *inocuidad* de los alimentos según el *Codex Alimentarius* es la garantía de que los alimentos no causarán daño al consumidor cuando se preparen o consuman de acuerdo con el uso a que se destinan.

La *idoneidad* de los alimentos es la garantía de que los alimentos son aceptables para el consumo humano, de acuerdo con el uso a que se destinan.

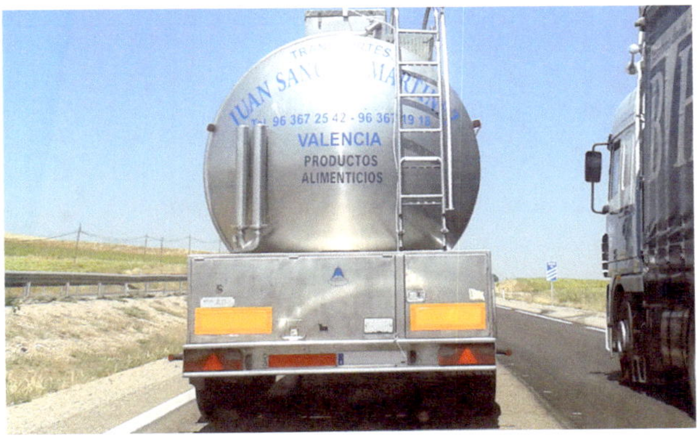

Figura 3.8
Vehículo de transporte de productos alimenticios

PARA REFLEXIONAR

El transporte de alimentos perecederos exige estrictas medidas de control de temperaturas y la adecuación a normas de los vehículos utilizados para preservar la inocuidad y la aptitud del producto alimentario para el consumidor final.

3.6. ¿Cómo lavarse las manos?

Es muy importante conocer el procedimiento de cómo lavarse las manos para no realizar, entre otras cosas, contaminación cruzada en los alimentos.

CUADRO 3.5
¿Cuándo hay que lavarse las manos?

Hay que lavarse las manos después de...
– Ir al baño. – Manipular alimentos crudos. – Quitarse los guantes de látex. – Tocar desperdicios y basuras. – Tocarse la nariz, los ojos o la boca. – Rascarse la cabeza. – Fumar. – Manipular objetos que no estén limpios: dinero, pañuelos de tela o papel, etc. – Antes de incorporarse al trabajo o tras los descansos o interrupciones.

PARA SABER MÁS

El uso inadecuado de los guantes de látex en la empresa alimentaria, además de dar lugar a un problema de contaminación cruzada de los alimentos, puede causar reacciones anafilácticas en personas con sensibilidad al látex, aún después de que el alimento haya sido cocinado, debido a la transferencia de proteínas de látex a los alimentos. Por ello se recomienda:

- Utilizar guantes sólo cuando sea necesario.
- Lo más adecuado es no usar guantes en la manipulación de alimentos y lavarse las manos tantas veces como sea necesario.

Paso a paso de cómo lavarse las manos

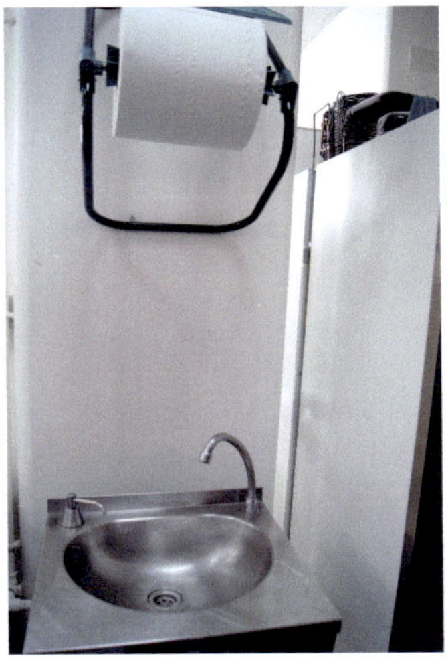

1. Lavamanos completo

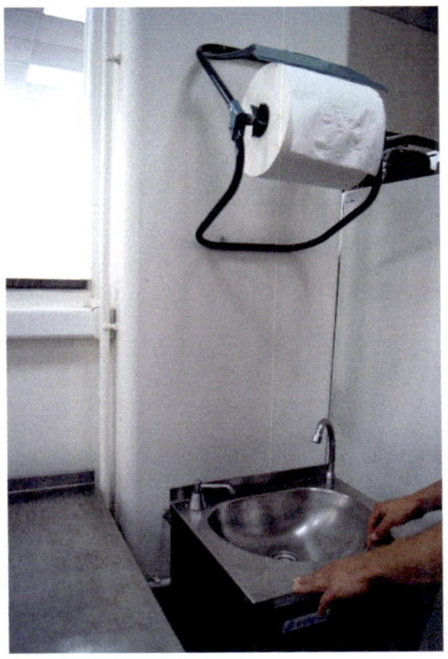

2. Situarse delante de la pila

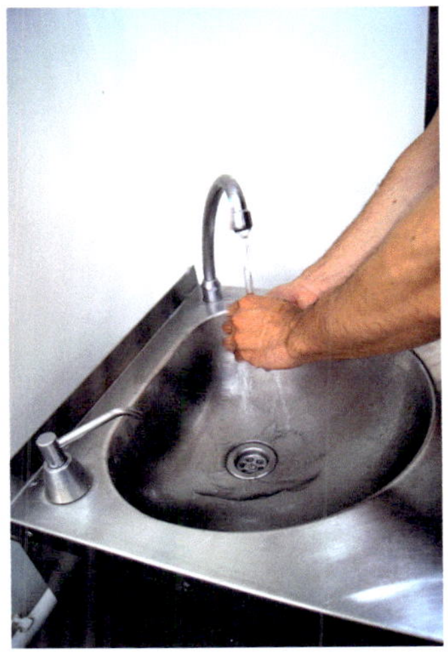

3. Mojarse las manos

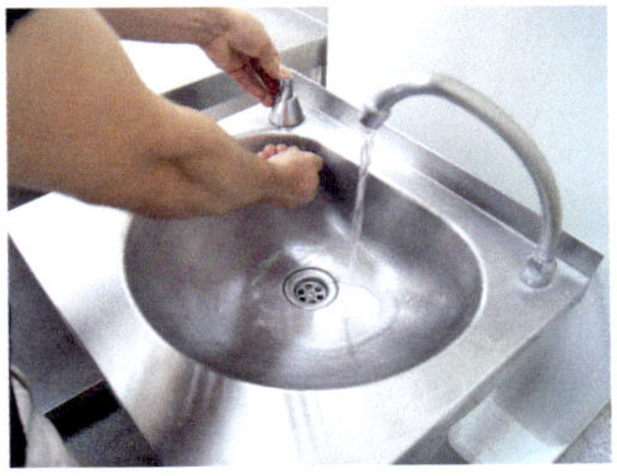

4. Echar jabón

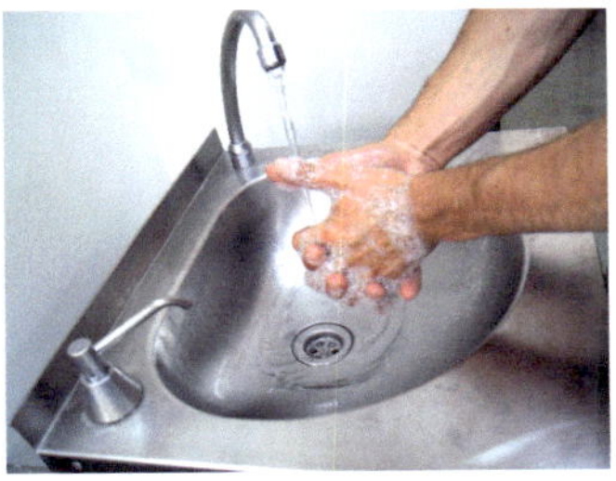

5. Frotar bien las manos

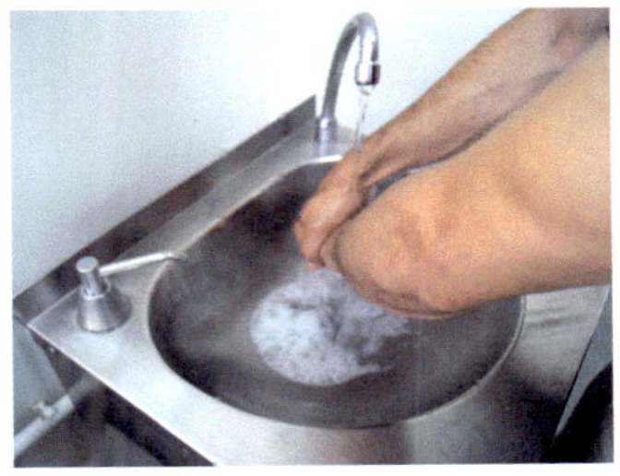

6. Enjuagar las manos

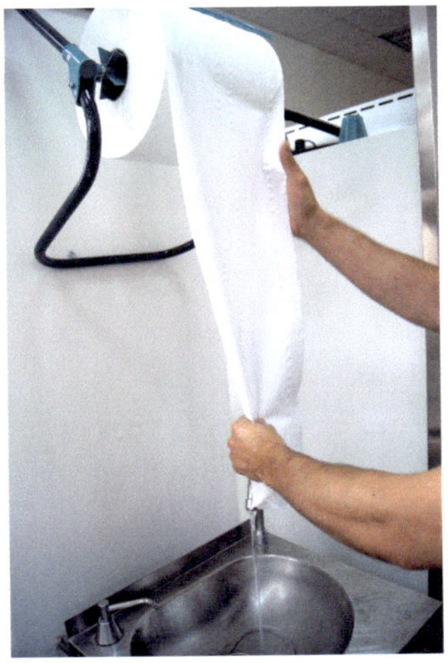

7. Coger papel

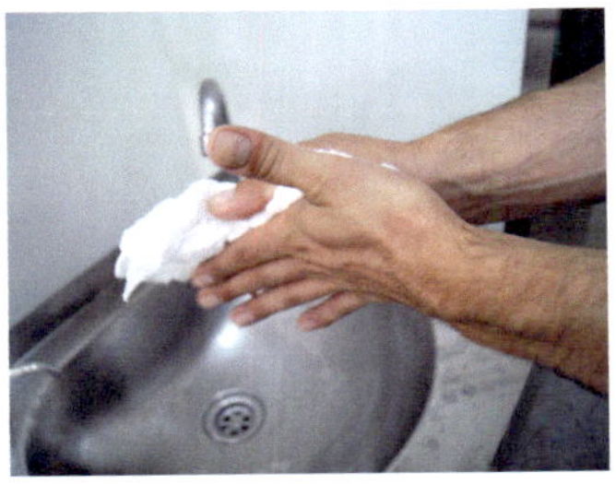

8. Secar las manos

Resumen

La higiene y la seguridad alimentarias son necesarias para garantizar la seguridad y salubridad de los productos alimenticios.

Es necesario conocer el *Codex Alimentarius* y la cadena alimentaria, así como la Agencia Española de Consumo, Seguridad Alimentaria y Nutrición (AECOSAN). Todo esto nos ayudará a mantener la seguridad alimentaria, que es un derecho reconocido a nivel mundial. Para ello, existe una legislación que ayuda a cumplir con todos los requisitos pertinentes de seguridad e higiene alimentarias.

Por último, cabe recordar que existen factores que alteran los alimentos. Para conocer estos factores, será necesario saber diferenciar los tipos de alimentos, regulados en el *Código Alimentario Español* y que divide a los alimentos en siete grupos. Cuando los alimentos están alterados puede existir contaminación química, física y biológica, descomposición y contaminación cruzada.

La finalidad de toda esta información es garantizar la inocuidad de los alimentos que según el *Codex Alimentarius* es la garantía de que los alimentos no causarán daño al consumidor cuando se preparen o consuman de acuerdo con el uso a que se destinan.

ACTIVIDADES DE AUTOEVALUACIÓN

Señala la respuesta correcta. Sólo hay una respuesta correcta en cada actividad.

1. Existen en el mercado cuchillos de diferentes colores según el trabajo que se vaya a desempeñar con ellos.

   ☐ *a)* Verdadero.
   ☐ *b)* Falso.

2. Los tipos de contaminación que podemos encontrar son:

   ☐ *a)* Natural, química y biológica.
   ☐ *b)* Física, química y biológica.
   ☐ *c)* Patógena, biológica y física.

3. El proceso por el cual un agente indeseable es transportado a un alimento a través de manipuladores, otros alimentos útiles o superficies empleadas en su manipulación se conoce como:

   ☐ *a)* Descomposición.
   ☐ *b)* Contaminación de los alimentos.
   ☐ *c)* Contaminación cruzada.

4. La función de proporcionar unas normas alimentarias internacionales, que sirvan de orientación a la hora de proteger la salud de los consumidores y que faciliten el comercio mundial, es de:
   - ☐ *a)* AECOSAN.
   - ☐ *b)* OMS.
   - ☐ *c)* *Codex Alimentarius*.

SOLUCIONES:

1. **a** b
2. a **b** c
3. a b **c**
4. a b **c**

Investiga

INFORMACIÓN VIERNES, 17 DE MAYO, 2013 | 23

Alicante

Los bichos también se comen

▶ Saltamontes, grillos, hormigas o larvas no saben mal, tal como se demostró ayer en una degustación en la Universidad de Alicante coincidiendo con la recomendación de la ONU

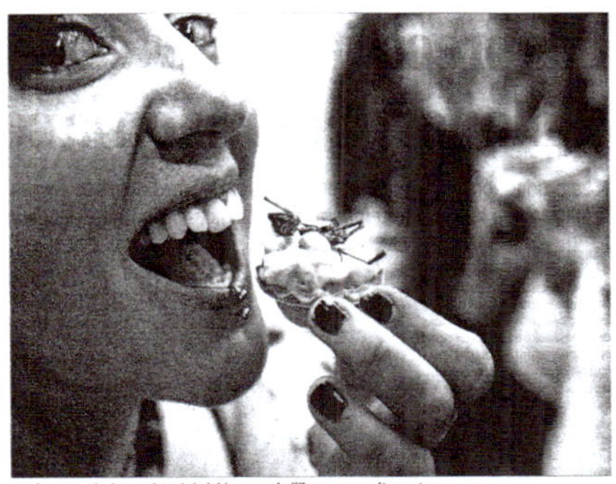

Una joven prueba la tartaleta de hojaldre y ensaladilla rusa con saltamontes. RAFA ARJONES

ISABEL VICENTE

■ Lo mejor antes de meterte un grillo en la boca es respirar hondo y no pensarlo mucho. No sabe tan raro: salado, algo ácido y crujiente. Al fin y al cabo, si un tercio de la población mundial consume insectos de forma habitual, no puede ser tan terrible... Con esta filosofía acudieron ayer un centenar de estudiantes de la Universidad de Alicante al taller sobre la utilización de insectos en la gastronomía organizado por la UA y el Centro Iberoamericano de la Biodiversidad, Cibio, y que culminó con una degustación de diferentes platos realizados con bichos. ¿Se imaginan una tortilla de patatas con saltamontes? ¿Y una tartaleta dulce de hormigas? Pues no están mal. Los saltamontes, una vez pasado el repelús inicial, recuerdan a las anchoas aunque menos salados; y las hormigas, dentro de un bombón de chocolate, sólo se identifican por su textura crujiente y su sabor un poco picante.

Lo peor es la vista, y es que, obviamente, no estamos acostumbrados a ver orugas encima de un montadito de queso cremoso. Pero, una vez que lo pruebas, ves que no es para tanto. «A mi el saltamontes me recuerda a las pipas rancias aunque sin llegar a ser desagradable», indicaba Chechu, una de las estudiantes tras zamparse un tartaleta de hojaldre con ensaladilla y saltamontes, mientras una compañera, a su lado, no podía evitar la cara de asco al ver los pinchos de tortilla llenos de bichitos. «Esto está bueno, con un punto algo ácido», aseguraba David Medina, otro de los alumnos, después de probar una piruleta de mozarella con larvas. «Se trata de no pensarlo mucho y recordar que nosotros nos comemos los caracoles o las gambas que en algunos paises resultan repulsivos», argumentaba Jose Manuel, otro de los estudiantes antes de probar las tartaletas de hormigas con queso y miel. La verdad es que la mezcla de la miel con las hormigas y el queso resulta curiosa y no tiene mal sabor. Más difícil resultan de probar los chupitos de gelatina de limón con saltamontes ante los que sólo se atrevieron los más valientes. «No sé qué decir», contaba una de las jóvenes tras comerse la gelatina con cierto apuro. «Sabe a limón con algo crujiente dentro». Junto a ella, una chica provocaba las risas de sus compañeros al negarse a probar los bombones de hormigas «porque no me gusta el chocolate» mientras otro joven se mostraba dispuesto a comer algo «pero con el bicho pequeño».

¿Se imaginan una tortilla de patatas con saltamontes? ¿Y una tartaleta dulce de hormigas? Pues no están mal

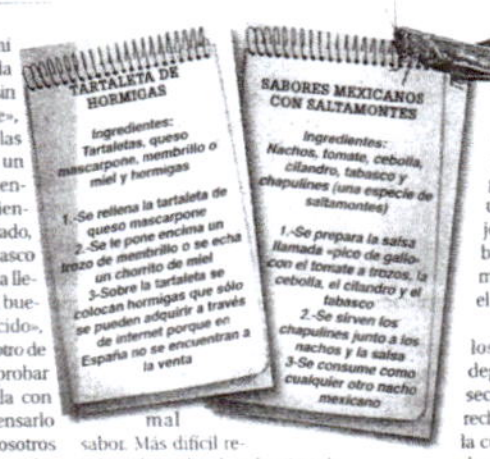

Las reacciones de los asistentes a la degustación de insectos evidenció el rechazo que existe en la cultura occidental al consumo de insectos. «Es una cuestión cultural. Nos comemos ostras vivas o pagamos cifras elevadas por una langosta pero rechazamos de plano probar los insectos, algo que en muchos paises es algo absolutamente normal», señalaba ayer a este respecto Estefanía Micó, directora del taller de utilización de los insectos en la gastronomía con el que ha culminado el curso sobre biodiversidad que se ha celebrado en al UA desde abril y que se cerró ayer con la jornada de los bichos que suscitó una normal curiosidad por parte de los estudiantes. Aunque el taller estaba programado desde hace meses, la casualidad ha querido que se lleve a cabo en una semana en la que medios de comunicación del mundo entero han recogido las recomendaciones de la ONU de que se potencie el consumo de insectos para combatir el hambre.

www.informacion.es

Escanea esta imagen con tu aplicación de lector de códigos QR y podrás ver el vídeo de esta noticia

Fuente: Información de Alicante, Viernes, 17 de mayo de 2013.

Investiga en qué países se comen bichos e insectos y qué tipo comen. Puedes ayudarte rellenando una tabla como la siguiente:

Bichos/insectos	País

Lee y debate en clase

Lee el siguiente texto, donde se describen problemas de seguridad alimentaria que no llegan a producirse por la prevención y la correcta actuación de personas o entidades y responde a las siguientes cuestiones:

En un olivar, un agricultor observó que algunas aceitunas tenían un hongo. Decidió aplicar un fungicida (producto fitosanitario contra los hongos) autorizado en las dosis adecuadas. Tras la cosecha, estas aceitunas, junto con otras partidas, fueron llevadas a la fábrica de aceite. Allí, al analizar en el laboratorio una muestra de una de las partidas, los encargados del mismo observaron que tenía un nivel de fungicida más alto de lo conveniente, por lo que la rechazaron y se mandó destruir esa partida.

Una vez producido el aceite con las partidas aptas y embotellado, fue transportado a un establecimiento de venta, donde empezó a descargarse junto a un camión de productos de limpieza. Aunque había sitio disponible en el almacén de productos de droguería, el encargado del almacén ordenó que se almacenase exclusivamente en la sección de alimentación.

Una de aquellas botellas fue comprada por una familia, y con el aceite hicieron una mayonesa que consumieron inmediatamente en la comida al aire libre. Aunque sobró un poco, los padres decidieron tirarla porque era un día caluroso.

Temas para debatir:

- Problema que se evitó.
- ¿Quién lo evitó?
- Medida preventiva que se aplicó.

4

Las infecciones e intoxicaciones alimentarias

Objetivos

1. Diferenciar los conceptos de infección, infestación, intoxicación y toxiinfección.
2. Analizar los factores que favorecen la proliferación de los microorganismos.
3. Identificar y definir todas las enfermedades causadas por las bacterias patógenas, por los virus, por los parásitos, por intoxicación alimentaria y por toxiinfección alimentaria.
4. Describir e identificar las alergias e intolerancias alimentarias.

Mapa conceptual del capítulo

LAS INFECCIONES E INTOXICACIONES ALIMENTARIAS

- INTRODUCCIÓN
- CONCEPTOS DE INFECCIÓN E INFESTACIÓN
- CONCEPTOS DE INTOXICACIÓN Y TOXIINFECCIÓN
  - Tipos de intoxicaciones e infecciones
- FACTORES QUE FAVORECEN LA PROLIFERACIÓN DE LOS MICROORGANISMOS
  - La estructura y la composición de los alimentos, el pH y la acidez de los alimentos, el agua y la humedad, el oxígeno, la temperatura y el tiempo
- ENFERMEDADES CAUSADAS POR BACTERIAS PATÓGENAS
  - *Salmonella, Listeria monocytogenes* y *Campylobacter jejuni*
- ENFERMEDADES CAUSADAS POR VIRUS
  - Hepatitis A, virus Norwalk o norovirus y rotavirus
- ENFERMEDADES CAUSADAS POR PARÁSITOS (ZOONOSIS)
  - *Anisakis* y *Trichinella Spiralis* (triquinosis)
- ENFERMEDADES CAUSADAS POR INTOXICACIÓN ALIMENTARIA
  - *Clostridium Botulinum, Staphylococcus aureus, Clostridium Perfringens* y *Bacillus cereus*
- ENFERMEDADES CAUSADAS POR TOXIINFECCIÓN ALIMENTARIA
  - *Escherichia coli* y *Vibrio cholerae*
- ALERGIAS E INTOLERANCIAS ALIMENTARIAS

Glosario

Artritis. Inflamación de las articulaciones (hombros, codos, rodillas, tobillos, muñecas, etc.).

Disnea. Dificultad para respirar.

Enfermedades de transmisión alimentaria (ETA). Enfermedades que pueden ser causadas por microorganismos patógenos que lleguen al alimento, bien por compuestos químicos o bien por contaminaciones biológicas.

Esporas. Forma de resistencia que adoptan las bacterias ante condiciones ambientales desfavorables.

Hipoxia. Déficit de oxígeno en un organismo.

Infinitesimal. Relativo a las cantidades infinitamente pequeñas.

Meningitis. Inflamación de las meninges, membrana de naturaleza conjuntiva que, junto con otras dos, envuelve el encéfalo y la medula espinal.

Metabólica. Perteneciente al metabolismo, es decir, conjunto de reacciones químicas que efectúan constantemente las células de los seres vivos con el fin de sintetizar sustancias complejas a partir de otras más simples, o degradar aquéllas para obtener éstas.

Nematodo. Gusano unisexual, de cuerpo cilíndrico y delgado, sin dividir y cubierto por una cutícula; existen formas libres y parásitas como la lombriz.

Patógeno. Que produce enfermedad.

Persona inmunodepremida. Persona que padece una fuerte disminución de la respuesta inmunitaria de un organismo.

Pluricelular. Formado por más de una célula.

Portador. Es aquella persona que porta microorganismos causantes de enfermedad sin que tenga síntoma alguno de la misma.

Septicemia. Infección general del organismo con circulación de gérmenes patógenos en la sangre.

Toxina. Sustancia venenosa producida en el cuerpo de los seres vivos por la acción de los microorganismos.

Unicelular. Que consta de una sola célula.

4.1. Introducción

Las enfermedades de transmisión alimentaria (ETA) son aquellas que tienen su origen en: microorganismos patógenos que llegan al alimento, compuestos químicos o contaminaciones biológicas, aunque la gran mayoría se producen por la ingestión de alimentos o bebidas contaminadas que afectan a la salud del cliente.

Podemos distinguir cuatro tipos de ETA:

- Las infecciones alimentarias.
- Las infestaciones alimentarias.
- Las intoxicaciones alimentarias.
- Las toxiinfecciones alimentarias.

A lo largo del capítulo se verán las diferencias entre ellas.

4.2. Conceptos de infección e infestación

La infección alimentaria aparece cuando se ingieren alimentos que contienen microorganismos patógenos. Estos microorganismos se asientan en el tracto digestivo y causan una lesión de los tejidos del organismo, es decir, existe una invasión por los gérmenes como virus, bacterias o parásitos, sus productos (toxinas) o ambos a la vez.

Una infestación alimentaria es la invasión de un organismo vivo por agentes parásitos externos o internos. La diferencia es que la infección se aplica exclusivamente a microorganismos que tienen como objetivo su reproducción en el organismo infectado, mientras que en la infestación el objetivo de los parásitos es la supervivencia a costa del huésped que parasitan.

La mayoría de las infecciones se producen por consumir un alimento en mal estado, tienen síntomas leves y muchas veces ni siquiera es necesario asistir al médico, pero se debe prestar atención si coincide con alguna de estas situaciones:

- Niños o ancianos son parte de la población más sensible, ya que su sistema inmunitario no actúa con toda su potencia.
- Mujeres embarazadas por el riesgo de contaminar al feto.
- Personas inmunodeprimidas (enfermos crónicos, con trasplantes, enfermos de VIH, etc.), ya que su sistema inmunológico está debilitado.
- Cuando los síntomas no remitan como fiebres fuertes, diarrea y vómitos descontrolados.
- Síntomas que afecten al sistema nervioso o a la visión.

4.3. Conceptos de intoxicación y toxiinfección

Una intoxicación alimentaria es el resultado de ingerir alimentos que contienen toxinas producidas durante el crecimiento de los microorganismos en los alimentos, es decir, la ingestión de toxinas o venenos de las bacterias, mohos o algas que están presentes en el alimento. No poseen ni olor ni color y pueden causar enfermedades después de haber eliminado al microorganismo.

Cabe destacar que las toxiinfecciones alimentarias son la combinación de una intoxicación alimentaria junto con una infestación, es decir, se consume alimentos con microorganismos patógenos, que más tarde producen el desarrollo de toxinas en el organismo.

4.3.1. Tipos de intoxicaciones e infecciones

Los tipos de intoxicaciones e infecciones se pueden clasificar de la siguiente manera:

a) Por bacterias patógenas. Pueden ser de diferente tipología: redondas, con forma espiral, con forma de varas, etc. Casi todas las bacterias son inocuas para el ser vivo y algunas se aprovechan para elaborar ciertos productos como el yogur. Necesitan un ambiente húmedo para su crecimiento.

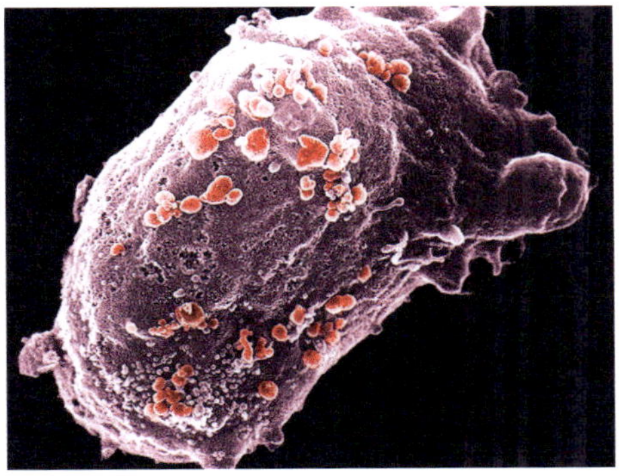

Figura 4.1. Bacterias

b) Por hongos. Dentro de los hongos podemos distinguir dos tipos: los mohos y las levaduras.

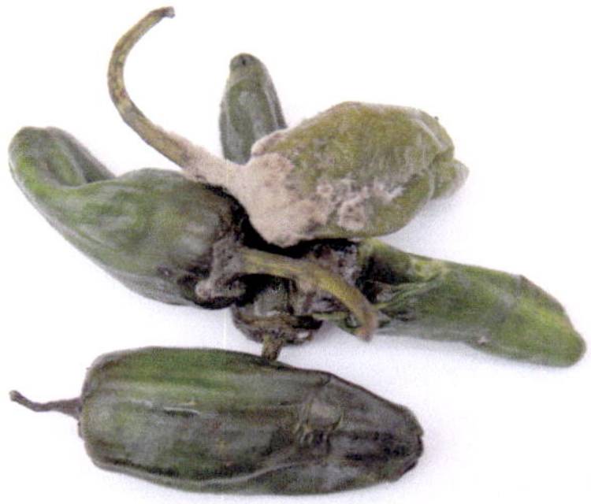

Figura 4.2
Pimientos de Padrón con hongos

- *Los mohos:* son hongos (organismos pluricelulares) que se reproducen por esporas; se pueden observar a simple vista y sobreviven por la descomposición de la materia orgánica muerta. Pueden provocar alteración de los alimentos e intoxicaciones alimentarias. Requieren oxígeno y mucha humedad para su crecimiento. Pueden ser de diferentes colores: blancos, azules, verdes y rosas.
- *Las levaduras:* son hongos (organismos unicelulares) que se reproducen por fisión binaria, produciendo la alteración de los alimentos. Las células de levadura son impor-

tantes en los procesos de fermentación, ya que sin ellas éstos no existirían. Los procesos de vinificación o de fermentación cervecera y panaria no se producirían sin la presencia de uno de los tipos de levadura, la llamada *Saccharomyces cerevisiae*.

c) Por virus. No son organismos independientes, sino que necesitan invadir el aparato genético de otras células para poder reproducirse, por lo que sólo pueden desarrollarse en los alimentos que estén colonizados por células de bacterias, de mohos o de levaduras.

d) Por parásitos. Son organismos que viven dentro o en la superficie de otro organismo, de cuyas sustancias se nutre, es decir, vive a costa de otro de distinta especie, alimentándose de él y debilitándolo sin llegar a matarlo.

e) Por priones. Son proteínas infecciosas que, entre otras enfermedades, causan la enfermedad del mal de las vacas locas (Encefalopatía Espongiforme Bovina, EEB), que se diagnosticó por primera vez en 1985 en el Reino Unido. En España, la enfermedad se diagnosticó por primera vez en Galicia y hasta la fecha se han contabilizado 106 casos oficiales de EEB. La vía de transmisión es la ingestión de alimentos contaminados con el prión.

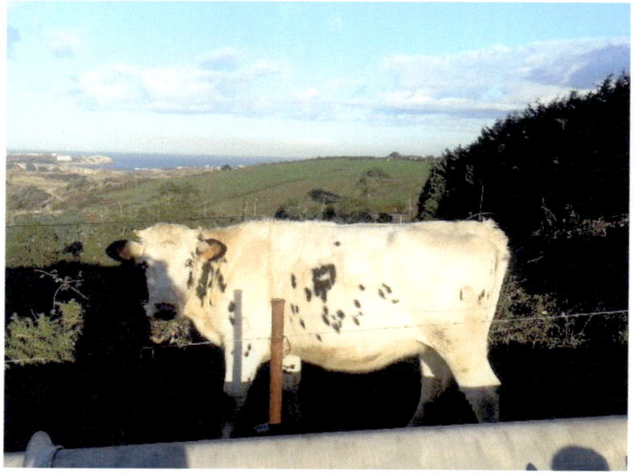

Figura 4.3
Las vacas pueden transmitir EEB

f) Por sustancias químicas:

- *Tóxicos naturales*: como la intoxicación por setas, también llamada micetismo o como la intoxicación por el consumo del pez globo o fugu.
- *Tóxicos artificiales:* como los plaguicidas, los insecticidas, los pesticidas o los antibióticos mezclados con piensos para los animales.

PARA SABER MÁS

El aceite de colza desnaturalizado causó una intoxicación masiva en España en la primavera de 1981. La enfermedad afectó a más de 20.000 personas y ocasionó la muerte de unas 330 personas.

Actividad propuesta 4.1

Busca información sobre el aceite de colza desnaturalizado y contesta a las siguientes preguntas: ¿Se usa en la actualidad el aceite de colza? ¿Es sano el aceite de colza?

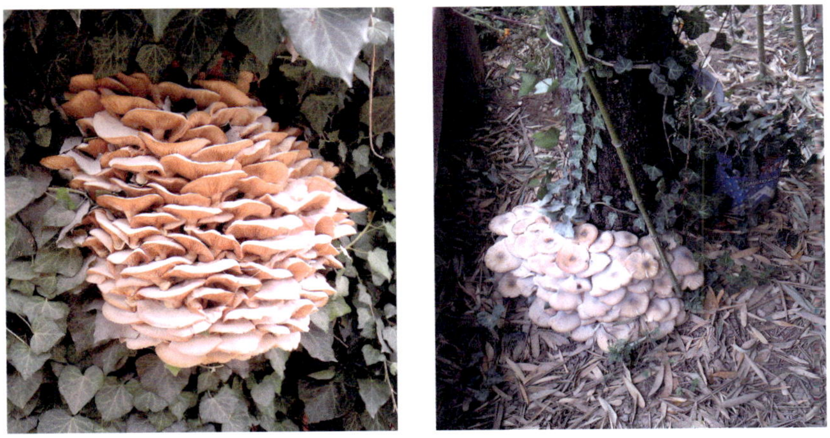

Figura 4.4
Setas venenosas

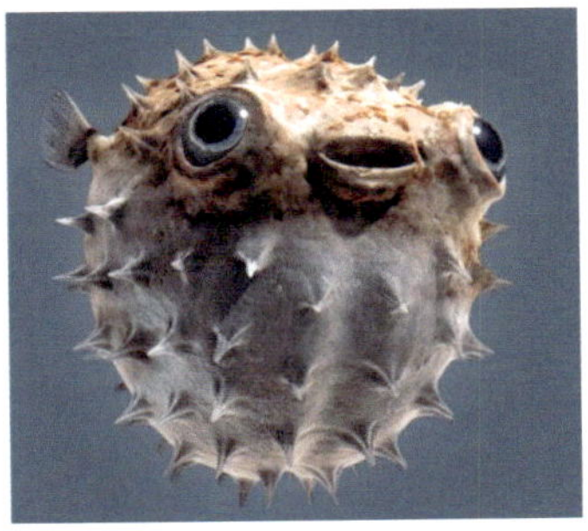

Figura 4.5
Pez globo

Actividad propuesta 4.2

Investiga qué es la enfermedad de Creutzfeldt-Jakob y explícalo en el aula. Puedes responder a las siguientes preguntas: ¿en qué consiste?, ¿tiene curación?, ¿existe vacuna contra la enfermedad?, ¿qué síntomas tiene?

En el cuadro 4.1 se detallan las enfermedades de transmisión alimentaria más comunes que se pueden encontrar.

CUADRO 4.1
Principales enfermedades de transmisión alimentaria

Infección alimentaria	
Por bacterias patógenas	*Salmonella* *Listeria monocytogenes* *Campylobacter jejuni* *Shigella* *Vibrio parahaemolyticus*
Por virus	Hepatitis A Virus Norwalk o norovirus Rotavirus
Infestación alimentaria	
Por parásitos (zoonosis)	*Anisakis* *Trichinella spiralis* (triquinosis)
Intoxicación alimentaria	
Clostridium botulinum *Staphylococcus aureus* *Clostridium perfringens* *Bacillus cereusx*	
Toxiinfección alimentaria	
Escherichia coli (conocida como E. coli o enfermedad del viajero) *Vibrio cholerae*	

4.4. Factores que favorecen la proliferación de los microorganismos

Hay factores en el medio ambiente que ayudan al buen desarrollo de los microorganismos. Éstos están presentes en el hombre, en los animales, en las plantas y, por supuesto, en los alimentos.

Los microorganismos son seres vivos que necesitan agua, proteínas, sales minerales, energía y un medio con oxígeno para respirar. Asimismo, realizan actividades de alimentación y reproducción como cualquier otro ser vivo. Eso sí, es necesario que se den unas condiciones adecuadas para poder crecer y multiplicarse. A continuación, se enumeran aquellas que favorecen la proliferación de los microorganismos.

4.4.1. La estructura y la composición de los alimentos

Los microorganismos también necesitan alimentos, por ello, los podemos encontrar en la mayoría de alimentos que consume el hombre. Hay alimentos que favorecen el desarrollo de las bacterias, a estos alimentos se les llama "alimentos de alto riesgo" y tienen un elevado contenido de proteínas, nutrientes y humedad. Los alimentos de alto riesgo son: carnes y aves, pescados, mariscos, huevos, leche y sus derivados, etc.

También existen los llamados "alimentos de bajo riesgo", que son los que contienen muchos azúcares, sal, ácido, grasas o alcohol y tienen falta de humedad como: las mermeladas, la miel, las grasas, los encurtidos como olivas, cebollitas, pepinillos, etc., las pastas, la leche en polvo, los aguardientes, las conservas industriales y los alimentos conservados en salazón.

En general, los alimentos contienen hidratos de carbono, grasas, proteínas, vitaminas, minerales, agua y otros componentes que los microorganismos necesitan para su crecimiento.

4.4.2. El pH y la acidez de los alimentos

El pH y la acidez de los alimentos establecen el tipo de agente contaminante y los cambios que puede producir en el alimento. Las carnes, los pescados y los vegetales son productos poco ácidos, en cambio, casi todas las frutas son bastante ácidas y la clara de huevo es alcalina. A mayor acidez, menor probabilidad de proliferación de microorganismos.

En el cuadro 4.2 se detalla una clasificación de los alimentos según su acidez.

CUADRO 4.2
Tipos de alimentos según su acidez

Tipo de alimento	Grado de acidez	Nivel de pH
Productos cárnicos, pescados, leche y hortalizas	Poco ácidos	>5,0
Sopas, salsas, mezclas de carnes y vegetales	Semiácidos	4,5 – 5,0
Tomates y frutas	Ácidos	3,7 – 4,5
Encurtidos y cítricos	Muy ácidos	<3,7

RECUERDA

El pH es la unidad que mide la acidez o alcalinidad de una solución y que indica la concentración de hidrógeno presente en determinadas sustancias.

Las siglas significan "potencial de hidrógeno".

La escala de pH oscila de 0 a 14, siendo ácidas las disoluciones con pH < 7 y alcalinas las disoluciones con pH > 7.

El pH $= 7$ indica la neutralidad de la disolución.

4.4.3. El agua y la humedad

Los microorganismos necesitan agua para crecer y llevar a cabo sus funciones metabólicas. Tanto para los microorganismos como para los seres humanos el agua es imprescindible para la vida.

La humedad favorece el crecimiento bacteriano y la desecación dificulta este crecimiento.

4.4.4. El oxígeno

El oxígeno que rodea a un alimento puede ser una fuente de crecimiento de microorganismos. Existen tres tipos de bacterias patógenas según sus necesidades de oxígeno para crecer (cuadro 4.3).

CUADRO 4.3
Bacterias patógenas según el oxígeno que necesitan para crecer

Anaerobias estrictas	Crecen sólo en ausencia de oxígeno
Anaerobias facultativas	Crecen tanto en ausencia como en presencia de oxígeno
Aerobias	Crecen sólo en presencia de oxígeno

Casi todos los microorganismos que crecen en los alimentos necesitan el oxígeno para vivir, por ello, si se envasan al vacío (en ausencia de oxígeno), se puede prolongar su vida útil, aunque no se puede asegurar la presencia o la multiplicación de otros microorganismos patógenos.

4.4.5. La temperatura

La temperatura óptima de crecimiento de las bacterias es de 36-37 °C, que es la temperatura normal del cuerpo humano.

Entre los 5 °C y los 63 °C se denomina zona de peligro, ya que favorece la multiplicación de las bacterias.

A partir de los 63 °C las bacterias empiezan a morir (siempre que se mantenga la temperatura entre 10 y 30 minutos). A 100 °C durante 1 o 2 minutos no vive ningún microorganismo.

Con la temperatura de refrigeración, 5 °C, las bacterias dejan de crecer, es decir, con refrigeración se detiene su actividad, pero no se destruyen. Cuando este alimento vuelva a estar a temperatura ambiente, volverá a despertar a las bacterias si estaba contaminado.

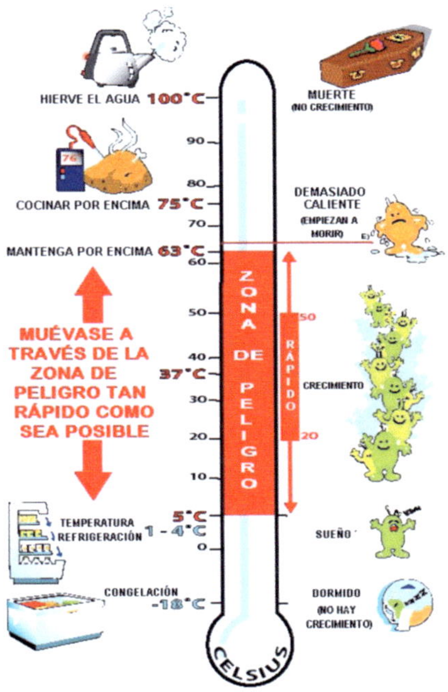

Figura 4.6
La temperatura
y la proliferación bacteriana
Fuente: info.abcr.com

PARA REFLEXIONAR

Es recomendable no romper la cadena del frío para evitar la multiplicación de bacterias.

4.4.6. El tiempo

Si los alimentos no se mantienen bajo condiciones de frío, cuanto más tiempo pasa, más proliferan los microorganismos y el alimento se vuelve más peligroso.

PARA SABER MÁS

Recuerda que las bacterias que están en un medio templado, con humedad y nutritivo, se multiplican muy rápidamente. Por ejemplo, una bacteria después de 7 horas en condiciones óptimas se habrá multiplicado y se habrá convertido en 2.097.152 bacterias (fisión binaria).

4.5. Enfermedades causadas por bacterias patógenas

Las enfermedades causadas por bacterias patógenas necesitan un ambiente húmedo para su crecimiento. Entre ellas podemos distinguir: *Salmonella, Listeria monocytogenes* y *Campylobacter jejuni*.

4.5.1. *Salmonella*

La *Salmonella* es una bacteria que vive en el intestino de muchos animales como aves, porcinos y bovinos. Puede provocar salmonelosis y llega al consumidor a través de animales infectados y portadores de esa bacteria, así como a través del manipulador.

CUADRO 4.4
Características de la *Salmonella*

Alimentos implicados
– Huevos crudos (mayonesas y cremas pasteleras). – Carne de ave. – Carne y productos cárnicos. – Leche y leche en polvo.
Periodo de incubación
– Entre 24 y 48 horas desde la ingesta del alimento.
Síntomas
– Fiebre elevada. – Vómitos. – Dolores abdominales. – Diarrea, a veces con sangre. – Peligro de muerte en niños, ancianos y personas con baja inmunidad.
Temperatura óptima de crecimiento
– 38 ºC.
Destrucción
– A temperaturas de 65 ºC durante 30 minutos.

Los síntomas pueden mantenerse entre 10 y 14 días, pero si la bacteria se aloja en el organismo puede durar bastante tiempo y hacer que reaparezca la enfermedad periódicamente.

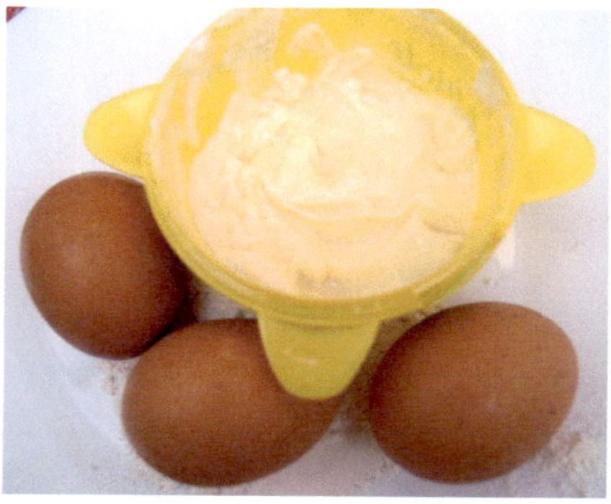

Figura 4.7
La cáscara de huevo y el ajoaceite pueden estar contaminados con *Salmonella*

4.5.2. *Listeria monocytogenes*

La *Listeria monocytogenes* es una bacteria capaz de crecer a temperaturas de refrigeración, por ello, es altamente peligrosa. Además la podemos encontrar en la naturaleza, en suelos y aguas, pero se asocia al consumo de leche y productos lácteos.

CUADRO 4.5
Características de la *Listeria monocytogenes*

Alimentos implicados

- Productos lácteos, quesos blandos.
- Carnes y pescados crudos o mal cocinados.
- Verduras y hortalizas crudas.
- Mariscos crudos.
- Patés de elaboración casera.
- Productos de elaboración artesanal que no han tenido un tratamiento térmico adecuado.

Periodo de incubación

- Entre 4 y 21 días desde la ingesta del alimento.

Síntomas

- Infección con síntomas similares a la gripe.
- Puede provocar: abortos, meningitis y septicemia.
- Muerte en niños y ancianos.

Temperatura óptima de crecimiento

- 35-37 ºC, pero puede crecer a temperaturas de refrigeración de hasta 1 ºC

Destrucción

- Es muy resistente a casi todos los métodos de conservación.
- Cocinado o recalentado hasta que los alimentos emiten vapor.

4.5.3. *Campylobacter jejuni*

La *Campylobacter jejuni* se localiza en el intestino de los animales, y se transmite al hombre por el contacto directo o por contaminación fecal.

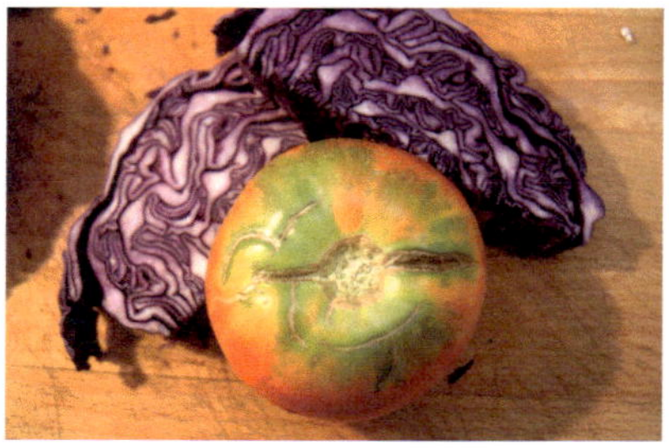

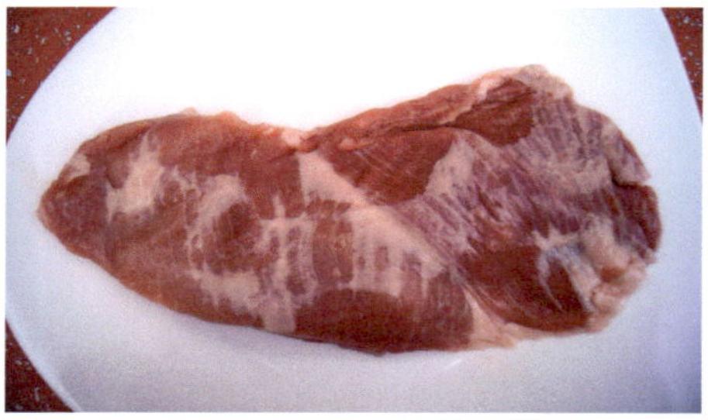

Figura 4.8
Las hortalizas y la carne cruda pueden contener la *Campylobacter jejuni*

CUADRO 4.6
Características de la Campylobacter *jejuni*

Alimentos implicados
– Leche no pasteurizada. – Agua contaminada. – Carne cruda, sobre todo la de las aves.
Periodo de incubación
– Entre 1 y 2 días.
Síntomas
– Infecciones intestinales. – Fiebre y diarrea. – Puede provocar artritis y meningitis.
Temperatura óptima de crecimiento
– 42 ºC
Destrucción
– Por cocción, el calor destruye totalmente al microorganismo.

PARA SABER MÁS

El ántrax es una enfermedad infecciosa causada por la bacteria *Bacillus anthracis*. Se transmite por esporas en el aire o por el contacto con animales infectados.

Los síntomas que produce son: comienza con un resfriado común; luego aparece hipoxia, disnea y temperatura alta. Suele ser mortal.

En 2001, en Estados Unidos, varios medios (ABC News, CBS News, NBC News, *New York Post* y *National Enquirer*) y dos senadores demócratas recibieron cartas que contenían ántrax. De 22 infectados murieron 5. El crimen fue un atentado terrorista que no se ha resuelto. Es muy fácil de esparcir por el aire con misiles, por ello se la considera un arma bacteriológica.

Actividad propuesta 4.3

Explica en qué consiste la *Shigella*.

4.6. Enfermedades causadas por virus

Existen multitud de enfermedades causadas por virus. Entre las existentes cabe destacar las siguientes:

4.6.1. Hepatitis A

La hepatitis A es una enfermedad del hígado causada por el virus de la hepatitis A (VHA). Se transmite bien por el contacto con deposiciones de otro enfermo infectado con el virus, por falta de higiene en el hogar o bien por el consumo de alimentos contaminados y deficientemente lavados (como verduras regadas con aguas no tratadas o en contacto con vectores, como moscas o cucarachas).

Puede afectar a cualquier persona y puede tener carácter epidémico en aquellos lugares que no cuenten con tratamiento adecuado de sus aguas.

Hoy en día existen vacunas que pueden prevenirla, no obstante, las condiciones de saneamiento ambiental y las normas de higiene en el interior del hogar son la forma más eficaz de evitar su desarrollo.

4.6.2. Virus Norwalk o norovirus

El virus Norwalk o el norovirus pertenece a la familia *Caliciviridae*, y es responsable del 50% de los brotes de gastroenteritis por intoxicación alimentaria en EE. UU. Afecta a personas de todas las edades y es transmitido por alimentos contaminados por aguas fecales y por contacto entre personas.

Los brotes de norovirus se producen casi siempre en hospitales, cárceles, residencias y cruceros, donde una vez que el virus se ha introducido, la infección se propaga muy rápidamente, ya sea por transmisión entre personas o a través de alimentos contaminados. Muchos de los brotes de norovirus se deben a la manipulación de alimentos por parte de una persona infectada.

El norovirus se elimina fácilmente con desinfectantes a base de cloro.

4.6.3. Rotavirus

El rotavirus es el causante más común de la diarrea severa en neonatos y niños pequeños. Es uno de los diversos virus que a menudo causan las infecciones denominadas gastroenteritis con síntomas como vómitos, diarrea acuosa y fiebre leve. Es un virus de la familia Reoviridae.

A la edad de 5 años, la gran mayoría de los niños de todo el mundo han sido infectados por el rotavirus al menos una vez. No obstante, con una nueva infección, el sistema inmunitario se refuerza y la infección cada vez es más leve; en adultos es muy poco común.

El virus se transmite por vía fecal-oral, pero también se puede transmitir a través de las manos, las superficies y los objetos sucios, y a través del sistema respiratorio[l]. Infecta y daña las células que recubren el intestino delgado y causa gastroenteritis.

El rotavirus es un virus de fácil cura, pero en todo el mundo aún mueren cada año cerca de 450.000 niños menores de cinco años por su infección, la mayoría de ellos en países en vías de desarrollo, y casi dos millones más caen gravemente enfermos.

4.7. Enfermedades causadas por parásitos (zoonosis)

Las zoonosis son enfermedades de los animales que pueden afectar a las personas. Entre las zoonosis más conocidas encontramos: el *Anisakis* y la *Trichinella Spiralis.*

4.7.1. *Anisakis*

El *Anisakis* es un parásito que puede encontrarse en el pescado y provocar alteraciones digestivas y reacciones alérgicas, a veces graves.

La enfermedad por *Anisakis* sólo se puede contraer si se come pescado parasitado crudo o prácticamente crudo.

Para prevenir o evitar el *Anisakis* es conveniente tomar las siguientes precauciones:

- Comprar el pescado limpio y sin vísceras (sin tripas). Si no lo está, quitar las vísceras lo antes posible.
- Las preparaciones tradicionales del pescado (cocción, fritura, horneado, plancha) eliminan el parásito, pues permiten llegar a los 60 °C de temperatura en toda la pieza.
- Si se come el pescado crudo o prácticamente crudo, la congelación previa es el procedimiento más eficaz para inactivar al parásito.
- Debe congelarse a una temperatura de –20 °C o inferior durante al menos 24 horas.
- Los frigoríficos de menos de 3 estrellas no alcanzan la temperatura suficiente para realizar este procedimiento.
- Los equipos frigoríficos domésticos de 3 estrellas o más necesitan más tiempo para alcanzarla que un equipo industrial, por lo que se recomienda congelar a una temperatura de –20 °C o inferior durante 7 días.

PARA SABER MÁS

No causan *Anisakis* aunque se consuman en crudo sin congelar previamente:

- Las ostras, los mejillones, las almejas, las coquinas y los demás moluscos bivalvos.
- Los pescados de aguas continentales (ríos, lagos, pantanos...) y piscifactorías de agua dulce. Por ejemplo, truchas, carpas...
- Las semiconservas como las de anchoas (en envase metálico, de vidrio u otras presentaciones).
- Los pescados desecados salados como el bacalao o las mojamas.

Las preparaciones de pescado crudo o prácticamente crudo que deben congelarse para evitar el *Anisakis* son:

- Boquerones en vinagre y otros pescados en escabeche.
- Sashimi, sushi, carpaccios y otras especialidades a base de pescado crudo.
- Pescado marinado, por ejemplo ceviches.
- Huevas de pescado sólo si están crudas o prácticamente crudas.
- Arenques y otros pescados crudos preparados en salmuera.
- Pescados ahumados de las especies: arenque, caballa, espadín y salmón (salvaje) del Atlántico o del Pacífico.

CUADRO 4.7
La teniasis (solitaria)

La teniasis (solitaria)

Es la infección causada por la ingesta de *Taenia*, un parásito presente en alimentos en mal estado, con unas características muy peculiares y distintivas. Se distinguen diferentes clases de *Taenia*, pero dos de ellas tienen como huésped definitivo el intestino humano, la *Taenia saginata* y la *Taenia solium*. Como parásito, se alimenta de sus huéspedes y se aloja en el intestino delgado. Es una especie hermafrodita, es decir, para reproducirse en el interior de su huésped no necesita otro ejemplar, ya que tiene ambos sexos, lo que facilita su presencia en el intestino.

Este parásito tiene unas particularidades muy diferenciadas si se compara con otras especies. De forma aplastada, mide entre 5 metros y hasta más de 10. Se engancha al huésped y a la pared intestinal con unas ventosas que tiene en la cabeza. Se nutre de los alimentos que ingiere la persona y ocasiona un grave estado de desnutrición.

La contaminación por la *Taenia* está asociada al consumo en mal estado de la carne de vacuno y de cerdo. La *Taenia saginata* se asocia a la vaca y la *Taenia solium* al cerdo. Esta última ocasiona, además, cisticercosis, una enfermedad parasitaria que se contrae tras la ingesta de huevos de *Taenia solium*. Éstos entran en el torrente sanguíneo y se alojan en cualquier cavidad del cuerpo. Los síntomas más características de infección de *Taenia* son las náuseas, el dolor abdominal, las diarreas, los trastornos nutricionales, la pérdida de apetito, el malestar general o la presencia de segmentos del parásito en las heces. Sin embargo, es preciso insistir en que la gran mayoría de los infectados no tienen síntomas.

La falta de higiene es una de las principales causas de infección por *Taenia*.

Los parásitos afectan sobre todo a los consumidores con una higiene inadecuada, tanto en los alimentos como en los hábitos higiénicos personales. Cualquier consumidor es susceptible de contraer la enfermedad, pero los grupos más vulnerables a la infección son los niños, los ancianos y las personas con problemas inmunológicos. Para evitar la teniasis, es útil seguir algunos consejos:

- Lavarse bien las manos después de ir al baño y antes de comer o tocar alimentos.
- El parásito proviene de la vaca y del cerdo, con lo que la máxima prevención es evitar el consumo de carne de vacuno o cerdo cruda, poco cocinada o en mal estado.
- Se recomienda saber la procedencia de la carne que se consuma y evitar los establecimientos de dudosa higiene.

Es necesario cocinar los alimentos hasta que la temperatura del interior llegue a 65 °C. Lo apropiado es medir la temperatura con un termómetro para alimentos.

PARA SABER MÁS

La legislación obliga a los establecimientos que sirven comida a garantizar que los productos de la pesca para consumir en crudo han sido previamente congelados a una temperatura igual o inferior a –20 °C durante un periodo de al menos 24 horas.

4.7.2. *Trichinella Spiralis*

Según el Reglamento (CE) N.º 2075/2005 por el que se establecen normas específicas para los controles oficiales de la presencia de triquinas en la carne, se entenderá por triquina cualquier nematodo perteneciente a una especie del género *Trichinella*.

La enfermedad parasitaria producida por la *Trichinella* se llama triquinelosis, triquinosis o triquiniasis. Se transmite al consumir carnes infectadas con larvas del parásito, normalmente de animales como el cerdo, el oso, el zorro, el jabalí, la rata, el caballo y el león. Produce síntomas como diarrea, dolor muscular y articular, malestar abdominal, cólicos y fiebre.

Se puede prevenir cocinando completamente las carnes de cerdo y de animales salvajes. Congelar la carne bajo cero durante 3 o 4 semanas también mata el nematodo.

PARA SABER MÁS

Los métodos de conservación como ahumar, secar o salar la carne no previenen esta infección.

Actividad propuesta 4.4

Define el concepto de zoonosis.

4.8. Enfermedades causadas por intoxicación alimentaria

Existen multitud de enfermedades causadas por intoxicación alimentaria. Entre las existentes cabe destacar las siguientes:

4.8.1. *Clostridium botulinum*

La *Clostridium botulinum* es una bacteria que se multiplica en ausencia de oxígeno (anaeróbica). Puede producir botulismo, que es una enfermedad considerada muy grave que puede llegar a producir la muerte.

CUADRO 4.8
Características de la *Clostridium botulinum*

Alimentos implicados

- Botes de conserva.
- Productos cárnicos.
- Alimentos caseros enlatados que no han sido esterilizados.
- Jamón serrano mal curado.

Síntomas

- Dolor de cabeza y vértigo.
- Trastornos de la visión y de la voz.
- Parálisis progresiva (muscular) y a veces puede provocar la muerte.

Temperatura óptima de crecimiento

- 35 ºC

Destrucción

- A 121 ºC y su toxina a 80 ºC durante 30 minutos.

PARA SABER MÁS

¿Sabías que el famoso *"Bótox"* que se utiliza en dosis infinitesimales como medicamento o producto cosmético contra las arrugas se elabora con la botulina que es una neurotoxina que proviene de la bacteria *Clostridium botulinum*?

4.8.2. *Staphylococcus aureus*

Casi siempre los brotes de *Staphylococcus aureus* aparecen por la contaminación directa de alimentos a través de las manos de los manipuladores de alimentos, ya que los gérmenes viven habitualmente en la nariz, la garganta, la piel y las heridas de las personas.

CUADRO 4.9
Características del *Staphylococcus aureus*

Alimentos implicados
– Carne. – Huevos y leche. – Productos de pastelería (crema pastelera).
Periodo de incubación
– Entre 1 y 6 horas después de ingerir el alimento.
Síntomas
– Náuseas y vómitos. Calambres abdominales y diarrea. – En escasas ocasiones puede provocar la muerte.
Temperatura óptima de crecimiento
– 37 °C
Destrucción
– Por cocción, pero la toxina se mantiene viva hasta los 100 °C.

4.8.3. *Clostridium perfringens*

La *Clostridium perfringens* crece en ausencia de oxígeno (botes de conserva y alimentos envasados al vacío). Casi todos los brotes de intoxicación por esta bacteria ocurren en comedores colectivos, hospitales, escuelas, hoteles, etc.

CUADRO 4.10
Características de la *Clostridium perfringens*

Alimentos implicados
– Botes de conserva. – Carne poco cocinada.
Síntomas
– Dolor abdominal y diarrea. – Raras veces produce vómito.
Temperatura óptima de crecimiento
– 43-47 °C
Destrucción
– Las esporas son muy resistentes, tendrían que hervir durante más de 5 horas.

4.8.4. *Bacillus cereus*

La *Bacillus cereus* es una bacteria que causa envenenamiento por consumo, cuyo proceso de intoxicación sólo dura 24 horas.

CUADRO 4.11
Características de la *Bacillus cereus*

Alimentos implicados
– Carnes y productos derivados del pollo. – Sopas deshidratadas, embutidos, especias, productos derivados de la vainilla. – Cereales, harinas, clara de huevo deshidratada y piña.
Periodo de incubación
– Entre 1 y 16 horas después de ingerir el alimento.
Síntomas
– Diarrea y dolor abdominal. – Vómitos y náuseas.
Destrucción
– Calentar los alimentos a una temperatura que inhiba la toxina y almacenarlos a bajas temperaturas para evitar el desarrollo de la bacteria. Las esporas resisten entre 5 y 10 minutos a una temperatura de 100 °C.

4.9. Enfermedades causadas por toxiinfección alimentaria

Existen multitud de enfermedades causadas por toxiinfección alimentaria. Entre las existentes cabe destacar las siguientes:

4.9.1. *Escherichia coli*

La *Escherichia coli*, conocida como *E. coli* o enfermedad del viajero, vive en los intestinos de la mayor parte de los mamíferos sanos. Es el principal organismo anaerobio facultativo del sistema digestivo.

Puede causar infecciones intestinales y extraintestinales generalmente graves, tales como infecciones del aparato excretor, cistitis, meningitis, peritonitis, mastitis, septicemia y neumonía.

CUADRO 4.12
Características de la *Escherichia coli*

Alimentos implicados

- Carnes picadas (como hamburguesas o albóndigas).
- Leche sin pasteurizar y aguas.
- Embutidos fermentados.
- Zumo de manzana y sidra.

Periodo de incubación

- Entre 2 y 5 días después de ingerir el alimento.

Síntomas

- Produce gastroenteritis: con vómitos, diarreas, deshidratación, etc.

Temperatura óptima de crecimiento

- 37 ºC, pero se multiplica con temperaturas de entre 10 y 40 ºC

Destrucción

- A 70 ºC (pasteurización). Sus esporas resisten a altas temperaturas.

PARA SABER MÁS

En mayo de 2011, los pepinos españoles protagonizaron muchas portadas de periódicos, telediarios, etc. debido a que se detectaron brotes de *E. coli* en ellos, incluso causaron varias muertes en Alemania, lo que hizo desconfiar al país germano de comprar productos españoles. En las tiendas y supermercados de Alemania no quedó ni rastro de los pepinos españoles y se aseguró que pasaría mucho tiempo hasta que Alemania volviese a confiar en los productos frescos procedentes de España, sin embargo, nunca se confirmó que las partidas infectadas procedieran de España.

4.9.2. *Vibrio cholerae*

La *Vibrio cholerae* es una bacteria con forma de bastón (un bacilo) curvo que provoca el cólera en humanos. Es una bacteria anaerobia facultativa, y su metabolismo es fermentativo; pueden fermentar, entre otros sustratos, la glucosa. Existen vacunas para prevenirla.

4.10. Alergias e intolerancias alimentarias

Las alergias alimentarias son reacciones que se producen cuando el sistema inmunológico no funciona bien y ataca con las defensas inmunológicas a una sustancia que normalmente es inofensiva.

En cambio, en las intolerancias alimentarias no interviene el sistema inmunológico.

4.10.1. Alergias alimentarias

Se puede definir alergia como el conjunto de fenómenos respiratorios, nerviosos o eruptivos, producidos por la absorción o contacto de ciertas sustancias que dan al organismo una sensibilidad especial ante una nueva acción de tales sustancias, aun en cantidades mínimas.

Si se habla de alergia alimentaria, las sustancias implicadas son los alimentos que se ingieren. Para prevenir estas alergias lo más fácil es eliminar el alimento de la dieta, para ello, es aconsejable leer las etiquetas de los productos.

Los principales alimentos causantes de alergias alimentarias (alérgenos) deben etiquetarse según el RD 1245/2008 y son:

- Cereales (trigo, centeno, cebada, avena).
- Crustáceos, moluscos y pescados.
- Huevos (lecitina, globulina, ovovitelina, etc.).
- Cacahuetes y frutos de cáscara (almendras, avellanas, nueces, etc.).
- Soja (lecitina, almidón, espesantes, etc.) y leche (caseína, nougat, queso, etc.).
- Apio, mostaza, altramuces y granos de sésamo.
- Anhídrido sulfuroso y sulfitos.

4.10.2. Intolerancias alimentarias

Las intolerancias alimentarias se producen cuando el organismo no puede asimilar correctamente un alimento o uno de sus componentes.

A) Intolerancia al gluten o enfermedad celíaca

La enfermedad celíaca es la consecuencia de una intolerancia al gluten. El gluten es una proteína que poseen los cereales como el centeno, la cebada y el trigo.

Produce síntomas como diarrea, pérdida de peso, fatiga, irritabilidad y dolor abdominal. Los celíacos no deben comer pan, biscotes, pastas alimenticias, galletas, o cualquier tipo de pastelería y harina de trigo.

B) Intolerancia a la lactosa

La intolerancia a la lactosa es la consecuencia de que el organismo no digiera la lactosa de la leche de vaca porque carece de la enzima lactasa, cuya función es absorber dicha enzima.

Produce síntomas como diarrea, dolor abdominal y flatulencia. Por el bajo contenido en lactosa son tolerables los quesos duros y productos realizados con leche fermentada (yogur).

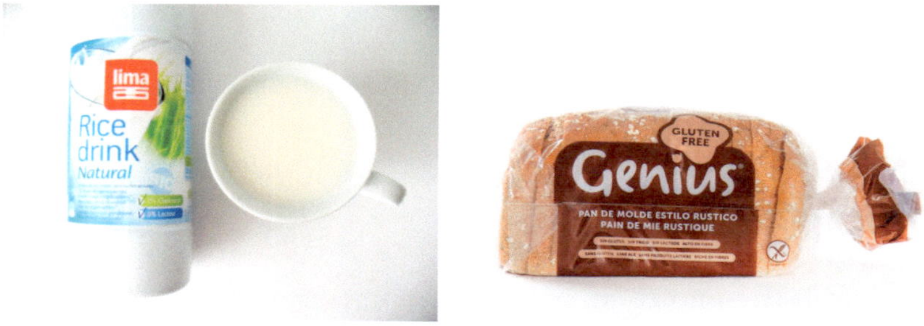

Figura 4.9
Hoy en día existen alternativas a la leche de vaca o a la harina de trigo para las personas con intolerancia a la lactosa o al gluten

A continuación se detalla en el cuadro 4.13 las principales bacterias productoras de infecciones alimentarias y virus transmitidos a través de alimentos y agua:

Cuadro 4.13
Principales bacterias productoras de infecciones alimentarias y virus transmitidos a través de alimentos y agua

Bacterias	Enfermedad	Alimento implicado
Aeromonas hydrophila	Gastroenteritis, septicemia	Pescados, mariscos, cordero, ternera, cerdo y aves.
Bacillus cereus	Intoxicación	Carnes, leche, verduras, pescado, arroz, salsas, sopas.
Campylobacter jejuni	Campilobacteriosis	Pollo crudo, leche no pasteurizada, agua no clorada.
Clostridium botulinum	Botulismo	Alimentos en conserva, incluidos vegetales, carnes y sopas.
Clostridium perfringens	Intoxicación	Comidas preparadas no refrigeradas como carne y productos cárnicos y
Escherichia coli O157:H7	Intoxicación	Carne poco cocinada, zumos de frutas no pasteurizados, salami, quesos curados.
Escherichia coli enteroinvasiva	Disentería bacilar	Hamburguesas y leche no pasteurizada.

[.../...]

Bacterias	Enfermedad	Alimento implicado
Listeria monocytogenes	Listeriosis	Leche, quesos no curados, helados, verduras crudas, carnes crudas y pescados ahumados.
Salmonella spp.	Salmonelosis	Carnes crudas, huevos, aves, productos lácteos, pescado, gambas, salsas y aliños, crema pastelera, mantequilla de cacahuete y chocolate.
Shigella spp.	Disentería bacilar	Ensaladas, verduras crudas, productos lácteos, aves.
Staphylococcus aureus	Intoxicación	Carne y derivados cárnicos, aves, huevos, ensaladas, productos de panadería y pastelería, productos lácteos.
Vibrio cholerae	Cólera	Agua contaminada, mariscos.
Yersinia enterocolitica	Intoxicación	Carnes, ostras, pescado y leche cruda.

Virus	Enfermedad	Brotes relacionados con el consumo de agua y alimentos
Tipo Norwalk	Gastroenteritis	Número muy elevado.
Hepatitis A	Hepatitis A	Clara evidencia en ambos casos.
Hepatitis E	Hepatitis E	Nº reducido. Muy frecuente en aguas (pocos datos en alimentos).
Astrovirus	Gastroenteritis infantil	Número reducido. Evidencia limitada.
Rotavirus		
Parvovirus	Gastroenteritis	

Actividad propuesta 4.5

Indica la fuente de contaminación de los siguientes microorganismos: *Salmonella*, *Bacillus cereus*, *Trichinella spiralis*, *Escherichia coli* y *Campylobacter jejuni*.

Resumen

Existen múltiples enfermedades de transmisión alimentaria. Entre ellas se puede destacar: infecciones, infestaciones, intoxicaciones y toxiinfecciones alimentarias, además de intolerancias y alergias alimentarias.

Los microorganismos son seres vivos que necesitan agua, proteínas, sales minerales, energía y un medio con oxígeno para respirar, por ello, existen factores que ayudan al crecimiento de los microorganismos como son: la estructura y composición de los alimentos, el agua, la temperatura, el tiempo, la humedad, el pH, etc.

Las enfermedades de transmisión alimentaria las podemos clasificar en:

- Enfermedades más comunes producidas por bacterias patógenas como: *Salmonella, Listeria monocytogenes* y *Campylobacter jejuni*.
- Enfermedades por virus como: Hepatitis A, virus Norwalk o norovirus, y rotavirus.
- Enfermedades por parásitos (zoonosis) como: *Anisakis* y *Trichinella spiralis*.
- Enfermedades por intoxicación alimentaria: *Clostridium botulinum, Staphylococcus aureus, Clostridium perfringens* y *Bacillus cereus*.
- Enfermedades más comunes por toxiinfección alimentaria como: *Escherichia coli* y *Vibrio cholerae*.

Y por último, cabe indicar que existen también alergias e intolerancias alimentarias que producen algunos alimentos al ser ingeridos.

ACTIVIDADES DE AUTOEVALUACIÓN

Señala la respuesta correcta. Sólo hay una respuesta correcta en cada actividad.

1. La bacteria con forma de bastón (un bacilo) curvo que provoca el cólera en humanos se llama:
   - ☐ *a)* *Vibrio cholerae.*
   - ☐ *b)* Botulismo.
   - ☐ *c)* *Anisakis.*

2. La bacteria que es capaz de crecer a temperaturas de refrigeración y que, por ello, es altamente peligrosa se denomina:
   - ☐ *a)* *Salmonella.*
   - ☐ *b)* *Listeria monocytogenes.*
   - ☐ *c)* Hepatitis A.

3. La enfermedad celíaca es una:
   - ☐ *a)* Intoxicación alimentaria.
   - ☐ *b)* Infección alimentaria.
   - ☐ *c)* Intolerancia alimentaria.

4. Las ostras, los mejillones, las almejas, las coquinas y los demás moluscos bivalvos no causan *Anisakis* aunque se consuman en crudo sin congelar previamente.
   - ☐ *a)* Verdadero.
   - ☐ *b)* Falso.

5. La temperatura óptima de crecimiento de las bacterias es de:
   - ☐ *a)* 38-39 ºC.
   - ☐ *b)* 35-36 ºC.
   - ☐ *c)* 36-37 ºC.

SOLUCIONES:

1. **a** b c
2. a **b** c
3. a b **c**
4. **a** b
5. a b **c**

Investiga

Alergia al huevo. Qué alimentos elegir y cuáles no

La alergia al huevo –ocasionada sobre todo por unas sustancias presentes en la clara– es muy frecuente, sobre todo en niños, y parece que va en aumento. A día de hoy no hay tratamiento para esta afección, aunque en el caso de los bebés suele remitir de forma espontánea en muchos de ellos. El diagnóstico debe realizarlo un alergólogo y prescindir de los "autodiagnósticos", que generan exclusiones innecesarias del huevo. El mejor tratamiento para cualquier alergia es evitar la ingesta de los alimentos implicados. Por ello es importante un buen diagnóstico y un correcto asesoramiento por parte de expertos en nutrición humana y dietética. A continuación se ofrecen algunas claves para elegir mejor los alimentos cuando se padece alergia al huevo.

¿Cómo elegir alimentos cuando se tiene alergia al huevo? El huevo o sus proteínas pueden aparecer en una amplia gama de productos y puede estar oculto como elemento secundario y en pequeñas cantidades debido a que se utiliza como emulsionante, abrillantador o clarificador. Es por ello que un consejo general que han de recordar los pacientes con alergia al huevo es limitar al máximo el consumo de alimentos procesados. Además el huevo también puede aparecer en utensilios de cocina que no se hayan lavado de forma correcta, o en el aceite en el que se haya cocinado huevo.

Por esta razón es importante no sólo mantener una correcta higiene en casa, sino también aprender a leer las etiquetas de los productos que consumimos. Las proteínas de huevo se identifican en las etiquetas de los alimentos así: albúmina, coagulante, emulsificante, globulina, lecitina o E-322, livetina, lisozima, ovomucina, ovomucoide, ovovitelina, vitelina o E-161b (luteína, pigmento amarillo).

El Ministerio de Sanidad, a través de la Agencia Española de Seguridad Alimentaria y Nutrición (AESAN) (actualmente, Agencia Española de Consumo, Seguridad Alimentaria y Nutrición - AECOSAN) detalla varios alimentos que es necesario evitar en el caso de la alergia al huevo:

- Huevos y derivados.
- Sopas, caldos o consomés clarificados con huevo.
- Rebozados y empanados con huevo, caseros o precocinados.
- Pasteles, galletas, bollería, hojaldres, empanadas, empanadillas, etc.
- Caramelos, turrones, batidos.
- Flanes, cremas, helados, merengue, natillas, margarinas, yogures.
- Fiambres, embutidos, salchichas comerciales, patés u otros derivados cárnicos, ya que pueden contener huevo.
- Mayonesas y otras salsas, cremas para ensaladas, pastas al huevo y de sémola.
- Pan rallado y pan horneado con clara de huevo.

AESAN también enumera algunos platos para incluir en los menús de los más pequeños si padecen alergia al huevo:

- Judías pintas con arroz.
- Filete de pescado a la plancha con champiñones y tomate provenzal.

- Acelgas rehogadas con zanahorias y patatas.
- Pechuga de pavo en salsa.
- Crema de legumbre.
- Lomo adobado a la plancha con ensalada verde variada.
- Arroz blanco salteado con zanahorias y guisantes (sin tortilla).
- Filete de merluza frito con harina y ensalada.
- Sopa de caldo natural de verduras con pasta sin trazas de huevo.
- Filete de ternera a la jardinera con guisantes.

Los dos componentes del huevo, clara y yema, pueden provocar sensibilización alérgica, si bien la clara por su mayor contenido proteico tiene una importancia causal más grande. En la clara hay al menos 24 proteínas diferentes pero las más relevantes como causantes de alergia son la ovoalbúmina (la más frecuente en las sensibilizaciones) y el ovomucoide (proteína altamente resistente al calor que se considera responsable de la persistencia de la alergia a pesar del paso de los años). En todos los casos de alergia al huevo, es la proteína de la clara la que tiene mayor poder sensibilizante. Sin embargo, la sensibilización al huevo puede ser debida bien a la clara, a la yema o a ambas, por lo que está contraindicado incluir cualquier parte del huevo en cualquiera de sus formas de elaboración (tortilla, revuelto, huevo frito, escalfado...) durante la fase activa de la enfermedad.

Fuente: adaptado de www.consumer.es, *Alergia al huevo: qué alimentos elegir y cuáles no*, 10 de mayo de 2013.

Investiga:

- Consulta los siguientes términos en un diccionario e intenta explicarlos con tus propias palabras: afección, alergólogo, diagnóstico. Si no entiendes alguna otra palabra del texto anterior, búscala también en el diccionario.
- Busca por casa etiquetas de alimentos y haz un pequeño listado (con 4 o 5 etiquetas) que contienen huevo.

Lee y debate en clase

Sanidad confirma un brote de legionela en Madrid con 12 afectados

En un olivar, un agricultor observó que algunas aceitunas tenían un hongo. Decidió aplicar un fungicida (producto fitosanitario contra los hongos) autorizado en las dosis adecuadas. Tras la cosecha, estas aceitunas, junto con otras partidas, fueron llevadas a la fábrica de aceite. Allí, al analizar en el laboratorio una muestra de una de las partidas, los encargados del mismo observaron que tenía un nivel de fungicida más alto de lo conveniente, por lo que la rechazaron y se mandó destruir esa partida.

La Comunidad de Madrid ha iniciado una investigación para localizar el foco del brote, que podría encontrarse en una marisquería de Móstoles. La Consejería de Sanidad está investigando otros 13 casos más.

Hasta el momento hay 24 personas ingresadas, una de ellas se encuentra en la UCI. Los afectados tienen entre 35 y 87 años.

El brote de legionela en Madrid deja ya dos muertos en la Comunidad.

La Consejería de Sanidad de la Comunidad de Madrid ha activado el protocolo de control y vigilancia de la legionelosis en la Comunidad de Madrid para investigar 25 posibles casos en diferentes pacientes ingresados en hospitales de la Comunidad de Madrid y que tienen en común haber comido en un restaurante de Móstoles.

Según ha informado el departamento que dirige Javier Fernández-Lasquetty, de los 25 posibles casos doce han sido confirmados mediante la analítica de orina y el resto son sospechosos por sus síntomas y ha sido notificado al Servicio de Epidemiología de la Dirección General de Atención Primaria y, a su vez, al Ministerio de Sanidad, Servicios Sociales e Igualdad.

La característica común que tienen los pacientes es haber pasado por un mismo restaurante situado en un polígono industrial de Móstoles. El pasado 27 de junio se recibió la notificación en la Subdirección de Promoción de la Salud y Prevención de la existencia de siete posibles casos de legionelosis, ingresados en diferentes hospitales de la Comunidad de Madrid desde el día 22 de junio.

El periodo de incubación es de entre 8 y 10 días. De momento se han notificado 25 casos. Todos los afectados han acudido a un restaurante de un polígono industrial del municipio de Móstoles en fechas compatibles con el periodo de incubación de la enfermedad.

Los afectados son 18 hombres y 7 mujeres con edades comprendidas entre los 35 y los 87 años. El primer caso inició sintomatología el 12 de junio y el último el 29 de junio. De los 25 casos, 24 están ingresados. De ellos, tres en el Hospital Príncipe de Asturias, trece en el Hospital de Móstoles, cuatro en el Hospital Rey Juan Carlos,

Temas para debatir:

- ¿Qué es la legionela?
- ¿Qué fuente de contaminación puede producir legionela?
- ¿Se han realizado las gestiones oportunas al saber que existen casos de legionela? ¿Por qué?

uno en la Fundación Jiménez Díaz, uno en la Fundación Hospital Alcorcón y dos en el hospital Universitario Quirón.

Todos tienen neumonía.

El cuadro clínico predominante es una neumonía cuya evolución es variable en función de los factores de riesgo ya existentes en los pacientes. Además, el 27 de junio, y para evitar posibles nuevos contagios, se precintaron los elementos de riesgo identificados en el restaurante de Móstoles.

Se trata de un sistema de refrigeración evaporativa y dos fuentes, y se han tomado las muestras oportunas que han sido remitidas al Laboratorio de Salud Pública. También se está inspeccionando toda la zona de los alrededores del restaurante.

Por ahora se han realizado 19 inspecciones en la zona del polígono donde se encuentra el restaurante y se han tomado 14 muestras que han sido remitidas al Laboratorio de Salud Pública. En la actualidad, la Consejería de Sanidad espera más resultados analíticos de los cultivos tomados durante las inspecciones. En los trabajos están participando una veintena de profesionales.

Sanidad proseguirá realizando las investigaciones e inspecciones oportunas, aunque advierte que probablemente se detectarán más casos en el transcurso de la investigación.

El protocolo de control y vigilancia de la legionelosis incluye la elaboración de la encuesta epidemiológica, para conocer la posible relación entre los pacientes afectados (como su lugar de residencia, o zonas frecuentadas) así como la inspección de las instalaciones de riesgo para verificar sus condiciones higiénico-sanitarias, fundamentalmente torres de refrigeración o sistemas de refrigeración evaporativa, que pueden producir legionelosis en las zonas identificadas en el estudio.

Fuente: www.larazon.es

5

Aplicación de las buenas prácticas en la manipulación de alimentos

Objetivos

1. Reconocer y analizar la normativa general de manipulación de alimentos.
2. Identificar y caracterizar la formación de los manipuladores de alimentos.
3. Conocer y describir las pautas que se han de seguir para la higiene personal en la manipulación de alimentos.
4. Clasificar los métodos de conservación de alimentos.
5. Reconocer las formas de almacenamiento existentes.
6. Identificar todas las partes que componen el etiquetado de cualquier alimento como de sustancias que causan alergias e intolerancias y de organismos modificados genéticamente.
7. Definir y diferenciar los conceptos de caducidad, consumo preferente y caducidad secundaria.

Mapa conceptual del capítulo

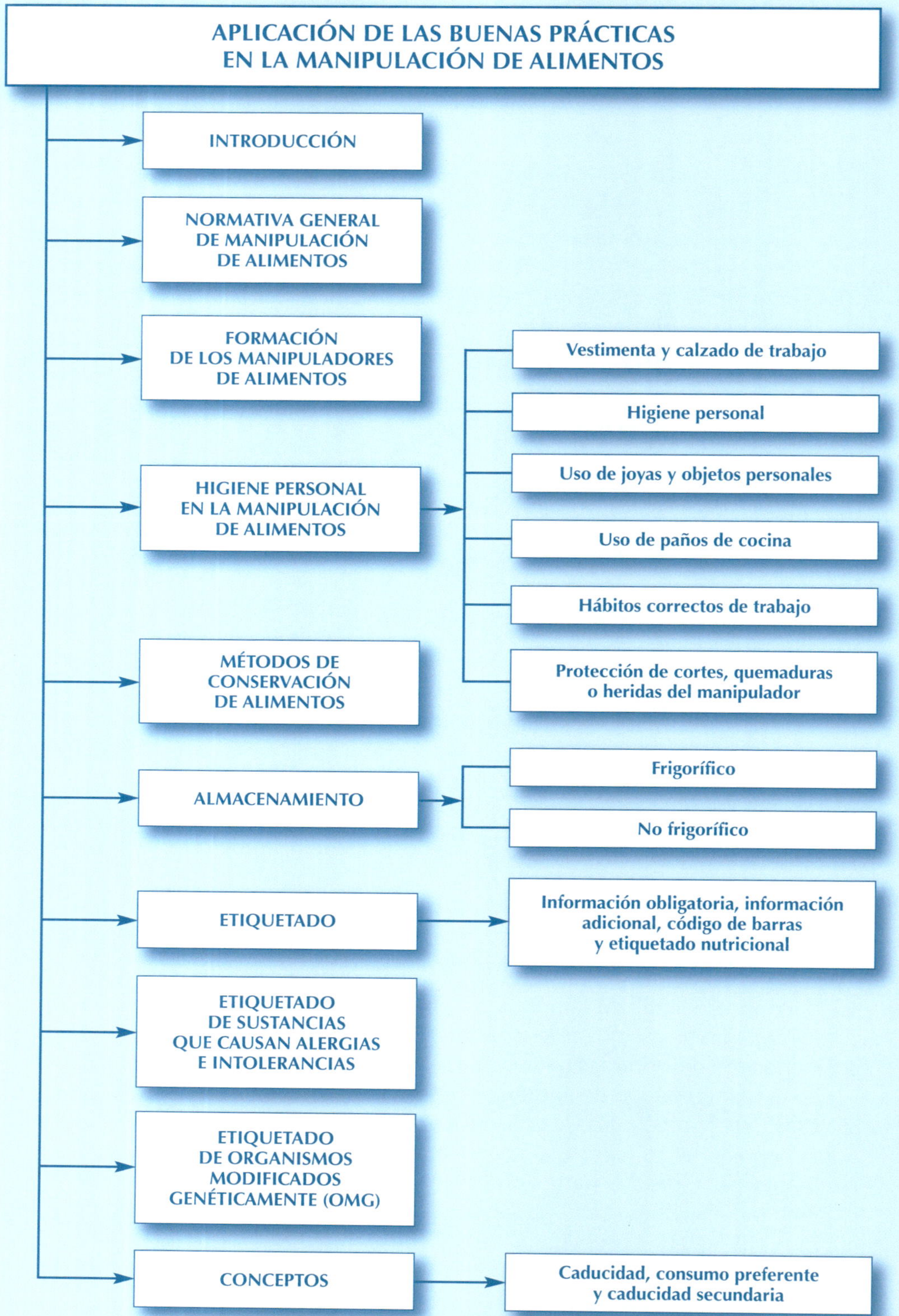

Glosario

Abatidor. Equipo de frío utilizado en el sector de la restauración para enfriar rápidamente elaboraciones de cocina y pastelería.

AECOC. Siglas de la Asociación Española de Codificación Comercial.

Características o cualidades organolépticas. Propiedades de las sustancias orgánicas e inorgánicas de los alimentos que pueden apreciarse por los sentidos (gusto o sabor, olor, color o aspecto y textura)

Enranciamiento de un alimento. Alteración de un alimento, por el paso del tiempo, pérdida de las cualidades gustativas.

Enzimática. Perteneciente a las enzimas (proteína que favorece o acelera el desarrollo de un proceso específicamente de cada una de las reacciones bioquímicas del metabolismo).

Microbiana. Perteneciente a los seres organizados sólo visibles al microscopio como las bacterias, los virus, las levaduras, etc.

Pico. Pañuelo triangular que usan los cocineros para atárselo alrededor del cuello y que se introduce en el cuello de la chaquetilla, cuya función es evitar que caiga el sudor del manipulador a los alimentos.

UHT. Sigla de *Ultra High Temperature*.

5.1. Introducción

Es indispensable en las empresas alimentarias disponer de personal cualificado y bien formado, para ello el empresario se encargará de que este personal se implique y actúe de forma responsable cumpliendo la legislación vigente.

Por otra parte, se debe intentar que los alimentos no dispongan de bacterias, para ello existen métodos de conservación que ayudan a minimizar estos riesgos y a evitar que el consumidor contraiga una enfermedad o intoxicación alimentaria. Y por último, es necesario conocer toda la normativa referente al etiquetado de alimentos para prevenir y detectar cualquier problema de caducidad, mal estado, alergias a ingredientes, etc.

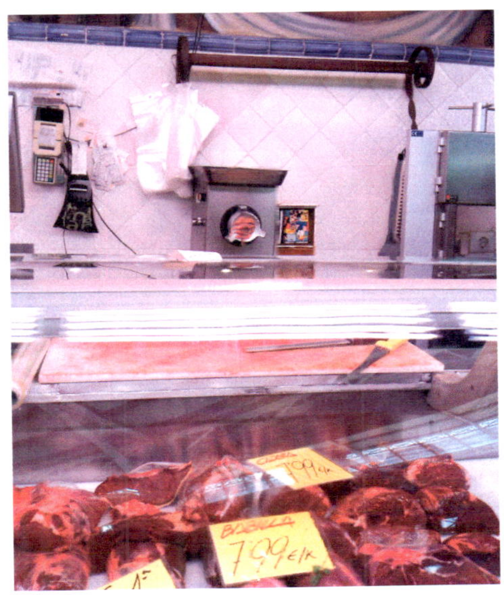

Figura 5.1
Los métodos de conservación son fundamentales para minimizar riesgos ante las intoxicaciones alimentarias

5.2. Normativa general de manipulación de alimentos

Con referencia a la formación de manipuladores de alimentos existía el famoso carné de manipulador, muy demandado a la hora de trabajar en cualquier empresa del sector de hostelería.

En la actualidad, este carné ha desaparecido, ya que con el Real Decreto 109/2010 (que es una adaptación de la Directiva de Servicios, también llamada *Bolkestein*) ha sido derogada la anterior legislación.

La anterior legislación era el Real Decreto 202/2000, de 11 de febrero, por el que se establecen las normas relativas a los manipuladores de alimentos que estuvieron vigentes hasta el 20 de febrero de 2010.

En el apartado siguiente veremos los cambios de esta legislación.

5.3. Formación de los manipuladores de alimentos

En el Real Decreto 109/2010 se suprimen dos elementos esenciales sobre la formación de los manipuladores de alimentos:

- La autorización administrativa previa por parte de las autoridades competentes (en general, las comunidades autónomas) de las entidades formadoras de manipuladores de alimentos.
- Los programas que impartían dichas entidades.

Por ello, "la supervisión y la instrucción o formación de los manipuladores de productos alimenticios en cuestiones de higiene alimentaria" es una obligación de las empresas alimentarias, que habrán de acreditar, en las visitas de control oficial, que los manipuladores de las empresas han sido debidamente formados en las labores encomendadas.

Con ello, se resume que ya no es una cuestión de acreditar, sino de concienciar a los empleados, ya que no se examina, sino que se forma y no se consigue un carné, se adquieren conocimientos que aplicarán en el día a día a través de unas buenas prácticas de manipulación.

Esta formación en el sector es fundamental para garantizar la seguridad de los alimentos que se consumen y es responsabilidad del titular de la empresa, sin que sea necesario el carné de manipulador.

Sobre las dudas que genera esta nueva normativa cabe comentar que los alumnos que cursen el módulo de Seguridad e higiene en la manipulación de alimentos y lo aprueben, podrán pedir en las secretarías de sus centros un certificado que suple al llamado "carné de manipulador" y, a la hora de incorporarse en cualquier empresa, entregando este certificado tendrían acreditada esta formación.

En las figuras 5.2 y 5.3 se puede ver la foto del anverso y el reverso, respectivamente, de un antiguo carné de manipulador de alimentos, como se puede ver la fecha que indica es posterior a la de la legislación, esto se debe a que algunas empresas privadas todavía forman a los empleados de empresas que no disponen de personal capacitado para impartir la formación para la manipulación de alimentos.

Estas empresas privadas forman a los empleados a cambio de un módico precio y siguen entregando el "famoso" carné de manipulador como comprobante de que han pagado y recibido la formación pertinente.

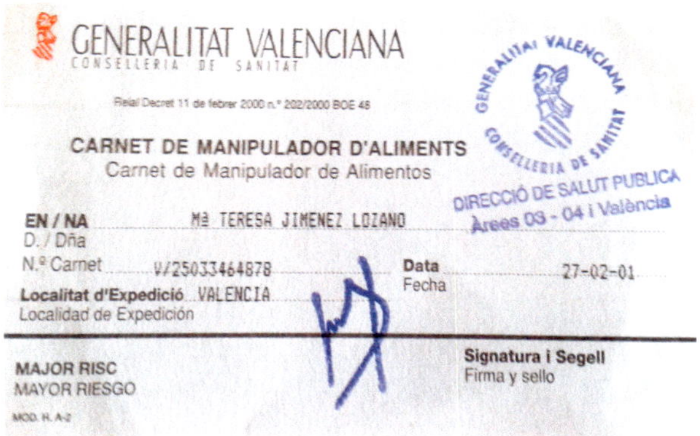

Figura 5.2
Anverso de un antiguo carné de manipulador de alimentos

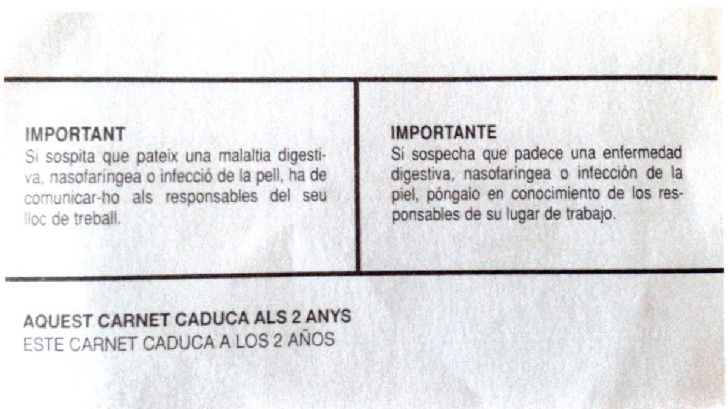

Figura 5.3
Reverso de un antiguo carné de manipulador de alimentos

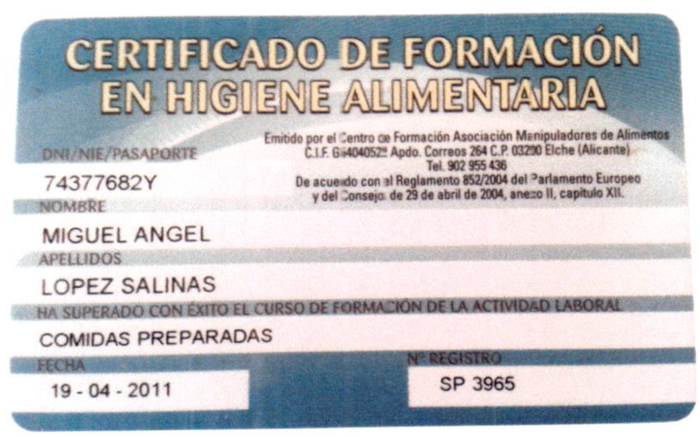

Figura 5.4
Anverso del nuevo certificado de manipulador de alimentos con forma de carné

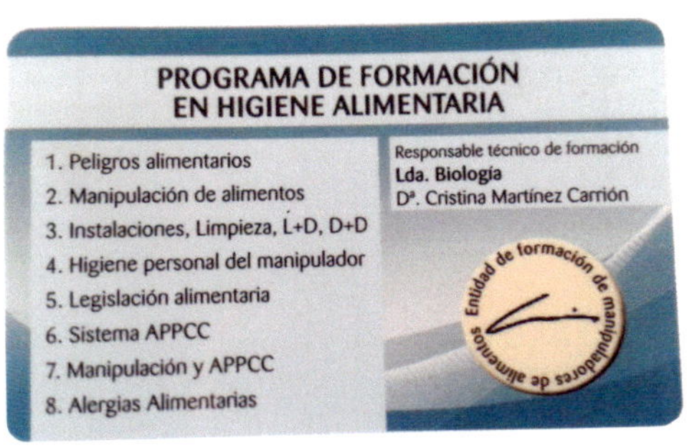

Figura 5.5
Reverso del nuevo certificado de manipulador de alimentos con forma de carné

5.4. Higiene personal asociada a la manipulación de alimentos

Antes de empezar a comentar la higiene personal asociada a la manipulación de alimentos es conveniente definir qué es un manipulador de alimentos.

Los manipuladores de alimentos son todas aquellas personas que, por su actividad laboral, tienen contacto directo con los alimentos durante su preparación, fabricación, transformación, elaboración, envasado, almacenamiento, transporte, distribución, venta, suministro y servicio. Por todo esto, es un agente activo en la cadena alimentaria y tiene un papel determinante en relación con la seguridad y salubridad de los alimentos.

En la higiene personal asociada a la manipulación de alimentos deben tenerse en cuenta los siguientes aspectos:

5.4.1. Vestimenta y calzado de trabajo

La vestimenta y el calzado de trabajo tienen que ser en exclusiva de nuestro establecimiento:

- Mantener los uniformes limpios (sin manchas y bien planchados) y que sean de uso exclusivo para trabajar.
- Tener una muda de recambio.
- Disponer de delantal y pico, en el caso de que su puesto lo requiera.
- Pelo recogido con gorro o redecilla en zonas de manipulación de alimentos.
- Calzado adecuado para el puesto de trabajo.

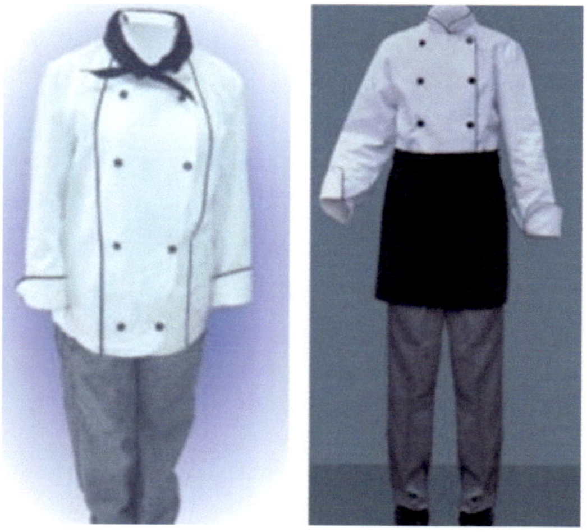

Figura 5.6
Vestimenta de trabajo

PARA SABER MÁS

> Recuerda que al gorro de cocinero se le puede llamar también: cubrecabezas, cubrepelo, redecilla, cofia, *Charlotte*, etc.

5.4.2. Higiene personal

La higiene personal es muy importante cuando se manipulan alimentos, ya que puede evitar posibles contaminaciones:

- Mantener un grado elevado de aseo personal (ducha diaria).
- Uñas limpias, cortas y sin pintar.
- Las mujeres no deben utilizar maquillaje, cosméticos faciales, pestañas postizas, etc.
- Los hombres deben estar bien afeitados y, en el caso de llevar barba o bigote, han de llevarlos bien arreglados.
- El pelo es una fuente de contaminación, hay que llevarlo limpio y lo más corto posible, en el caso de llevarlo largo habría que recogerlo con una coleta.
- Cumplir las normas de higiene en cuanto a actitudes, hábitos y comportamiento.
- Lavarse las manos con frecuencia, con agua caliente y jabón o desinfectante. Debe hacerse siempre después de usar el aseo, antes de iniciar el trabajo y tras manipular alimentos crudos o desperdicios.
- Comunicar cualquier alergia a elementos de trabajo como guantes, limpiadores, etc., así como a alimentos.

5.4.3. Uso de joyas y objetos personales

Está totalmente prohibido el uso de joyas u objetos personales que puedan entrar en contacto directo con los alimentos:

- No llevar joyas, ya que pueden engancharse en el equipo o caer en la comida e impiden el correcto lavado de las manos.
- No usar reloj.

5.4.4. Uso de paños de cocina

Sólo deben usarse los paños de cocina para coger utensilios o recipientes calientes, ya que:

- Los paños de cocina de tela, algodón, nylon, etc. son una fuente de contaminación.
- Sustituir los paños de cocina por papel de un solo uso es mucho más higiénico.
- Para sacar alimentos del horno (sin recipientes) podemos sustituir los paños de cocina por guantes o manoplas.
- No se deben usar para repasar cristalería, vajilla, secar las mesas, barras, etc. Para ello, se utilizará papel de un solo uso.

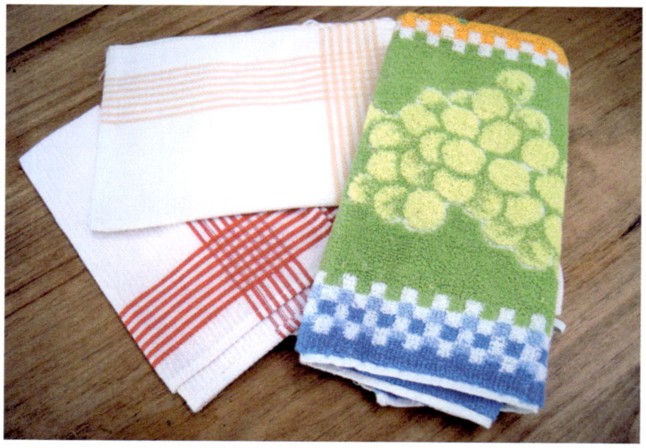

Figura 5.7
Los paños de cocina pueden provocar contaminación cruzada

5.4.5. Hábitos correctos de trabajo

Se deben cumplir una serie de hábitos correctos de trabajo para evitar la contaminación de los alimentos:

- No estornudar o toser sobre la comida, pues puede causar contaminación. Utilizar siempre pañuelos desechables para tapar la boca. Después lavarse las manos.
- No trabajar si se muestran síntomas de enfermedad (vómitos, diarreas, fiebre, etc.): mandar al trabajador enfermo a casa o a la mutua.
- No fumar, comer o mascar chicle en la zona de manipulación.
- Conocer y cumplir las instrucciones de trabajo establecidas por la empresa para garantizar la seguridad y la salubridad de los alimentos.

5.4.6. Protección de cortes, quemaduras o heridas del manipulador

Es recomendable que los trabajadores se protejan los cortes, las quemaduras o las heridas que puedan producirse en el desarrollo de su actividad:

- No trabajar con heridas abiertas o infecciones cutáneas.
- Cubrirse los cortes y las heridas con vendajes impermeables apropiados. Además es mejor cubrir la mano con un guante de látex.
- Asegurarse de que las heridas están bien tapadas durante todo el turno o asignar al trabajador una actividad que no tenga contacto directo con la comida de los clientes.
- Está totalmente prohibido el contacto de gasas, escayolas o vendajes de tela con los alimentos. Un trabajador con este tipo de vendajes no debe estar en contacto con la manipulación de alimentos.

PARA REFLEXIONAR

Cuando se realicen visitas externas a las zonas de fabricación, elaboración o manipulación de alimentos deberán llevar ropa protectora y cumplir las demás disposiciones de higiene personal que figuran en los apartados anteriores.

Actividad propuesta 5.1

Contesta a las siguientes preguntas sobre el manipulador de alimentos:

1. ¿Cómo debe llevar el pelo?
2. ¿Qué debe hacer si tiene una herida en un dedo?
3. ¿Cómo debe ser su ropa?
4. ¿Cómo debe llevar las uñas?

5.5. Métodos de conservación de alimentos

Los métodos de conservación de alimentos son técnicas que sirven para combatir los microorganismos que contaminan los alimentos y que los hacen inseguros.

CUADRO 5.1
Métodos de conservación de alimentos

Modifican las condiciones de temperatura de los alimentos	Por calor	Esterilización Pasterización
	Por frío	Refrigeración Congelación y ultracongelación
Modifican la cantidad de agua disponible en un alimento	Desecación, deshidratación y liofilización (también llamada criogenización) Salazonado Ahumado	
Modifican la atmósfera que rodea a los alimentos	Envasado al vacío Envasado con atmósferas protectoras modificadas	
Otros métodos de conservación	Radiaciones ionizantes Conservantes químicos (conservantes y antioxidantes) Encurtido Escabeche Adobos y marinados Luz ultravioleta	

A continuación se definen brevemente los métodos de conservación citados en el cuadro 5.1:

- *Esterilización:* también llamada uperización o UHT. Es un proceso donde se aplican temperaturas superiores a 100 °C (de 115 a 127 °C) durante varios minutos para eliminar las bacterias y las esporas.

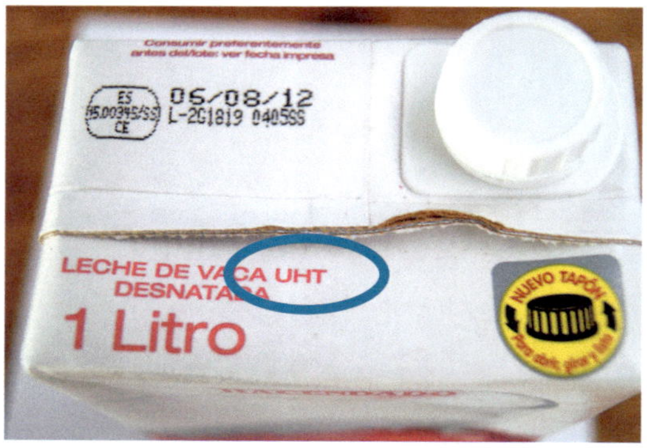

Figura 5.8
El proceso de uperización o UHT suele realizarse en la leche

- *Pasterización:* también llamada pasteurización. Es un procedimiento térmico de conservación realizado a temperaturas inferiores a 100 °C que destruye parte de los microorganismos, principalmente las formas vegetativas y los gérmenes patógenos que alteran los alimentos.

RECUERDA

Existen dos tipos de pasterización:

- LTH (*Low Temperature Holding)* o pasterización baja: se utilizan tiempos largos (30 minutos) y temperaturas bajas (62-68 °C).
- HTST (*High Temperature Short Time*) o pasterización alta: se utilizan temperaturas más altas (72-85 °C) y tiempos más cortos (15-20 segundos).

- *Refrigeración:* consiste en la conservación de los alimentos en frío positivo, es decir, a temperaturas superiores a las de la congelación del agua.
- *Congelación:* consiste en la conservación de los alimentos en frío negativo (< 0 °C), es decir, a temperaturas iguales o inferiores a las de la congelación del agua.
- *Ultracongelación:* consiste en la aplicación de una temperatura cercana a los –36 °C para su congelación.

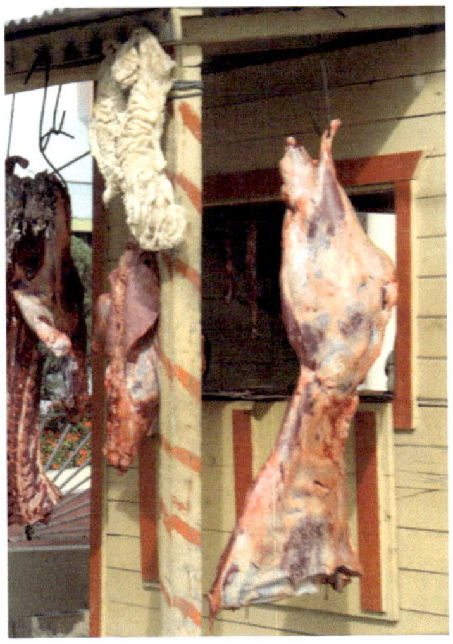

Figura 5.9
En algunos países (p. ej., República Dominicana) no utilizan siempre métodos de conservación de alimentos, sino que se exponen a temperatura ambiente

PARA SABER MÁS

La refrigeración, la congelación y la ultracongelación retrasan y detienen la multiplicación microbiana y las reacciones químicas y enzimáticas. La congelación disminuye la actividad del agua (A_w).

- *Desecación:* extraer la humedad retenida en los alimentos mediante las condiciones ambientales naturales.
- *Deshidratación:* es el mismo proceso que la desecación pero recurriendo a la acción del calor artificial para eliminar mayor proporción de humedad.
- *Liofilización:* consiste en extraer la humedad contenida en los alimentos congelando y sublimando dicha humedad, por lo que se consigue un medio libre de agua (sólo un 2% presente) y consecuentemente libre de microorganismos.
- *Salazonado o salazón:* consiste en la retirada del agua disponible en el alimento, ya que la mayoría de los microorganismos no pueden vivir en ausencia de humedad. En este sistema de conservación se disminuye la presencia de agua en el alimento agregando sal (cloruro sódico); por tanto, la actividad antimicrobiana de la sal se debe a que es capaz de modificar eficazmente la presencia de agua.
- *Ahumado:* consiste en someter a los alimentos a la acción de productos volátiles procedentes de la combustión incompleta de virutas o de serrín de maderas duras de primer uso sin tratar, pudiéndose mezclar en distintas proporciones con plantas aromáticas.

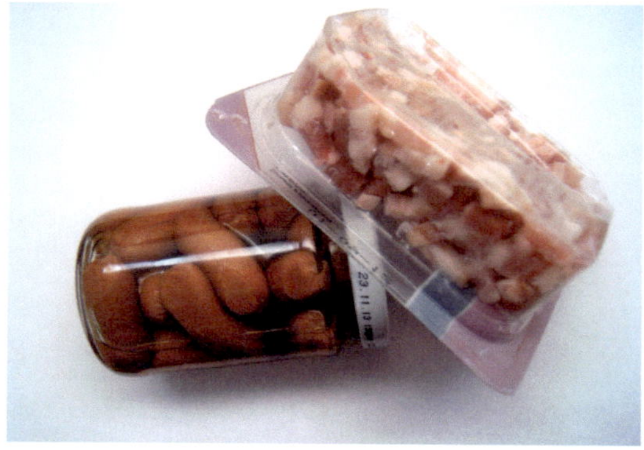

Figura 5.10
Ejemplos de ahumados

- *Envasado al vacío:* se basa en la extracción casi total (99%) del aire que rodea al producto que se va a envasar tras introducir los géneros dentro de bolsas u otros recipientes como barquetas. Se introduce la bolsa en la máquina de vacío y se extrae la mayor cantidad de aire posible (O_2) según la naturaleza del producto.
- *Envasado con atmósferas protectoras modificadas:* se define como la introducción de los alimentos en materiales plásticos impermeables a los gases en los que se ha modificado el medio gaseoso que los rodea. El oxígeno que se elimina de la bolsa se sustituye por una mezcla gaseosa compuesta por hidrógeno, nitrógeno, dióxido de carbono, etc., que prolonga la vida útil de los alimentos y evita la deformación de los géneros frágiles.
- *Radiaciones ionizantes:* poseen un alto contenido energético, un gran poder de penetración y una acción letal sobre todos los microorganismos.
- *Conservantes:* sustancias que se añaden a los productos alimenticios para protegerlos de alteraciones biológicas como son fermentación, enmohecimiento y putrefacción.
- *Antioxidantes:* sustancias que se añaden a los productos alimenticios para impedir o retardar las oxidaciones y enranciamientos naturales o aquellos provocados por la acción del aire, la luz, el calor, los metales pesados u otros.
- *Encurtido:* se basa en la adición de ácido acético o vinagre a un preparado líquido donde se colocan diversos productos vegetales.
- *Escabeche:* se basa en la creación de un medio ácido mediante la utilización del ácido acético o del vinagre y de los ácidos que contienen los condimentos que lo componen como el laurel, el ajo, la pimienta negra, etc.

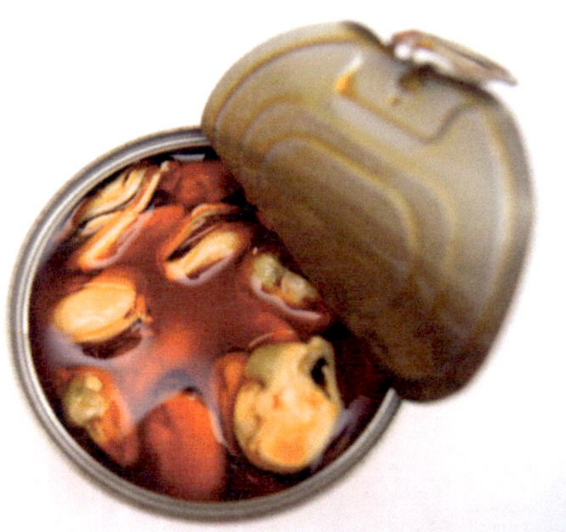

Figura 5.11
Los mejillones es habitual encontrarlos conservados en escabeche

- *Adobos y marinados:* basan su poder conservante en la disminución del pH del medio por el uso de ácidos como el ácido acético del vinagre o el ácido cítrico del zumo de limón, el alcohol de los vinos y otros alcoholes utilizados en la composición y los aceites esenciales que tienen los condimentos y que poseen actividad antibacteriana.
- *Luz ultravioleta:* se utilizan radiaciones de longitud de onda más corta que las de la luz visible que sólo excitan las moléculas. Las bacterias son los microorganismos menos resistentes a los efectos de la luz ultravioleta; tras ellas se sitúan las levaduras y los mohos. Las más resistentes resultan ser las esporas bacterianas y las de mohos y virus.

5.6. Almacenamiento

Cuando se habla de almacenamiento se ha de distinguir entre el almacenamiento frigorífico y el almacenamiento no frigorífico.

5.6.1. Almacenamiento frigorífico

El almacenamiento frigorífico consiste en mantener los alimentos dentro de cámaras frigoríficas, en las condiciones higiénicas adecuadas, para mantener el mayor tiempo posible sus características organolépticas.

La finalidad del almacenamiento frigorífico es que los alimentos sean aptos para el consumo impidiendo que crezcan microorganismos que pueden transmitir enfermedades a los clientes o usuarios.

Dentro del almacenamiento frigorífico podemos distinguir dos tipos de almacenaje en función de la temperatura a la que se sometan:

- *Alimentos congelados:* presentan su agua convertida en hielo por la acción de temperaturas por debajo del punto de congelación del agua (0 °C). Cuando la congelación se produce muy rápidamente aparece la ultracongelación (entre –1 y –5 °C), que es el paso del agua a cristales de hielo (cristalización) en el interior del alimento.

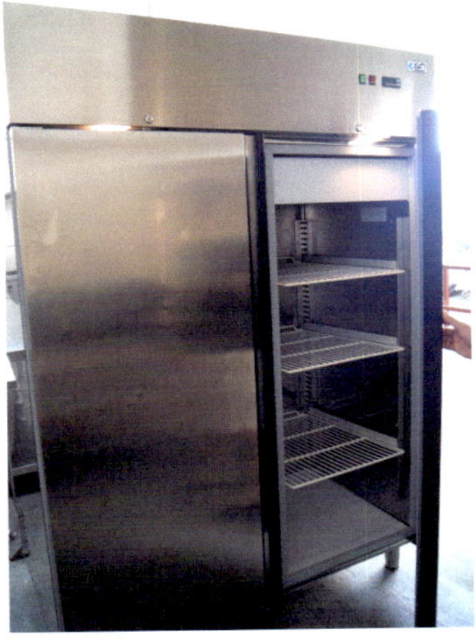

Figura 5.12
Cámara frigorífica

– *Alimentos refrigerados:* son alimentos sometidos a la acción del frío, de tal forma que la temperatura en todo el alimento nunca llega a la congelación, pero es lo suficientemente baja como para que se mantenga apto para el consumo durante el periodo de almacenamiento.

CUADRO 5.2
Temperatura de conservación con refrigeración de los alimentos

Alimento	Temperatura
Pescado fresco	Por debajo de 5 °C
Carne fresca	Por debajo de 7 °C
Carne de aves	Por debajo de 4 °C
Hígado de vacuno	Por debajo de 4 °C
Yogur	Por debajo de 8 °C
Leche pasteurizada	Por debajo de 6 °C

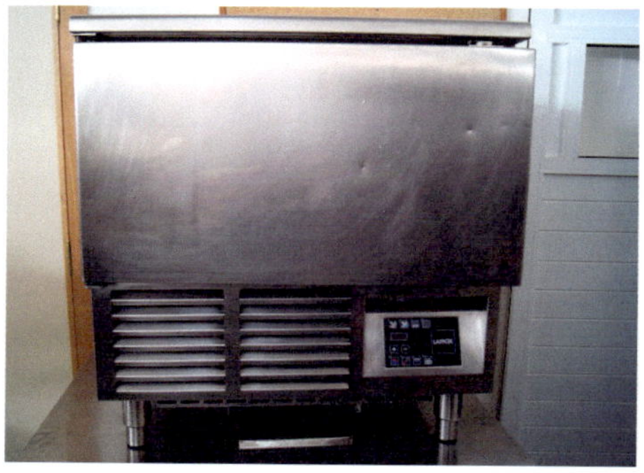

Figura 5.13. Abatidor

5.6.2. Almacenamiento no frigorífico

El almacenamiento no frigorífico consiste en guardar los alimentos que no necesitan la aplicación de temperaturas frías para su conservación en lugares aptos, de forma higiénica, hasta que se distribuyan o se utilicen.

5.7. Etiquetado

El etiquetado de alimentos es el principal medio de comunicación entre los productores de alimentos y los consumidores finales, de hecho debe proporcionar toda la información necesaria para evitar confusiones en cuanto al uso y a la identidad de los mismos y evitar inducir a error sobre las características del producto alimenticio.

Asimismo, no debe atribuir al producto efectos o propiedades que no posea, ni sugerir que posee características que todos los productos similares poseen. Tampoco puede atribuir al producto propiedades preventivas terapéuticas o curativas de una enfermedad humana.

Según la legislación vigente "se considera etiquetado a todas las menciones, indicaciones, marcas de fábrica o comerciales, dibujos o signos relacionados con un producto alimenticio que figuren en cualquier envase, documento, rótulo, etiqueta, faja o collarín que acompañen o se refieran a un producto alimenticio".

La legislación vigente sobre etiquetado se desarrolla en el Real Decreto 1334/1999, de 31 de julio, sobre etiquetado, presentación y publicidad de los productos alimenticios. A partir de este RD se han desarrollado posteriores modificaciones europeas y estatales como se puede ver en el apartado 5.6.2.

Se establecen unas normas de etiquetado comunes a todos los productos alimenticios y otras especiales para algunos de ellos.

5.7.1. Información obligatoria del etiquetado

A continuación se detallan las indicaciones que con carácter obligatorio deben aparecer en el etiquetado de los alimentos:

- *El nombre o la denominación de venta del producto:* debe incluir información sobre el estado físico del alimento o sobre el tratamiento concreto (forma de presentación: polvo, congelado, ahumado, concentrado, etc.) que haya sufrido.
- *La lista de ingredientes:* deben indicarse todos los ingredientes en orden decreciente de peso (excepto las mezclas de frutos u hortalizas). También será obligatorio especificar el porcentaje en el que figuran los ingredientes descritos en el nombre del producto (por ejemplo, el del tomate en la "sopa de tomate") o en imágenes o palabras (por ejemplo, cuando se indica "con fresas"), o que sean consustanciales al producto (por ejemplo, el porcentaje de carne en el chile con carne).
- *La cantidad* de determinados *ingredientes* (indica la cantidad exacta).
- *El grado alcohólico* en las bebidas con una graduación superior a 1,2 %.
- *El contenido neto*, para productos envasados. Se indicará en volumen para los alimentos líquidos (litros, centilitros o mililitros) y en unidades de masa en el caso de los sólidos (kilogramos o gramos).
- *La fecha de caducidad o la fecha de duración mínima (consumo preferente).* Este aspecto se amplía en el apartado 5.7.
- Las *condiciones especiales de conservación y de utilización.*
- El *modo de empleo*, cuando su indicación sea necesaria para hacer un uso adecuado del producto alimenticio.
- *Identificación de la empresa:* el nombre, la razón social o la denominación del fabricante o el envasador o de un vendedor establecido dentro de la Unión Europea y, en todo caso, su domicilio.
- El *lote de fabricación*, que indica el conjunto de unidades de un producto fabricado y envasado en condiciones homogéneas, a efectos de su posible retirada por las autoridades, en caso de algún problema detectado en otro producto de la misma partida.

– El *lugar de origen o procedencia*, cuando el producto proceda de países terceros o incluso procediendo de un país comunitario, pues la no indicación pueda inducir a error al consumidor.

Actividad propuesta 5.2

Recorta la etiqueta completa de un alimento, pégala en un folio y marca todos los datos que incluye la misma (Ayúdate con la información de la figura 5.14).

En la figura 5.14 se muestra la localización de las diversas indicaciones que deben aparecer en cualquier producto empaquetado, en este caso, se trata de un envase de zumo de naranja.

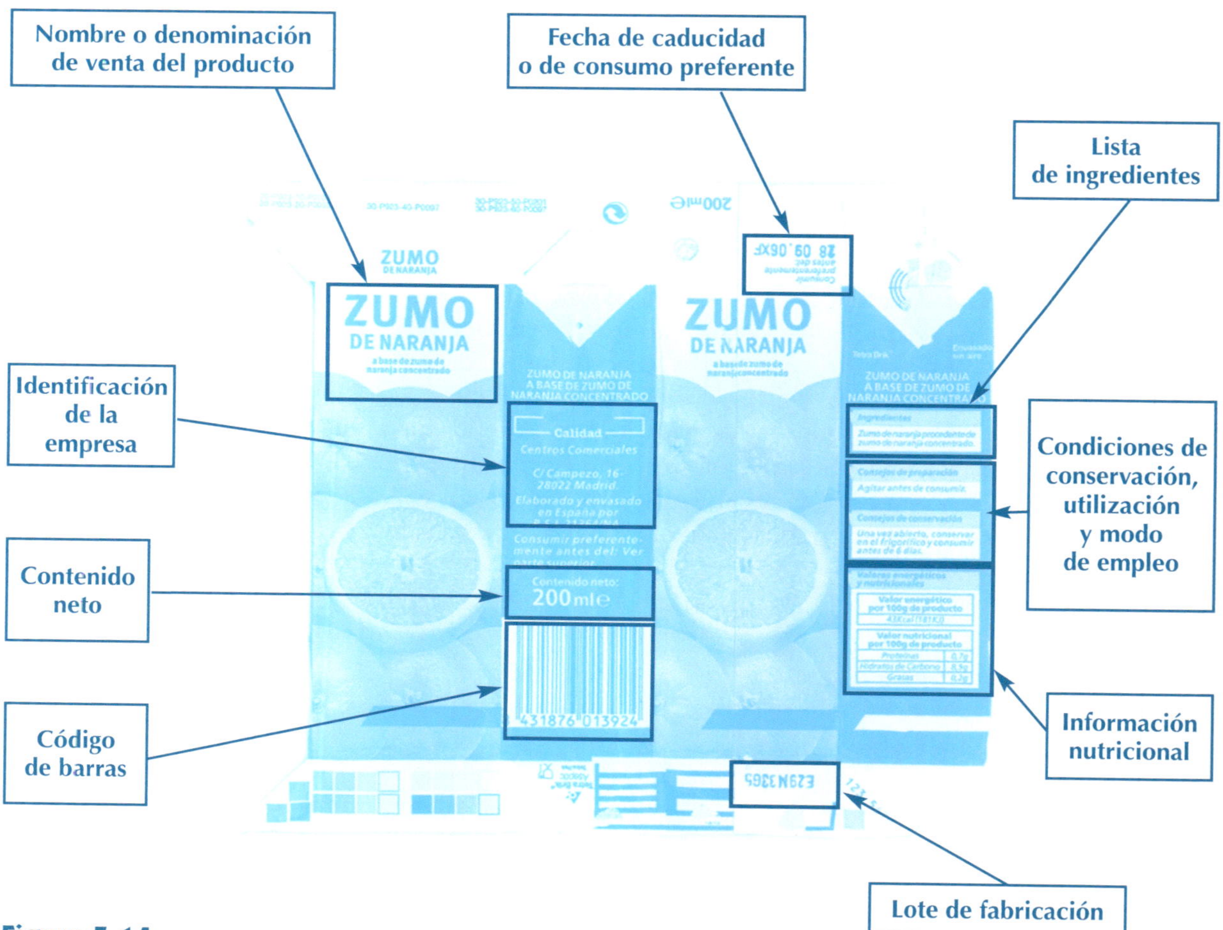

Figura 5.14
Información obligatoria de etiquetado de un producto empaquetado

Actividad propuesta 5.3

Las etiquetas proporcionan la siguiente información:

Siempre	– Nombre del producto – Fabricante, envasador o vendedor
La mayoría de las veces	– Ingredientes – Contenido neto en volumen o peso – Fecha de caducidad o de consumo preferente – Número de lote
A veces	– Condiciones de conservación – Modo de empleo – Propiedades nutritivas – Otras (etiquetado ecológico, calidad, etc.)

Fíjate bien en la etiqueta que se muestra a continuación:

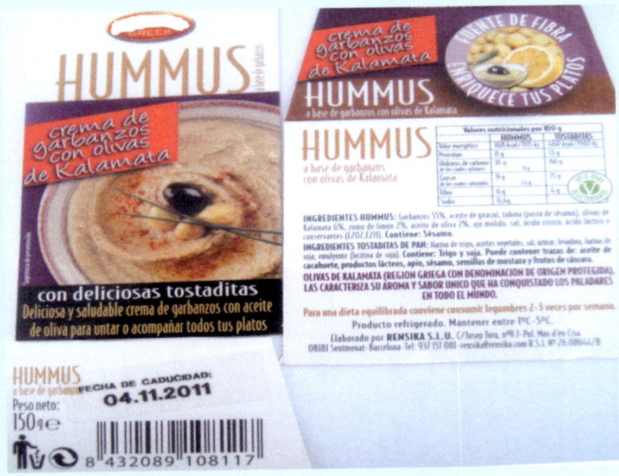
HUMMUS
crema de garbanzos con olivas de Kalamata
con deliciosas tostaditas
Deliciosa y saludable crema de garbanzos con aceite de oliva para untar o acompañar todos tus platos
FUENTE DE FIBRA
ENRIQUECE TUS PLATOS
HUMMUS
a base de garbanzos con olivas de Kalamata
OLIVAS DE KALAMATA (REGION GRIEGA CON DENOMINACION DE ORIGEN PROTEGIDA). LAS CARACTERIZA SU AROMA Y SABOR UNICO QUE HA CONQUISTADO LOS PALADARES EN TODO EL MUNDO.
Para una dieta equilibrada conviene consumir legumbres 2-3 veces por semana.
Producto refrigerado. Mantener entre 1ºC-5ºC.
HUMMUS
FECHA DE CADUCIDAD:
04.11.2011
Peso neto:
150 g ℮
8 432089 108117

Obtén la siguiente información sobre la etiqueta:

a) Alimento. Nombre y marca comercial.
b) Fecha de caducidad o de consumo preferente.
c) Formas de presentación y de conservación.
d) Procedencia, fabricante y número de lote.
e) Lista de ingredientes, diferenciando los naturales y los añadidos.
f) Aporte de nutrientes: energía, grasas, proteínas u otros, por cada 100 g, por cada ración habitual de consumo del producto.
g) Explica las ventajas de su forma de presentación o conservación. ¿A qué otros tipos de alimentos puede aplicarse?
h) Si tuvieses un problema con este alimento y lo comunicases a las autoridades, ¿cómo se sabría de qué partida de este producto estamos hablando?

5.7.2. Información adicional del etiquetado

En abril de 2011, el Parlamento Europeo aprobó un documento que buscaba igualar requisitos que existen a nivel nacional sobre etiquetado y proporcionar normas a nivel europeo. El texto final fue aprobado finalmente en junio. La entrada en vigor será a partir del 2014 pero las normas ya están aprobadas. Entre otras normas se encuentran:

- *El etiquetado nutricional pasa a ser obligatorio* y debe incluir: energía, grasas, ácidos grasos saturados, hidratos de carbono, proteínas, azúcares y sal.
- *Obligatoriedad del etiquetado del origen de los alimentos*, entre los que se encuentra la carne y los productos cárnicos.
- En el caso de la carne y los productos cárnicos que se comercializan congelados, *será obligatorio que se incluya en el etiquetado la fecha de congelación*, precedida por las palabras "congelado el...".

Este Reglamento entra en vigor a los 20 días de su publicación y será aplicable a partir del 13 de diciembre de 2014. En el caso del etiquetado sobre la información nutricional será exigible a partir del 13 de diciembre de 2016 y los requisitos específicos para el etiquetado de la carne picada serán exigibles a partir del 13 de diciembre de 2014.

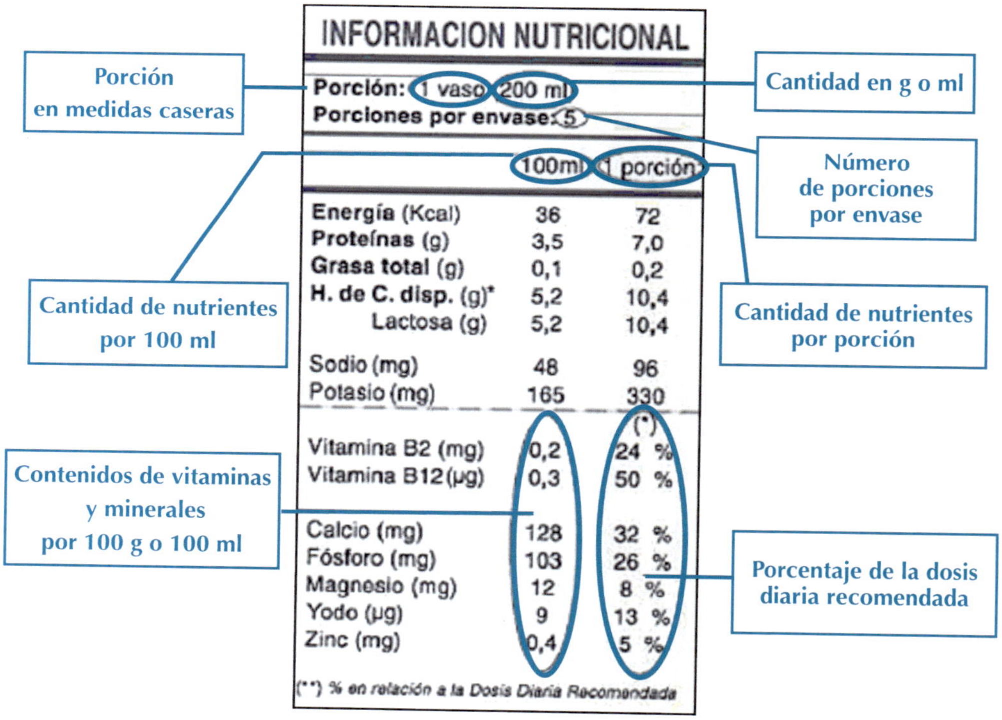

Figura 5.15
Cómo leer el etiquetado nutricional

5.7.3. Código de barras

En la etiqueta encontramos un elemento llamado código de barras, que no ofrece ninguna información útil al consumidor, ya que es un sistema de control que le facilita al fabricante y al consumidor la actividad comercial.

Indica qué cantidad de producto tienen en el almacén, distribución de lotes, lectura óptica para elaborar el ticket de compra, marcado de precio en el lineal, etc.

En España, la organización competente en normalización del sistema de código de barras es la AECOC.

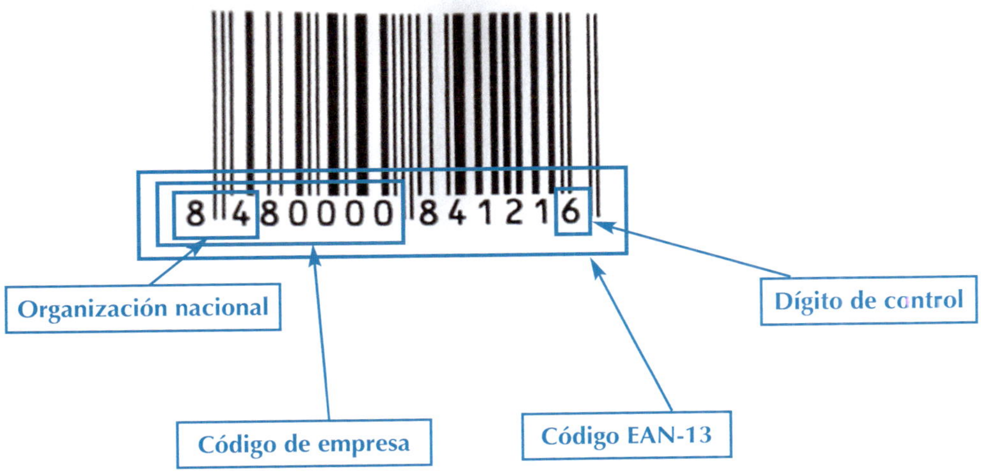

Figura 5.16
Ejemplo de código de barras

El código de barras está compuesto por los siguientes elementos:

- *Prefijo.* Todas las empresas que utilizan el sistema de código de barras asignado por la AECOC codifican con el 84.
- *Código de empresa.* Es el prefijo + número de entre 5 y 8 dígitos. Identifica al propietario de la marca. En el caso de marcas blancas identifica al distribuidor.
- *Dígito de control.* Evita el error en la lectura automática del código de barras.
- *Código de producto.* Está integrado por: prefijo + código de empresa + serie de dígitos que identifican el producto dentro de la empresa + dígito de control.

El código de barras más utilizado es el EAN-13.

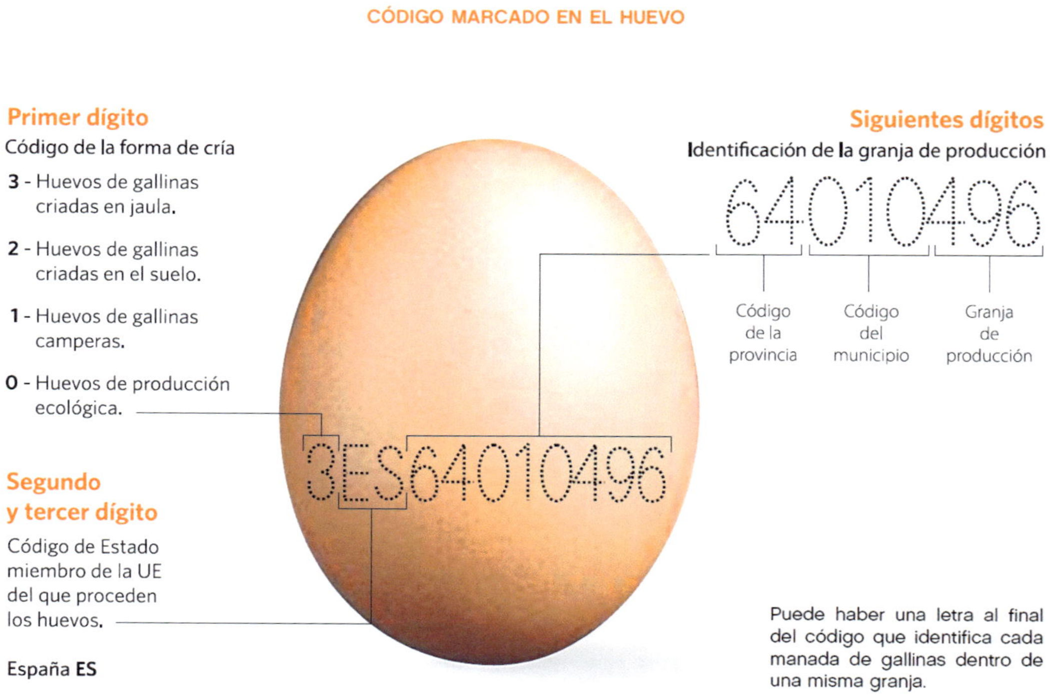
CÓDIGO MARCADO EN EL HUEVO
Primer dígito
Código de la forma de cría
3 - Huevos de gallinas criadas en jaula.
2 - Huevos de gallinas criadas en el suelo.
1 - Huevos de gallinas camperas.
0 - Huevos de producción ecológica.
Segundo y tercer dígito
Código de Estado miembro de la UE del que proceden los huevos.
España ES
3ES64010496
Siguientes dígitos
Identificación de la granja de producción
64010496
Código de la provincia
Código del municipio
Granja de producción
Puede haber una letra al final del código que identifica cada manada de gallinas dentro de una misma granja.

Figura 5.17
Ejemplo de cómo usar la información del etiquetado del huevo
Fuente: www.calidadagroambiental.org

Actividad propuesta 5.4

Busca información sobre el código de barras EAN-13 y explica qué significa.

5.7.4. Etiquetado nutricional

El etiquetado sobre propiedades nutritivas es "toda información que aparezca en la etiqueta en relación con el valor energético y su contenido en una serie de nutrientes: proteínas, hidratos de carbono, grasas, fibra alimentaria, vitaminas y sales minerales".

El Real Decreto 930/1992, de 17 de julio, regula en la actualidad los aspectos del etiquetado relativos a las propiedades nutritivas de los productos alimenticios.

Información Nutricional	Por 100g	Por porción
1 Valor Energético	365 kcal 1540 kJ	182,5 kcal 770 kJ
2 Proteínas	10g	5g
3 Hidratos de carbono	74g	37g
de las cuales		
- Azúcares	20g	10g
- Almidón	54g	27g
4 Grasas	3g	1,5g
de las cuales		
- Saturadas	1,2g	0,6g
- Monoinsaturadas	0,8g	0,4g
- Poliinsaturadas	1 g	0,5 g
- Colesterol	0,3 mg	0,15 mg
5 Fibra	1g	0,5g
6 Vitaminas y minerales		
- Vitamina A	120µg (15%CDR)	60µg (7%CDR)
- Ácido fólico	20µg (10%CDR)	10µg (5%CDR)
- Calcio	96mg (12%CDR)	48mg (6%CDR)
- Hierro	7mg (50%CDR)	3,5mg (22%CDR)

Figura 5.18
Ejemplo de etiquetado nutricional

El etiquetado nutricional tiene carácter voluntario. Sólo es obligatorio cuando en las etiquetas la presentación o la publicidad del alimento se hace alguna mención relativa a que el producto posee propiedades nutritivas o de carácter saludable.

La información deberá expresarse por 100 g o por 100 ml. Podrá también facilitarse por porción, siempre y cuando se indique el número de porciones contenidas en el envase.

La información sobre vitaminas y sales minerales también deberá expresarse como porcentaje de las cantidades diarias recomendadas (CDR).

La información debe aparecer agrupada en un mismo lugar, estructurada en forma tabular y, si el espacio lo permite, con las cifras en columna. Si no hubiera suficiente espacio, se puede utilizar la forma lineal.

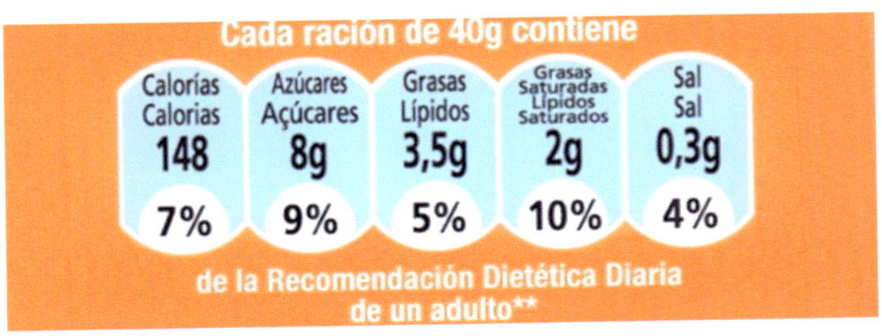
Cada ración de 40g contiene
Calorías
Calorias
148
7%
Azúcares
Açúcares
8g
9%
Grasas
Lípidos
3,5g
5%
Grasas Saturadas
Lípidos Saturados
2g
10%
Sal
Sal
0,3g
4%
de la Recomendación Dietética Diaria de un adulto**

Figura 5.19
Ejemplo de cantidades diarias recomendadas (CDR)

Actividad propuesta 5.5

Busca la información nutricional en una etiqueta de un alimento y observa si cumple las características que se indican. Se pueden tomar como ejemplo las que se detallan a continuación:

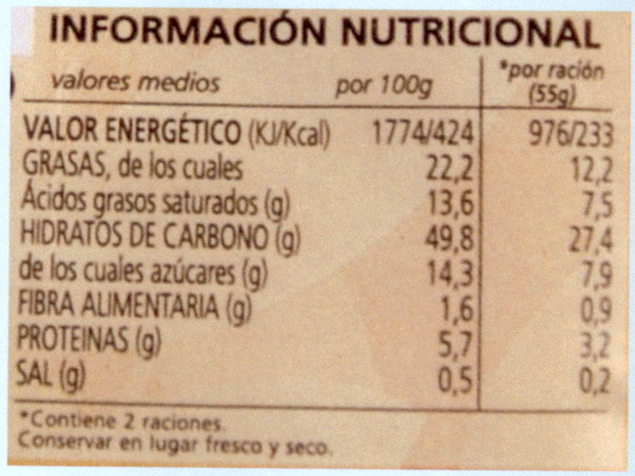

INFORMACIÓN NUTRICIONAL

valores medios	por 100g	*por ración (55g)
VALOR ENERGÉTICO (KJ/Kcal)	1774/424	976/233
GRASAS, de los cuales	22,2	12,2
Ácidos grasos saturados (g)	13,6	7,5
HIDRATOS DE CARBONO (g)	49,8	27,4
de los cuales azúcares (g)	14,3	7,9
FIBRA ALIMENTARIA (g)	1,6	0,9
PROTEINAS (g)	5,7	3,2
SAL (g)	0,5	0,2

*Contiene 2 raciones.
Conservar en lugar fresco y seco.

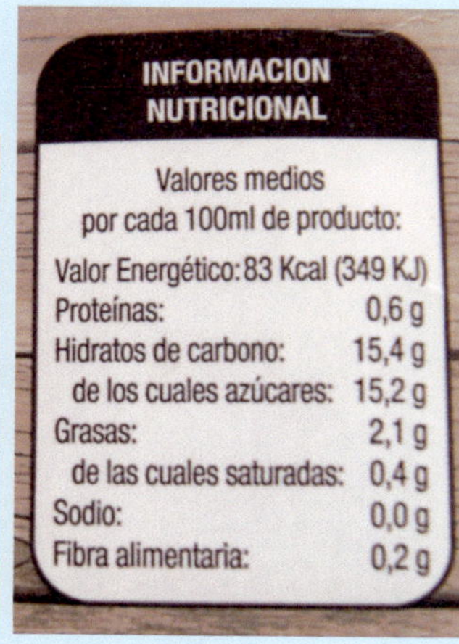

INFORMACION NUTRICIONAL

Valores medios por cada 100ml de producto:

Valor Energético:	83 Kcal (349 KJ)
Proteínas:	0,6 g
Hidratos de carbono:	15,4 g
de los cuales azúcares:	15,2 g
Grasas:	2,1 g
de las cuales saturadas:	0,4 g
Sodio:	0,0 g
Fibra alimentaria:	0,2 g

5.8. Etiquetado de sustancias que causan alergias e intolerancias

Aunque se pueden dar reacciones alérgicas a cualquier alimento o componente del mismo, la mayoría de alergias alimentarias están asociadas al consumo de un grupo reducido de alimentos. Los alérgenos alimenticios más comunes son la leche de vaca, los huevos, la soja, el trigo, los crustáceos, las frutas, los cacahuetes y los frutos secos (como las nueces).

Para ellos se han establecido normas de etiquetado que obligan a indicar su presencia cuando se incorporan de forma voluntaria a los alimentos como ingredientes.

Los fabricantes deben informar e indicar sobre la presencia en los alimentos de ingredientes que causan alergias e intolerancias, y evitar su contaminación accidental con alérgenos que estén presentes en otros productos.

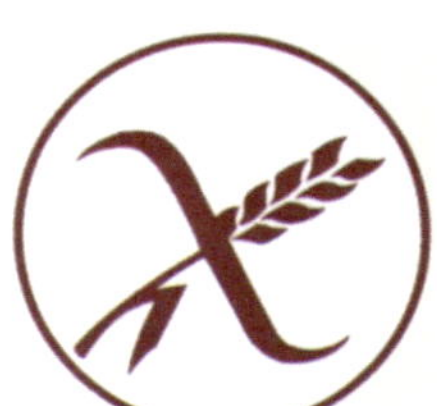

Figura 5.20
Ejemplo de indicación sin gluten

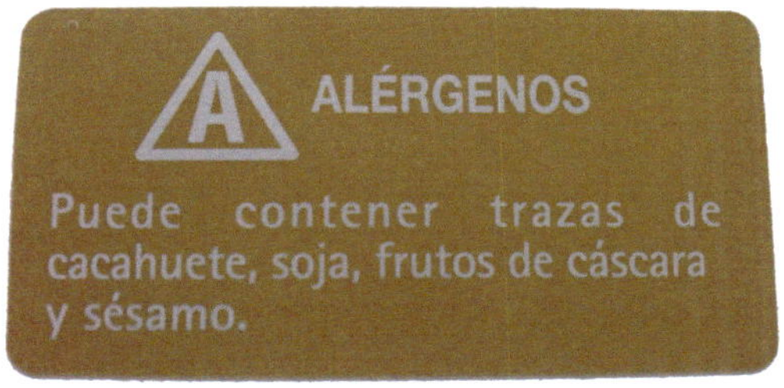
ALÉRGENOS
Puede contener trazas de cacahuete, soja, frutos de cáscara y sésamo.

Figura 5.21
Ejemplo de indicación para alérgenos

5.9. Etiquetado de organismos modificados genéticamente (OMG)

Se considera organismo modificado genéticamente (OMG) "el organismo, con excepción de los seres humanos, cuyo material genético haya sido modificado de una manera que no se produce naturalmente en el apareamiento ni en la recombinación natural".

La legislación europea que regula estos aspectos del etiquetado son el Reglamento 1830/2003, relativo a la trazabilidad y al etiquetado de organismos modificados genéticamente y a la trazabilidad de los alimentos y piensos producidos a partir de éstos, y la Directiva 2001/18/CE.

Es obligatorio indicar el contenido en organismos modificados genéticamente en el etiquetado de aquellos productos con una cantidad superior a 0,9%.

Todas las sustancias cuyo origen sea un OMG deben mencionarlo en la lista de ingredientes con las palabras:

– "Este producto contiene organismos modificados genéticamente".
– "Este producto contiene (nombre del o de los organismos) modificado genéticamente".

Actividad propuesta 5.6

Busca información en Internet sobre el uso de los organismos modificados genéticamente con aplicación en la alimentación humana. Debate en clase tu opinión con el resto de compañeros. Para ello, deben formarse dos grupos, uno a favor y otro en contra de este uso.

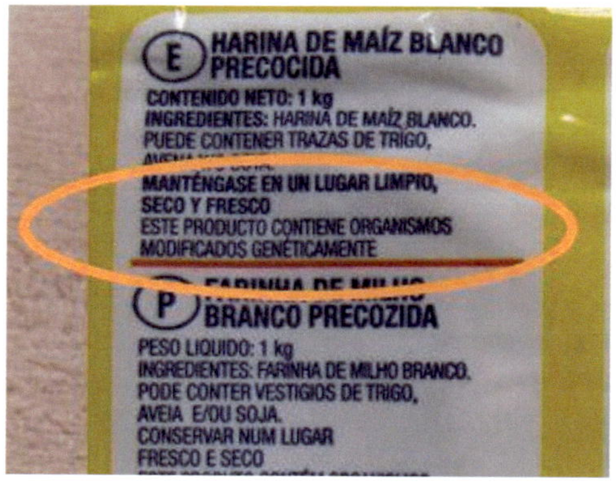
E
HARINA DE MAÍZ BLANCO
PRECOCIDA
CONTENIDO NETO: 1 kg
INGREDIENTES: HARINA DE MAÍZ BLANCO.
PUEDE CONTENER TRAZAS DE TRIGO,
MANTÉNGASE EN UN LUGAR LIMPIO,
SECO Y FRESCO
ESTE PRODUCTO CONTIENE ORGANISMOS
MODIFICADOS GENÉTICAMENTE
P
BRANCO PRECOZIDA
PESO LIQUIDO: 1 kg
INGREDIENTES: FARINHA DE MILHO BRANCO.
PODE CONTER VESTIGIOS DE TRIGO,
AVEIA E/OU SOJA.
CONSERVAR NUM LUGAR
FRESCO E SECO

Figura 5.22
Ejemplo de producto que contiene organismos modificados genéticamente

5.10. Conceptos de caducidad, consumo preferente y caducidad secundaria

Las fechas de caducidad y consumo preferente indican la vida útil alimentaria. Según la legislación vigente sobre la norma general de etiquetado, en todo producto alimenticio debe figurar la fecha de duración mínima o, en su caso, la fecha de caducidad. Esto significa que son excluyentes entre sí y que no pueden utilizarse ambas en un mismo producto.

5.10.1. Caducidad

La fecha de caducidad se utiliza en los productos alimenticios muy perecederos, es decir, que se deterioran rápidamente como: la carne, los huevos, los productos lácteos, la fruta fresca, etc. Todos los envases o embalajes de estos productos deben indicar la fecha de caducidad y las instrucciones de conservación.

La fecha de caducidad de estos productos se indica como día/mes/año (eventualmente). A partir de esta fecha, está prohibida su venta, debe retirarse del mercado y no se debe consumir el producto, ya que puede suponer un peligro inmediato para el consumidor (intoxicación).

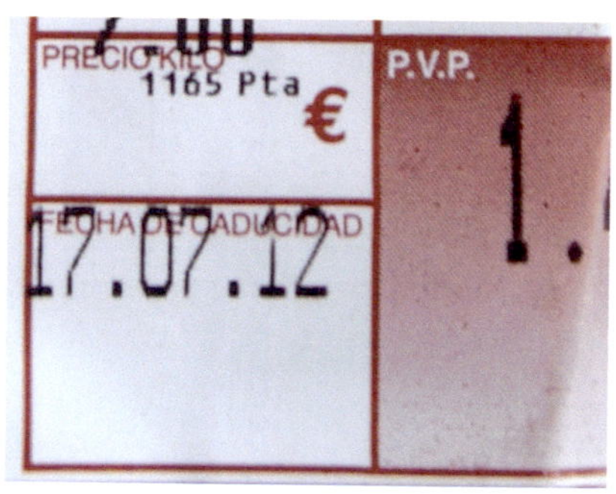

Figura 5.23
Ejemplo de indicación de fecha de caducidad

5.10.2. Consumo preferente

La fecha de duración mínima o consumo preferente es la fecha orientativa hasta la que se garantizan todas las características organolépticas y nutricionales del producto.

La fecha de consumo preferente, aunque no indica que el alimento envasado ya no pueda consumirse, es aquella en la que termina el periodo en el que el producto es comercializable porque ya no ofrece sus mejores cualidades. De igual manera, para que las propiedades específicas de un alimento se mantengan, éste tiene que haberse conservado en las condiciones adecuadas.

Esta fecha figura al lado de las condiciones de conservación y almacenamiento, bajo alguna de estas expresiones:

- "Consumir preferentemente antes del..." (día/mes/año)
- "Consumir preferentemente antes de finales de..." (mes/año)
- "Consumir preferentemente antes de..." (año)

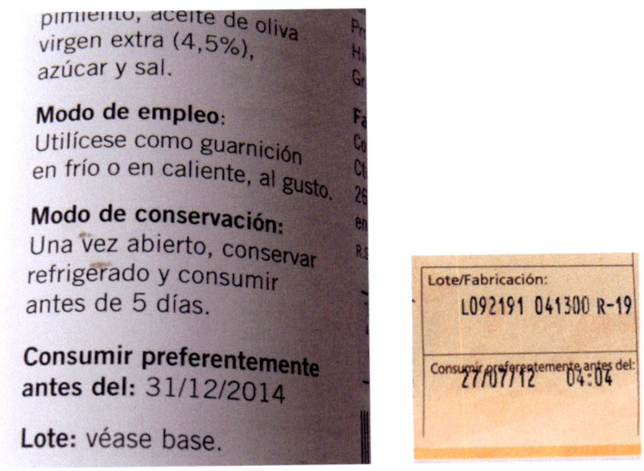

Figura 5.24
Ejemplos de indicación de consumo preferente antes del (día/mes/año)

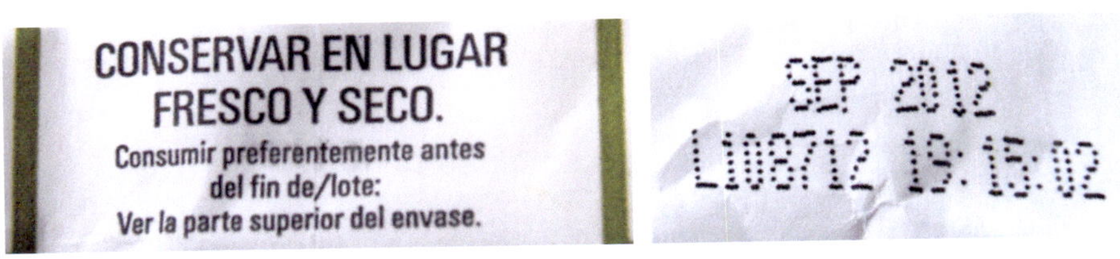

Figura 5.25
Ejemplos de indicación de consumo preferente antes de finales de (mes/año)

5.10.3. Caducidad secundaria

El concepto de caducidad secundaria se utiliza normalmente en el sector de la restauración y concretamente en el área de cocina o de producción culinaria.

La caducidad secundaria se define como el tiempo que se mantiene una preparación culinaria terminada en óptimas condiciones organolépticas e higiénicas, es decir, el tiempo que una elaboración ya "montada" en su soporte se conserva en buenas condiciones cualitativas para ser servida y consumida.

PARA SABER MÁS

Una modificación legislativa permite que los yogures que se elaboran en nuestro país muestren sólo la fecha de consumo preferente en sus envases, antes marcaba la fecha de caducidad.

El objetivo es reducir el despilfarro de alimentos en buen estado, ya que fecha de consumo preferente señala en qué momento el productor deja de garantizar que las cualidades organolépticas estén intactas, sin que ello suponga un riesgo para la salud.

Actividad propuesta 5.7

Explica la diferencia entre los conceptos de caducidad, consumo preferente y caducidad secundaria.

Resumen

Aplicar las buenas prácticas de manipulación de alimentos es indispensable para evitar la contaminación de los mismos.

Para realizar una buena manipulación es necesario seguir la normativa vigente y una serie de pautas como son:

- Vestimenta y calzado de trabajo adecuados.
- Higiene personal correcta.
- Uso de joyas y objetos personales.
- Uso de paños de cocina.
- Hábitos correctos de trabajo.
- Protección de cortes, heridas y quemaduras.

Asimismo, el personal de la empresa debe estar debidamente formado y cualificado en la manipulación de alimentos. La empresa es la encargada de impartir esta formación.

Por otra parte, se deben tener en cuenta también los métodos de conservación de alimentos, ya que estos métodos nos ayudarán a mantenerlos en mejores condiciones y sin perder sus propiedades.

Con el almacenamiento y el etiquetado se consigue mantener y valorar que el alimento está en buenas condiciones.

Y por último, cabe decir que se encuentra información sobre el consumo de los alimentos en la etiqueta. Es importante conocer qué tipo de caducidad tiene cada uno de ellos para saber si se pueden consumir o no pasada una determinada fecha.

ACTIVIDADES DE AUTOEVALUACIÓN

Señala la respuesta correcta. Sólo hay una respuesta correcta en cada actividad.

1. La supervisión y la formación de los manipuladores de alimentos es una obligación de la empresa alimentaria, que tiene que acreditar que los manipuladores han sido formados en esta materia.

   ☐ *a)* Verdadero.
   ☐ *b)* Falso.

2. Está totalmente permitido el uso de joyas u objetos personales que puedan entrar en contacto directo con los alimentos.

   ☐ *a)* Verdadero.
   ☐ *b)* Falso.

3. El etiquetado nutricional en diciembre de 2014 pasará a ser obligatorio y deberá incluir:

   ☐ *a)* Sólo energía, grasas, azúcares y sal.
   ☐ *b)* Ácidos grasos saturados, hidratos de carbono y proteínas.
   ☐ *c)* Las respuestas a y b son correctas.

4. La esterilización es también llamada:

   ☐ *a)* Pasterización.
   ☐ *b)* Uperización o UHT.
   ☐ *c)* Liofilización.

5. Conocer y cumplir las instrucciones de trabajo establecidas por la empresa para garantizar la seguridad y salubridad de los alimentos es uno de los hábitos correctos de trabajo que el manipulador debe cumplir:

   ☐ *a)* Verdadero.

   ☐ *b)* Falso.

SOLUCIONES:

1. **a** b
2. a **b**
3. a b **c**
4. a **b** c
5. **a** b

Investiga

Prohibir las aceiteras rellenables en los bares y restaurantes

Desde el 28 de febrero de 2014 queda prohibido utilizar en los restaurantes los famosos “convoys” o aceiteras rellenables, ya que los envases que contengan aceite de oliva deberán estar cerrados y no se podrán rellenar.

La norma indica que las aceiteras de los restaurantes, bares y otros locales tendrán que tener las siguientes características:

- Tendrán que estar cerradas.
- Si se abren ya no podrán volverse a cerrar y no podrán rellenarse.
- Tendrán que estar etiquetadas para informar a los consumidores de las características del aceite.

El objetivo de esta legislación es asegurar que el aceite de oliva que se sirve a los consumidores cumple con los requisitos de calidad y no facilita una manipulación inadecuada. Esto supone un beneficio para la comercialización del aceite de oliva.

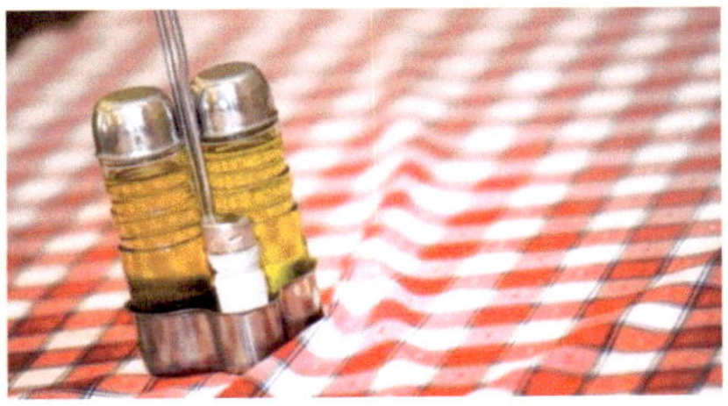

Investiga y responde a las siguientes preguntas:

- ¿Cuál es la norma que regula esta información?
- ¿Estás de acuerdo con esta norma?
- Indica los factores positivos y negativos que produce en los restaurantes.

Lee y debate en clase

Una etiqueta que detecta un alimento deteriorado

Una etiqueta con un código de colores es capaz de informar sobre el estado de frescura de un alimento envasado.

Desde hace un tiempo, las iniciativas por controlar de manera más eficaz la calidad y frescura de los alimentos son cada vez más firmes y constantes. Uno de los retos a los que deben hacer frente a lo largo de toda la cadena alimentaria es el deterioro de los alimentos perecederos. En este sentido, un grupo de expertos de la Universidad de Pekín ha desarrollado unas etiquetas con unos códigos de colores que informan, sin necesidad de abrir el envase, si el alimento se ha estropeado o mantiene intactas sus cualidades. Este artículo detalla cómo actúan estas etiquetas inteligentes y de qué manera indican la frescura con los distintos grados de color.

En la mayoría de los casos, la calidad de los productos perecederos depende de la temperatura que han recibido a lo largo de todo el proceso de producción. Un uso inadecuado de los grados centígrados puede acelerar el deterioro de los alimentos. Para poder detectarlo a tiempo, la etiqueta inteligente desarrollada por expertos chinos cambia de color en función de los procesos de deterioro. Etiquetas como esta, que en los últimos años están evolucionando de manera significativa, permitirán tener un mayor control sobre la calidad microbiológica y organoléptica de los alimentos. Esto lleva implícito un mejor aprovechamiento de los alimentos ya que, entre

Temas para debatir:

- ¿Qué opinas sobre estas nuevas etiquetas?
- ¿Crees que pueden ayudar a que no consumamos productos en mal estado?
- ¿Te parece fácil el sistema de colores que utilizan?

muchos otros beneficios, se puede controlar mejor el grado de frescura de los alimentos y, por tanto, desacelerar su deterioro.

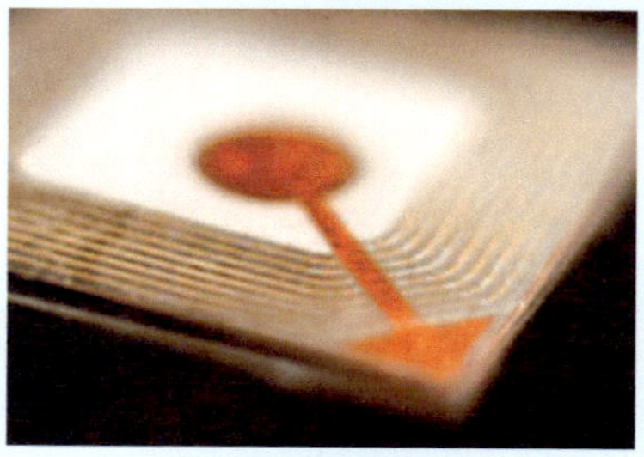

Grados de color y frescura

De consistencia gelatinosa, las etiquetas contienen lo que los expertos denominan "nanorods", objetos a escala nanométrica que varían de color (rojo, naranja, amarillo, verde, azul y violeta) en función del estado en el que se encuentre el alimento. Esta etiqueta de colores indica la calidad de un alimento de manera indirecta y no destructiva.

Del tamaño de un grano de maíz, la configuración de colores identifica el rojo anaranjado o rojizo con fresco. El tono puede ir cambiando a naranja, amarillo y verde, lo que indica que el alimento está ya deteriorado. Si la etiqueta indica que el producto debe mantenerse fresco durante 14 días pero el color es naranja, significa que el alimento no se conservará en buen estado durante el periodo, sino que este quizás se reducirá a la mitad.

El indicador colorimétrico permite conocer al instante el grado de deterioro del producto. La etiqueta también dejaría saber si el alimento se ha expuesto, en algún momento del proceso, a temperaturas más altas y, por tanto, podrían haberse deteriorado más pronto de lo que cabría esperar.

Presentada en la 247ª Reunión Nacional de la Sociedad Americana de Química (ACS), la técnica se ha patentado en China y los primeros resultados se han publicado en la revista *ACS Nano*. Los expertos han desarrollado y probado las etiquetas utilizando *E. Coli* en la leche como modelo de referencia y tras sincronizar varias temperaturas con los procesos de crecimiento de patógenos. Los reactivos que se han usado en la etiqueta no son tóxicos, y algunos de ellos son la vitamina C, ácido acético y ácido láctico. Los expertos confían en seguir desarrollando la etiqueta y crear un protocolo estandarizado para la industria alimentaria.

Fuente: Marta Chavarrías, 2 de abril de 2014.
http://www.consumer.es/seguridad-alimentaria/ciencia-y-tecnologia/2014/04/02/219635.php
Imagen: Judit Klein

Parte III

Sistemas de autocontrol

6

Aplicación de sistemas de autocontrol

Objetivos

1. Identificar y saber qué es un sistema de autocontrol.
2. Describir los sistemas de autocontrol que existen.
3. Conocer los conceptos básicos: punto crítico de control, límite crítico, medidas de control y medidas correctivas.
4. Analizar y elaborar documentación de un sistema de APPCC y una GPCH.
5. Conocer el concepto de trazabilidad y reconocer los distintos tipos.
6. Describir las principales normas implantadas en el sector alimentario.

Mapa conceptual del capítulo

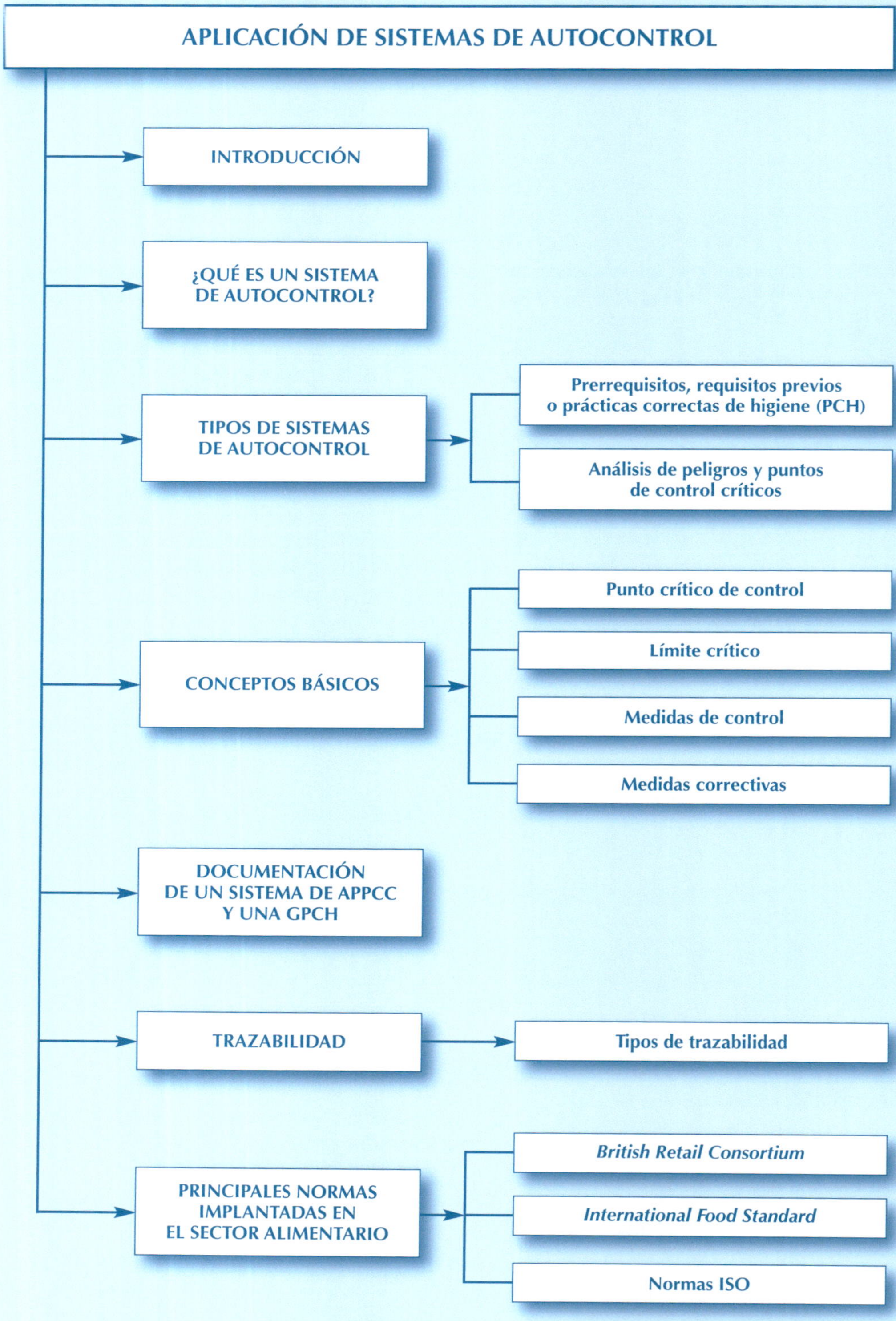

Glosario

Alimento transgénico. Alimento que ha sido modificado mediante la adición de genes externos para lograr nuevas propiedades.

Bolo ruminal. Es un código de identificación ovina y caprina. Se administra por vía oral y se posiciona en el retículo o segundo estómago de los rumiantes, donde permanece durante toda la vida. Para la implantación de los bolos, se utiliza un aplicador especialmente diseñado para cada especie (ver figura 6.4).

Crotal. Es un código de identificación animal (ver figura 6.3).

Enzima. Son proteínas complejas que producen un cambio químico específico en todas las partes del cuerpo (pueden ayudar a descomponer alimentos que consumimos para que el cuerpo los pueda usar).

Inocuidad. Que no hace daño.

Obsoleto. Anticuado, poco usado en la actualidad o inadecuado a las circunstancias actuales.

6.1. Introducción

Para garantizar la inocuidad de los alimentos se utilizan en las empresas alimentarias sistemas de autocontrol, así como normas de calidad. A lo largo de este capítulo y en los dos siguientes se desarrollarán todos los conceptos para conocerlo a fondo.

No obstante, cabe destacar que se ampliarán los conceptos de los siguientes sistemas de autocontrol:

- Prerrequisitos, requisitos o prácticas correctas de higiene (PCH).
- Análisis de peligros y puntos de control críticos.

Asimismo, se verá a lo largo del capítulo el concepto de trazabilidad llamado rastreabilidad o rastreo que ayuda a seguir la pista de un alimento y conocer toda su historia.

Y por último, se darán a conocer las principales normas implantadas en el sector alimentario como: la *British Retail Consortium*, la *International Food Standard* y las normas ISO.

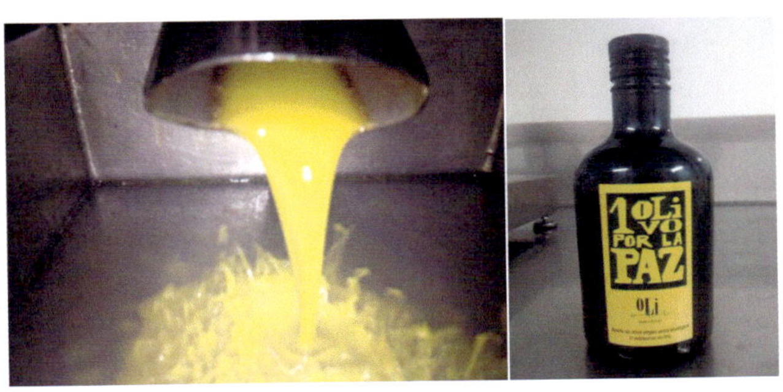

Figura 6.1
Aceite de oliva Virgen extra ecológico
Fuente: www.olioli.es

6.2. ¿Qué es un sistema de autocontrol?

Un sistema de autocontrol es actualmente una herramienta que utilizan las empresas alimentarias para asegurar la inocuidad y la salubridad de los alimentos.

Se puede definir como el procedimiento que permite reconocer, valorar y controlar los peligros que pueden afectar a la inocuidad de los alimentos que produce un establecimiento de alimentación.

6.3. Tipos de sistemas de autocontrol

Cada establecimiento debe disponer de su sistema de autocontrol específico, ya que las características de cada establecimiento son diferentes de uno a otro.

La aplicación del Análisis de Peligros y Puntos de Control Críticos (APPCC) es posible en todos los niveles de la cadena alimentaria, aunque es necesario que previamente estén desarrollados en la empresa de alimentación, lo que se conoce como prerrequisitos, requisitos previos o prácticas correctas de higiene.

Aparecen contemplados en los principios generales de higiene alimentaria del *Codex Alimentarius*, constituyen su pilar básico y son definidos como aquellas prácticas y condiciones necesitadas previamente y durante la implantación del sistema de APPCC que son esenciales para la seguridad alimentaria (FAO/WHO, 1998).

No se debería aplicar un sistema de APPCC si no se tienen formalizados e implantados estos prerrequisitos, ya que probablemente dará lugar a un sistema poco útil, de aplicación difícil, que desmotivará al personal y a la dirección de la empresa.

6.3.1. Prerrequisitos, requisitos previos o prácticas correctas de higiene

Cuando se habla de prerrequisitos, requisitos previos o prácticas correctas de higiene (PCH) se hace referencia a las actividades especificadas y documentadas de acuerdo con el *Codex Alimentarius,* las buenas prácticas de manipulación y la legislación, para establecer las condiciones básicas necesarias para la producción de alimentos seguros, es decir, las PCH describen aquellos procesos o etapas no recogidas anteriormente, pero que son inseparables a la actividad diaria de cualquier establecimiento. Por ello, se establece una serie de pautas conocidas como PCH que sirven para cada caso concreto y aseguran la higiene de los alimentos.

Las PCH son imprescindibles para la implantación efectiva de un sistema de APPCC y, ambos, constituyen el sistema de autocontrol de una empresa alimentaria.

Cuando el planteamiento de estas PCH ha sido realizado dentro de un determinado sector empresarial alimentario para orientar la aplicación por su colectivo, se considera una Guía de Prácticas Correctas de Higiene (GPCH), que se estudiarán en el capítulo 7.

6.3.2. Análisis de peligros y puntos de control críticos

El sistema de análisis de peligros y puntos de control críticos (APPCC) permite identificar, evaluar y controlar peligros significativos para la inocuidad de los alimentos, como se verá en el capítulo 8.

6.4. Conceptos básicos

Para entender bien los sistemas de autocontrol es necesario conocer los siguientes conceptos.

6.4.1. Punto crítico de control

El punto crítico de control (PCC) es la fase en la que puede aplicarse un control y que es esencial para prevenir o eliminar un peligro relacionado con la inocuidad de los alimentos o para reducirlo a un nivel aceptable.

6.4.2. Límite crítico

Un límite crítico es un criterio que diferencia la aceptabilidad o inaceptabilidad del proceso en una determinada fase.

6.4.3. Medidas de control

Las medidas de control son cualquier medida y actividad que puede realizarse para prevenir o eliminar un peligro para la inocuidad de los alimentos o para reducirlo a un nivel aceptable.

6.4.4. Medidas correctivas

Las medidas o acciones correctivas son acciones que hay que realizar cuando los resultados de la vigilancia en los PCC indican pérdida en el control del proceso.

Actividad propuesta 6.1

- Define con tus palabras el concepto de límite crítico.
- Explica qué son las medidas de control.

6.5. Documentación de un sistema de APPCC y de una GPCH

Un sistema de APPCC y una GPCH precisan de un conjunto de documentos que establezcan prácticas específicas, controles y registros con objeto de garantizar la seguridad de los productos alimenticios, desde un enfoque preventivo. Por tanto, es necesario en ambos casos:

- Documentación descriptiva de los productos y prácticas de higiene que tienen lugar.
- Medidas de control sobre la aplicación e idoneidad de las prácticas de higiene establecidas.
- Registros de aplicación.
- Sistema de archivo de documentos y registros.

CUADRO 6.1
Documentación de un sistema de APPCC y de una GPCH

Documentación descriptiva

Tiene que incluir información sobre:

- El plan de APPCC y las distintas prácticas de higiene de la GPCH.
- Procedimientos, instrucciones y especificaciones de la aplicación.

La documentación debe estar actualizada y abarcará todos los aspectos importantes para la inocuidad de los alimentos. Cuando surjan modificaciones en los productos o en los procesos se realizarán las adaptaciones precisas en el sistema de APPCC o la GPCH.

Registros

Reflejarán el control que se efectúa en los distintos procesos, actividades y prácticas establecidas. Estos registros son:

GPCH

Registros de determinadas actividades, incidencias y medidas correctoras adoptadas con la aplicación de los distintos planes de higiene.

APPCC

- Registros de determinadas actividades, incidencias y medidas correctoras adoptadas con la aplicación de los distintos planes de higiene.
- Registros de vigilancia de PCC, en los distintos formatos establecidos, incluyendo información como fecha, resultado del control y firma del responsable.
- Registros de acciones correctoras, incluyendo información sobre las acciones de control del PCC, evaluación del producto y su destino, fecha y firma del responsable.
- Registros de los resultados de verificación.

Sistema de archivo

Será fácil de gestionar y utilizar, independientemente del soporte de la información (papel, informático) y recursos materiales.

6.6. Trazabilidad

El término trazabilidad proviene del francés *traçabilité,* también traducido al español como rastreabilidad o rastreo.

La trazabilidad indica a cada eslabón de la cadena alimentaria el rastro o la pista de un alimento y da a conocer toda su historia, antes y después de ese eslabón: saber su procedencia, por qué manos ha pasado, etc.

Ofrece mucha información sobre el producto y la responsabilidad en el caso de que ocurra algo, ya que exige la aplicación de un sistema eficaz de identificación del producto desde su producción hasta su comercialización.

Se pueden encontrar muchas definiciones, entre ellas:

- Según el Reglamento (CE) n.º 178/2002 del Parlamento Europeo y del Consejo se define como: la posibilidad de encontrar y seguir el rastro, a través de todas las etapas de producción, transformación y distribución, de un alimento, un pienso, un animal destinado a la producción de alimentos o una sustancia destinados a ser incorporados en alimentos o piensos o con probabilidad de serlo.
- Según el *Codex Alimentarius*, la trazabilidad es la capacidad para seguir el movimiento de un alimento a través de etapa(s) especificada(s) de la producción, transformación y distribución.

En España la trazabilidad ya se ofrece y se garantiza a través de, por ejemplo, diversos sellos o etiquetas de calidad de carne de vacuno; siendo posible conocer: de qué ternero procede, en qué granja se crió y qué alimentación recibió; en qué matadero fue sacrificado, qué entidad es la responsable de su comercialización y el establecimiento en el que se vendió.

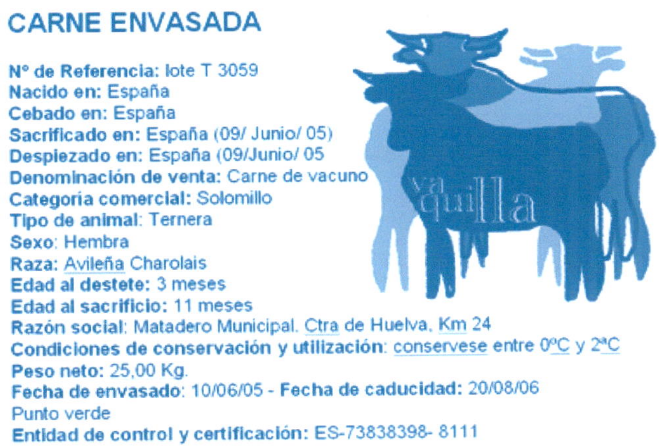
CARNE ENVASADA
Nº de Referencia: lote T 3059
Nacido en: España
Cebado en: España
Sacrificado en: España (09/ Junio/ 05)
Despiezado en: España (09/Junio/ 05
Denominación de venta: Carne de vacuno
Categoría comercial: Solomillo
Tipo de animal: Ternera
Sexo: Hembra
Raza: Avileña Charolais
Edad al destete: 3 meses
Edad al sacrificio: 11 meses
Razón social: Matadero Municipal. Ctra de Huelva. Km 24
Condiciones de conservación y utilización: conservese entre 0ºC y 2ºC
Peso neto: 25,00 Kg.
Fecha de envasado: 10/06/05 - Fecha de caducidad: 20/08/06
Punto verde
Entidad de control y certificación: ES-73838398- 8111
va
quilla

Figura 6.2
Trazabilidad de carne envasada

Además, la trazabilidad ofrece unas ventajas:

- *Para el consumidor.* Tener acceso a una completa información sobre el producto y saber quién es su responsable. Etiquetado "transparente".

– *Para los poderes públicos y las empresas* es un sistema eficaz de control y una fuente indiscutible de información sobre cada movimiento de los alimentos.

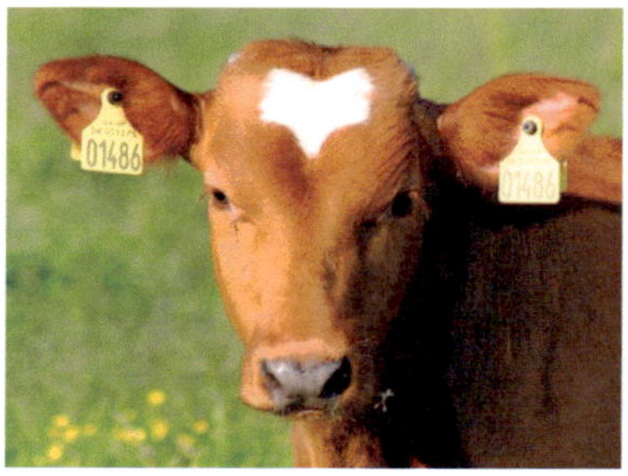

Figura 6.3
Vaca con crotales
(código de identificación)
Fuente: www.aragon.es

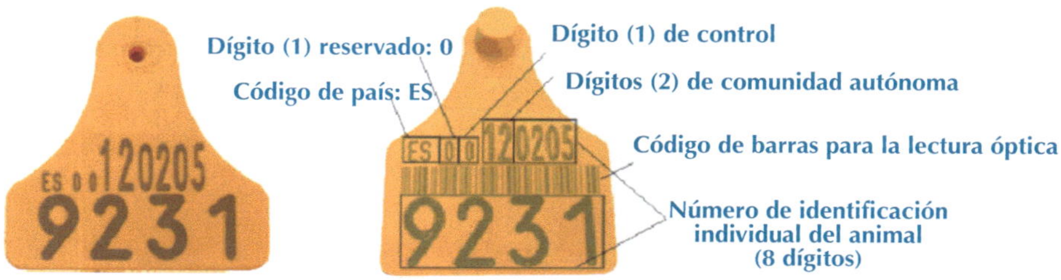
"Código de identificación individual"= ES + 12 dígitos
Dígito (1) reservado: 0
Código de país: ES
Dígito (1) de control
Dígitos (2) de comunidad autónoma
Código de barras para la lectura óptica
Número de identificación individual del animal (8 dígitos)
ES 0 0 120205
9231

Figura 6.4. Código de identificación de crotales
Fuente: www.aragon.es

Actividad propuesta 6.2

¿Qué es la trazabilidad? ¿Para qué se usa?

6.6.1. Tipos de trazabilidad

El sistema de trazabilidad que se implante en cada empresa debe ayudar a mantener la trazabilidad en toda la cadena alimentaria, desde el eslabón anterior hasta el eslabón posterior.

Según la actividad dentro de la cadena alimentaria, se puede distinguir entre:

– *Trazabilidad hacia atrás:* también llamada "trazabilidad de proveedores". Posibilidad de conocer qué productos entran en la empresa y quiénes son sus proveedores.

– *Trazabilidad interna:* también llamada "trazabilidad de proceso". Trazabilidad de los productos dentro de la empresa (independientemente de si se producen o no nuevos productos).
– *Trazabilidad hacia delante:* también llamada "trazabilidad de clientes". Posibilidad de conocer qué productos salen de la empresa y a quién se han vendido o facilitado (cliente inmediato al que se le entregan).

Cuadro 6.2
Tipos de trazabilidad

Trazabilidad hacia atrás
De quién se reciben los productos / Qué se ha recibido exactamente / Cuándo / Qué se hizo con los productos cuando se recibieron.
Trazabilidad de proceso (interna)
Cuando los productos se dividen cambian o mezclan / Qué es lo que se crea / A partir de qué se crea / Cómo se crea / Cuándo / Identificación del producto final.
Trazabilidad hacia delante
A quién se entrega / Qué se ha vendido exactamente / Cuándo.

A continuación se citan varios ejemplos de establecimientos o empresas y la trazabilidad que utilizan:

– *Establecimientos que sólo distribuyen alimentos al consumidor final:* necesitarán probablemente sólo un sistema de trazabilidad basado en la trazabilidad hacia atrás (por ejemplo, tiendas de ultramarinos).
– *Empresas que elaboran comidas preparadas y las distribuyen a otras empresas:* requerirán un sistema de trazabilidad basado en trazabilidad hacia atrás, interna y hacia delante (por ejemplo, empresas de *catering*).
– *Empresas que elaboran comidas preparadas y las distribuyen exclusivamente al consumidor final:* requerirán únicamente un sistema de trazabilidad basado en trazabilidad hacia atrás e interna (por ejemplo, bares y restaurantes).

Actividad propuesta 6.3

Enumera los tipos de trazabilidad que se pueden encontrar en la cadena alimentaria y pon un ejemplo de cada uno de ellos.

PARA REFLEXIONAR

La trazabilidad de los alimentos transgénicos es obligatoria según el Reglamento 1830/2003 sobre trazabilidad y etiquetado de organismos modificados genéticamente y trazabilidad de alimentos y piensos derivados de ellos.

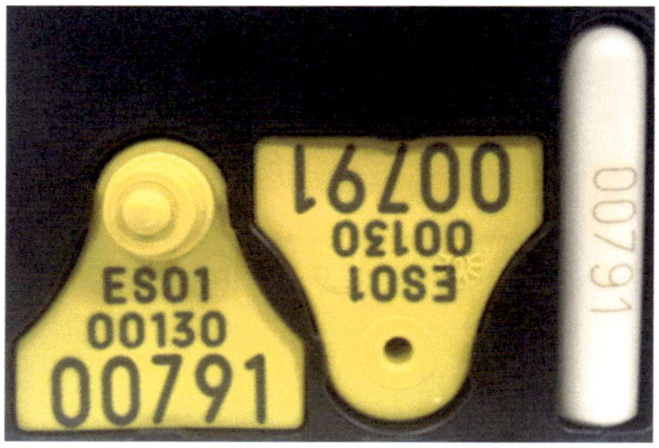

Figura 6.5
Crotales y bolo ruminal
Fuente: www.aragon.es

PARA SABER MÁS

Según el RD 947/2005, de 29 de julio de 2005, se acordó identificar a los animales de las especies ovina y caprina nacidos a partir del 9 de julio de 2005, y destinados a reposición, con un crotal y un bolo ruminal.

6.7. Principales normas implantadas en el sector alimentario

Cabe definir el concepto de calidad como la adecuación de los productos y servicios a las necesidades y expectativas de los clientes y demás agentes implicados en la organización. A continuación, se verán diversos instrumentos que se utilizan para asegurar la calidad en las empresas alimentarias.

En la actualidad existen diversas normas que ayudan al sector alimentario a evitar problemas de calidad y seguridad alimentaria. Algunas de estas normas son: ISO9001, la BRC o la IFS que tratan el tema de evaluación de proveedores.

Además de éstas, existen otras normas como:

- DINESERV: norma para medir la calidad percibida en los servicios de restauración.
- Las normas del ICRE (Instituto para la Calidad de la Restauración Española): organismo español, privado, independiente, sin ánimo de lucro y reconocido en todo el ámbito nacional. Es una entidad de certificación de sistemas de calidad especialmente creados para empresas turísticas.

6.7.1. *British Retail Consortium*

En 1998, el *British Retail Consortium* (*BRC*, consorcio de venta al por menor británico), respondiendo a las necesidades de la industria, desarrolló y lanzó la norma BRC para valorar a fabricantes de productos alimentarios.

La norma BRC se ha ido implantando a lo largo de toda Europa. Actualmente hay más de 12.000 proveedores certificados en todo el mundo (en España unos 600 proveedores).

Esta norma se desarrolló para ayudar a las compañías de distribución británicas con productos de marca propia para garantizar el cumplimiento de los requisitos legales de dichos productos y asegurar el más alto nivel de protección de sus clientes y consumidores.

El objetivo de esta norma es especificar los criterios de seguridad alimentaria y de calidad exigidos para implantar dentro de cualquier compañía que produce y suministra productos alimenticios con marca blanca a las compañías de distribución. Se evita hacer múltiples auditorías con cada uno de los clientes, lo que supone un ahorro importante de costes y recursos.

La norma ha sido revisada en tres ocasiones, siendo la quinta edición, publicada en enero del año 2008, la que se encuentra actualmente en vigor.

Las secciones de las que se compone la norma BRC son siete:

1. Compromiso de la dirección y mejora continua.
2. Sistema *HACCP* (*Hazard Analysis and Critical Control Points*).
3. Sistema de gestión de la calidad.
4. Requisitos de las instalaciones externas de la compañía.
5. Control de producto.
6. Control de proceso.
7. Personal.

Es muy importante el compromiso de la dirección, ya que serán necesarias una serie de inversiones para adaptar las instalaciones a los requisitos, implementar un sistema de calidad documentado (podría basarse en ISO 9000) y establecer un sistema de APPCC.

6.7.2. *International Food Standard*

La *International Food Standard* (*IFS*) es una norma creada en el 2003 por las grandes empresas de distribución alemanas y francesas, que establece unos requisitos para los sistemas de gestión de calidad en empresas del sector de la alimentación.

El objetivo es lograr la máxima seguridad en la fabricación y manipulación de alimentos.

Otros países como Austria, Bélgica, Holanda, Polonia e Italia están apostando claramente por este modelo. En España está subiendo la implantación de esta norma debido a la importante presencia de cadenas de distribución francesas.

Esta norma ha sido desarrollada por la unión Federal de la Asociación del Comercio alemán (BDH) y la Federación del Comercio y la Distribución francés (FDC), recientemente se ha agregado la *Federdistribuzione* italiana.

Las principales empresas de distribución que apoyan la norma IFS son:

- Alemania: Lidl, Spar, ALDI, AVA, Metro AG, REWE, EDEKA, Tengelmann, Globus y Markant.
- Francia: Carrefour, System U y Monoprix.

Los objetivos que persigue la norma IFS son:

- Aumentar la confianza de los consumidores.
- Mejorar la seguridad alimentaria.
- Considerar requisitos internacionales.
- Conciliar la seguridad alimentaria y el control de calidad.
- Permitir la evaluación de los proveedores en función de un estándar internacional.

Cuadro 6.3
Puntos principales de la norma IFS

- Responsabilidad de la Dirección.
- Sistema de Gestión de calidad.
- Gestión de recursos.
- Proceso de producción.
- Medida, análisis y mejora.

La norma BRC y la norma IFS presentan muchas similitudes. Coinciden en la mayoría de los puntos y el proceso de auditoría y certificación es muy similar. La elección/imposición de certificarse por una norma u otra vendrá dada en la mayoría de los casos por el cliente, aunque en muchos casos si un cliente pide una de las normas y nosotros estamos certificados por la otra el cliente no pondrá muchos impedimentos.

6.7.3. Normas ISO

La Organización Internacional para la Estandarización, ISO por sus siglas en inglés (*International Organization for Standardization*), es una federación mundial que agrupa a representantes de cada uno de los organismos nacionales de estandarización, y que tiene como objeto desarrollar estándares internacionales que faciliten el comercio internacional.

Existe una serie de normas ISO relacionadas con la calidad que constituyen lo que se denomina familia de normas (abarcan distintos aspectos relacionados con la calidad). Dentro de estas series se pueden encontrar:

- ISO 9001:2000: que trata sobre los requisitos de los sistemas de gestión de calidad.
- ISO 22000:2005: trata sobre la certificación de fabricantes de productos alimenticios.

Para saber más

A nivel nacional es AENOR (Asociación Española de Normalización y Certificación) la que certifica las normas ISO y a nivel europeo lo realiza el CEN (Comité Europeo de Normalización).

A) UNE-EN ISO 9001:2000 y 9001:2008

La UNE-EN ISO 9001:2000 (está obsoleta) es una norma que trata sobre los requisitos de los Sistemas de Gestión de Calidad; actualmente ha sido revisada y se ha establecido la norma ISO 9001:2008.

La norma ISO 9001:2008 especifica los requisitos para un Sistema de Gestión de la Calidad (SGC) que pueden utilizarse para su aplicación interna por las organizaciones, sin importar si el producto o servicio lo brinda una organización pública o una empresa privada, independientemente de su tamaño, para su certificación o con fines contractuales.

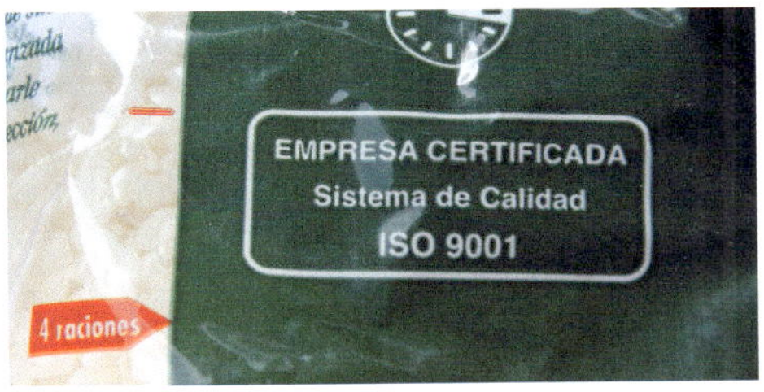

Figura 6.6 Paquete de arroz en el que se indica el sistema de calidad ISO 9001

B) UNE-EN ISO 22000:2005:

La UNE-EN ISO 22000:2005 es una norma enfocada a alimentos. Define y especifica los requerimientos para desarrollar e implantar un sistema de gestión de inocuidad de los alimentos, con el fin de lograr una armonización internacional que permita una mejora de la seguridad alimentaria durante el transcurso de toda la cadena de suministro. La primera edición fue publicada el 1 de septiembre de 2005.

Sus objetivos principales son:

- Asegurar la protección del consumidor y fortalecer su confianza.
- Reforzar la seguridad alimentaria.
- Fomentar la cooperación entre las industrias y los gobiernos.
- Mejorar el rendimiento de los costes a lo largo de la cadena de suministro alimentaria.

ISO 22000:2005 recoge los elementos claves que cubren por completo los requisitos de seguridad industrial, constituyendo la base de cualquier norma de seguridad alimentaria aprobada, estos requisitos que en ningún momento pretenden sustituir los requisitos legales y reglamentarios son:

- Requisitos para desarrollar un sistema de APPCC de acuerdo con los principios enunciados en el *Codex Alimentarius*.
- Requisitos para buenas prácticas de fabricación o programa de prerrequisitos.
- Requisitos para un sistema de gestión.

Figura 6.7
Icono normas ISO

Resumen

Los sistemas de autocontrol son una herramienta que utilizan las empresas alimentarias para asegurar la inocuidad y salubridad de los alimentos. Existen varios tipos de sistemas de autocontrol:

- Prerrequisitos, requisitos previos de higiene o prácticas correctas de higiene (PCH).
- Análisis de Peligros y Puntos de Control Críticos (APPCC).

Para conocer bien los sistemas de autocontrol es necesario conocer varios conceptos como: punto crítico de control, límite crítico, medidas correctoras y medidas preventivas, así como la documentación que necesita un sistema APPCC y una GPCH.

La trazabilidad es la posibilidad de encontrar y seguir el rastro de un alimento. Existen tres tipos de trazabilidad: hacia delante, hacia atrás e interna.

Por último, cabe indicar que existen normas de calidad implantadas en el sector alimentario para asegurar la inocuidad de los alimentos, y son:

- BRC.
- IFS.
- Normas ISO.

ACTIVIDADES DE AUTOEVALUACIÓN

Señala la respuesta correcta. Sólo hay una respuesta correcta en cada actividad.

1. Asegurar la protección del consumidor y fortalecer su confianza es uno de los objetivos de:
   - ☐ *a)* BRC.
   - ☐ *b)* Norma ISO 22000:2005.
   - ☐ *c)* IFS.
2. Empresas como Lidl, Spar, ALDI apoyan la norma:
   - ☐ *a)* BRC.
   - ☐ *b)* Norma ISO 22000:2005.
   - ☐ *c)* IFS.
3. La ventaja de tener acceso a una completa información sobre el producto y saber quién es su responsable, es decir, la información que refleja el etiquetado "transparente" que ofrece la trazabilidad es para:
   - ☐ *a)* El consumidor.
   - ☐ *b)* Los poderes públicos y las empresas.
   - ☐ *c)* Ambos.
4. Un criterio que diferencia la aceptabilidad o inaceptabilidad del proceso en una determinada fase es:
   - ☐ *a)* Punto crítico de control.
   - ☐ *b)* Límite crítico.
   - ☐ *c)* Medida de control.
5. Un sistema de archivo será:
   - ☐ *a)* Fácil de gestionar y utilizar.
   - ☐ *b)* En papel o en soporte informático y recursos materiales.
   - ☐ *c)* Las dos respuestas anteriores son válidas.

SOLUCIONES:

1. a **b** c
2. a b **c**
3. **a** b c
4. a **b** c
5. a b **c**

Investiga

Documento de identificación bovina (DIB)

Espacio para el escudo o logo de la CCAA

Fecha de expedición 11/02/2005

Firma o sello de la autoridad competente

DOCUMENTO DE IDENTIFICACION PARA BOVINOS

ejemplar 1 de acompañamiento del animal

ESPAÑA

NUMERO DE IDENTIFICACION

Recuadro reservado para anotar el identificativo de los toros de lidia

DATOS DEL ANIMAL

FECHA DE NACIMIENTO SEXO MACHO RAZA **NACIDO EN ESPAÑA**

Código de la Madre **EXPLOTACIÓN DE NACIMIENTO**

DATOS DE LA EXPLOTACION

Código

FECHA DE INCORPORACION A LA EXPLOTACION

TITULAR

DNI/CIF

DATOS DE LA MUERTE, SACRIFICIO O EXPORTACION A PAIS NO PERTENECIENTE A LA U.E.

ANIMAL

Muerto en explotación ☐ Sacrificado en Matadero ☐ **Exportado a otro país** X

Día ☐☐ Mes ☐☐ Año ☐☐☐☐

FIRMA O SELLO

DATOS SOBRE PRIMAS

SOLICITADA PRIMA ESPECIAL

PRIMER TRAMO DE EDAD ☐ **Fecha** ___/___/___

SEGUNDO TRAMO DE EDAD ☐ **Fecha** ___/___/___

espacio de libre disposición para la inclusión de otras informaciones por la autoridad competente

ES 01 12 0204 6706 01 12 1999 01 1113

MOVIMIENTOS DEL BOVINO

FECHA	EXPLOTACION DE ORIGEN	EXPLOTACION DE DESTINO

Esta imagen es el documento que se utiliza para la identificación bovina. Investiga otros documentos que se utilicen para la identificación de animales de uso alimentario. Imprime estos documentos y llévalos al aula.

Lee y debate en clase

Azul por fuera, amarillo por dentro

La gallina de los huevos azules. En el Hortet de la Marisol, en Albuixech, tienen una gallina que pone huevos azulados. No se trata de una especie de mutación –en este huerto ecológico está prohibido todo lo que huela a química–, sino que es el resultado de criar una raza de gallina suramericana, la Araucana o Mapuche, que ovula de esta manera tan particular.

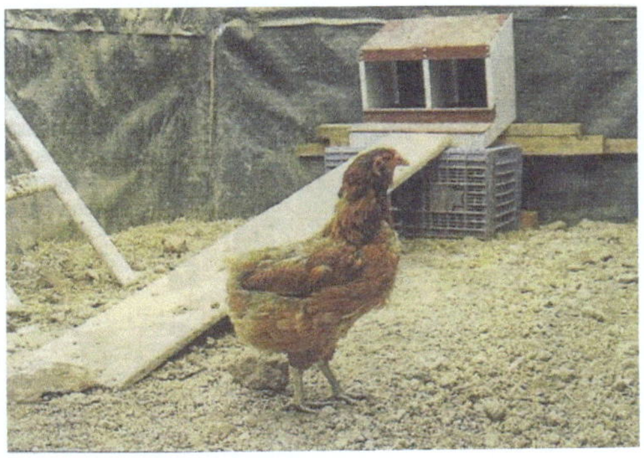

Seguramente a los niños araucanos les costará resolver esa adivinanza que dice "blanco por fuera, amarillo por dentro. ¿Qué es?".

Resulta que las gallinas criadas desde hace siglos por estos indígenas del sur de Chile y Argentina se caracterizan por poner huevos con la cáscara de un color entre azul y verde azulado. Según explican los criadores, esto se produce debido a una enzima que segrega el oviducto (el canal que va desde los ovarios al exterior del cuerpo) y que transforma la hemoglobina en biliverdina, pigmento que se incorpora al huevo al formarse la cáscara. Dicho color varía dependiendo de la puesta de la gallina, es decir, si pone todos los días el color será más pálido que si pone cada dos o tres días, cuando el color será más intenso.

Hace tiempo que las gallinas Araucanas (o Mapuches) cruzaron el Atlántico pese a su vuelo gallináceo y, sin ser muy comunes, sus huevos azules ya se venden en algunas tiendas "gourmet" sobre todo por lo curioso de su color pero también porque tienen más proteínas, menos colesterol y mejor sabor (o al menos eso aseguran sus defensores).

Pero a Vicente José Ruiz Romeu –propietario en su huerto de Albuixech de dos de los pocos ejemplares de esta raza de gallina que se crían en L´Horta–, no le interesa hacer negocio con los huevos azules. "Tengo aquí las gallinas porque me gusta criarlas y

Temas para debatir:

- ¿Qué es una enzima?
- ¿Para qué se utilizan estos huevos? ¿Se venden a los clientes? ¿Consumo propio de la familia y amigos?
- ¿Qué opinas sobre la noticia?
- ¿Comprarías huevos de color azul?

hacen bonito. Los huevos son para comérnoslos nosotros o para regalarlos a familiares y amigos".

Este joven de 34 años que combina su trabajo como agricultor con el alquiler de pequeñas parcelas de su huerto de ocio (Els Hortets de la Marisol, en honor a su vieja perrita que ya murió) para el autoconsumo de frutas y verduras ecológicas, compró las dos gallinas araucanas (una de las cuales aún no pone huevos) el pasado enero en la muestra dedicada en Borbotó a esta ave.

"En el huerto tenemos un gallinero con gallinas Marans (con huevos de característico color chocolate), Pita pinta asturiana o Brahma, esta última de origen asiático y gran tamaño. Las compramos por 35 euros, unos diez euros más caras que una gallina normal, como algo visual y porque sabíamos que nos iban a dar huevos azules".

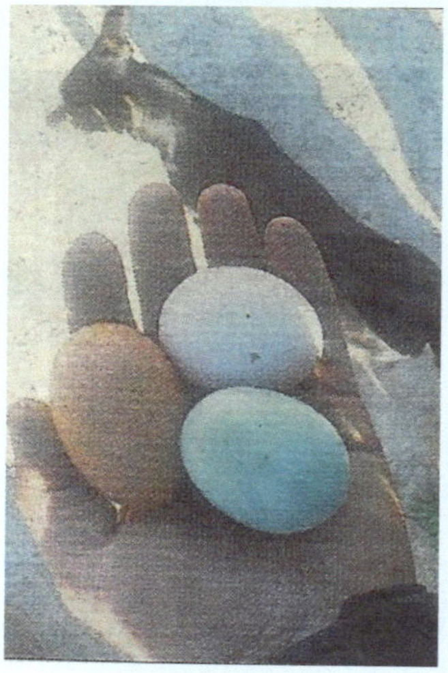

La principal preocupación de Romeu era cómo sería la adaptación de las dos nuevas gallinas araucanas al terreno "albuixequer". "Se trata de un ave que lleva mal la cautividad. Ten en cuenta que las han criado los indios araucanos y allí van sueltas por la calle. Pero se han adaptado enseguida. Les hemos ofrecido un buen espacio y las alimentamos con pan mojado, maíz ecológico y el verde sobrante de los huertos".

Parece que la adaptación de las gallinas en Albuixech está siendo tan buena que, al menos de momento, la ponedora –ninguna de las dos tiene nombre–, sale a huevo diario, algo poco habitual en esta raza.

Fuente: Levante, el mercantil valenciano,
sábado, 25 de mayo de 2013

7

Guía de prácticas correctas de higiene

Objetivos

1. Conocer las prácticas correctas de higiene que sirven para cada caso concreto y asegurar la higiene de los alimentos.
2. Identificar las condiciones aplicables a cada producto.
3. Definir los criterios de salud, higiene y formación de los trabajadores
4. Determinar las acciones que se han de realizar en cada uno de los planes de limpieza y desinfección y de condiciones y mantenimiento de los locales, instalaciones y equipos; de abastecimiento de agua; de trazabilidad y de proveedores.

Mapa conceptual del capítulo

GUÍA DE PRÁCTICAS CORRECTAS DE HIGIENE (GPCH)

- INTRODUCCIÓN
- CONDICIONES APLICABLES A LOS PRODUCTOS
- SALUD, HIGIENE Y FORMACIÓN DE LOS TRABAJADORES
- PLAN DE LIMPIEZA Y DESINFECCIÓN Y DE CONDICIONES Y MANTENIMIENTO DE LOS LOCALES, INSTALACIONES Y EQUIPOS
- PLAN DE ABASTECIMIENTO DE AGUA
- PLAN DE TRAZABILIDAD
- PLAN DE PROVEEDORES

Glosario

Abastecimiento. Proveerse de aquello que es necesario para la supervivencia, en este caso, de agua.

Economato. Almacén en donde los manipuladores de alimentos hacen provisión de las mercancías de la cocina.

Trazabilidad. Es la posibilidad de encontrar y seguir el rastro de un alimento.

Utillaje. Utensilios o material de cocina y de sala.

7.1. Introducción

Como se ha visto en el capítulo anterior, la Guía de Prácticas Correctas de Higiene (GPCH) es el planteamiento de las Prácticas Correctas de Higiene (PCH) aplicadas a un determinado sector empresarial alimentario, que establece una serie de pautas conocidas como prácticas correctas de higiene que sirven para cada caso concreto y aseguran la higiene de los alimentos.

Cabe recordar que cuando se habla de prerrequisitos, requisitos previos o prácticas correctas de higiene, siempre se refiere a las actividades especificadas y documentadas de acuerdo con el *Codex Alimentarius* para establecer las condiciones básicas necesarias para la producción de alimentos seguros.

Por último, se ha de aclarar que las PCH son imprescindibles para la implantación efectiva de un sistema de Análisis de Peligros y Puntos de Control Críticos (APPCC) y ambos constituyen el sistema de autocontrol de una empresa alimentaria.

La implantación de unas PCH o sus correspondientes guías de aplicación (GPCH) por parte de las empresas alimentarias pueden resultar apoyo imprescindible para una aplicación efectiva del sistema APPCC. De hecho, unas PCH son esenciales para la seguridad de los alimentos y son complementarias e imprescindibles para la implantación efectiva de un sistema de APPCC, por ello, son consideradas prerrequisitos de dicho sistema.

Se pueden definir como aquellas prácticas y condiciones de higiene necesarias previamente y durante la implantación de un plan de APPCC y que son esenciales para la seguridad de los alimentos. Por ello, independientemente de que un establecimiento implante o no un sistema de APPCC, unas PCH siempre deben ser aplicadas.

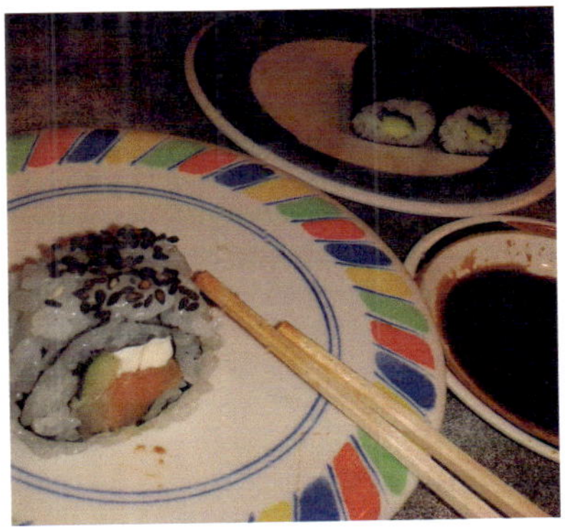

Figura 7.1
El sushi necesita una práctica correcta de higiene para que sea inocuo

Las GPCH se deben ajustar a las necesidades y posibilidades de las empresas alimentarias a las que se dirigen, de forma que realmente se lleven a la práctica, se puedan implantar con éxito y aporten garantías sobre la inocuidad de los alimentos. Por esta causa, es importante aplicar la flexibilidad necesaria para que los documentos, los registros y las actividades que se utilicen puedan ser aplicados por cualquier tipo de establecimiento, incluso los más pequeños.

Nos referimos con esta flexibilidad, en muchas ocasiones y de forma práctica, a la posibilidad de desarrollar y documentar bien un sistema de APPCC de forma completa y detallada u optar por elaborar una guía de prácticas correctas de higiene que, aunque basada en el APPCC, no documente de forma íntegra el estudio efectuado, pero sí las conclusiones del mismo.

Se intenta que los establecimientos que las acojan dispongan de una documentación de calidad de su sistema de autocontrol, elaborada con criterio serio, pero a la vez muy práctica, de fácil comprensión y reducido volumen que les motive a implantar la misma porque puedan hacerla suya, comprometiéndose, así, con la seguridad alimentaria.

Los requisitos generales de estas prácticas están contemplados en:

- Los Principios Generales de Higiene de los Alimentos de la Comisión del *Codex Alimentarius* (CAC-RCP, 1969, rev. 4, 2003) y otros Códigos de Prácticas.
- Real Decreto 2207/1995, de 28 de diciembre, por el que se establecen las normas de higiene relativas a los productos alimenticios.
- Reglamento de la Unión Europea n.º 852/2004 referidos a normas de higiene relativas a los productos alimenticios, haciendo expresa la importancia de la aplicación de guías de prácticas correctas de higiene por parte de las empresas del sector alimentario.

Los requisitos sanitarios específicos son recogidos en distintas normativas legales, las cuales se dirigen a actividades alimentarias, productos y procesos sectoriales concretos, como por ejemplo el Real Decreto 1376/2003, que establece determinadas normas específicas en el comercio al por menor de carnes frescas y derivados.

Los requisitos mínimos que deben ser contemplados en una GPCH según la legislación vigente son:

- Condiciones aplicables a los productos.
- Condiciones y mantenimiento de locales, instalaciones y equipos.
- Limpieza y desinfección.
- Control de plagas.
- Abastecimiento de agua.
- Higiene personal, salud y formación de los trabajadores.
- Desperdicios de productos alimenticios.
- Transporte.
- Trazabilidad.
- Proveedores.

Algunos de estos requisitos ya se han visto y otros se verán a continuación. A modo de resumen se detalla en el cuadro 7.1 el capítulo de este libro en el que se puede encontrar información detallada de estos requisitos. Del resto de requisitos se habla en los siguientes apartados.

Cuadro 7.1
Capítulos en los que se han explicado los requisitos

Capítulo	Requisito
5	Formación de los trabajadores.
1	Condiciones y mantenimiento de locales, instalaciones y equipos.
1	Limpieza y desinfección.
2	Control de plagas.
5	Higiene personal y salud de los trabajadores.
9 y 10	Desperdicios de productos alimenticios.
6	Trazabilidad.
3 y 5	Buenas prácticas de manipulación y elaboración.

Estos requisitos pueden ser contemplados como planes o procedimientos independientes o unificar algunos de ellos con motivo de una relación de contenidos como, por ejemplo, incorporar al plan de formación la higiene personal, incorporar al plan de trazabilidad los requisitos de etiquetado de productos, integrar las condiciones del transporte de productos determinadas prácticas de manipulación o la gestión de desperdicios en un apartado de buenas prácticas de manipulación/elaboración, etc.

En todo caso, los agentes involucrados en la elaboración de la GPCH serán los que decidan cuál debe ser el formato de presentación y distribución de contenidos más apropiados para su aplicación por el colectivo de empresas al que está dirigida.

Es importante señalar que una guía orientada a un sector alimentario específico, en el cual se comparten actividades alimentarias, productos a comercializar y circunstancias comunes debe al mismo tiempo conciliar unas directrices que recojan las distintas posibilidades que pueden tener lugar en el colectivo implicado con una información detallada que permita su aplicación práctica de forma efectiva.

Actividad propuesta 7.1

Define con tus palabras qué es una GPCH.

7.2. Condiciones aplicables a los productos

Las condiciones aplicables a los productos son un documento en el que se identifican y describen todos los productos alimenticios comercializados por el establecimiento alimentario, así como las especificaciones de los mismos de interés en seguridad alimentaria y en la información al consumidor.

El objetivo es facilitar el desarrollo de unas prácticas correctas de higiene y medidas sanitarias de control en función de los productos elaborados y los procesos que tienen lugar.

Para ello, es necesario conocer las materias primas, los ingredientes y los productos finales lo mejor posible y debe realizarse una descripción de los mismos: ingredientes, detalles de la composición, aditivos utilizados, procesos que tienen lugar, envasado, condiciones de almacenamiento, etc.

7.3. Salud, higiene y formación de los trabajadores

El objetivo de este requisito es definir los criterios de higiene y de formación para todo el personal manipulador de alimentos de la empresa. Se debe aplicar a todo el personal manipulador del establecimiento, como personal de cocina, de friegue y limpieza, así como el personal de sala y servicio. Toda la información referente a este requisito se puede consultar en el capítulo 5.

Se puede utilizar el cuadro 7.2 para controlar que este requisito se lleva a cabo. Se destinará a una persona responsable para rellenarlo correctamente.

CUADRO 7.2
Revisión mensual de higiene de los manipuladores

Tarea	Bien	Mal
Higiene personal.		
Indumentaria limpia.		
Uso de gorro.		
Uso de anillos, relojes, etc.		
Uñas cuidadas (cortadas, sin laca, cubiertas las heridas, etc.).		
No se come, fuma o masca chicle en el área de manipulación de alimentos.		
Existe jabón y celulosa.		
Buenas prácticas de manipulación.		
...		
...		
Fecha: Responsable:		

Actividad propuesta 7.2

La salud, la higiene y la formación de los manipuladores, ¿a qué personal de la empresa se debe aplicar?

7.4. Plan de limpieza y desinfección y de condiciones y mantenimiento de los locales, instalaciones y equipos

El objetivo de este plan es definir los criterios de actuación para la gestión de las tareas de limpieza y desinfección. Es de aplicación en todas las áreas e instalaciones, equipos, utensilios y superficies de la empresa.

En primer lugar, hay que distinguir entre:

- *Zonas blancas:* se refiere a las áreas cuyo nivel de higiene debe ser superior debido al contacto directo con el alimento y a la manipulación del mismo. Se considera zona blanca al área de cocina y a la zona fría.
- *Zonas grises:* se refiere a las áreas cuyo nivel de higiene es inferior ya que no tiene contacto directo con el alimento ni con su manipulación. Se consideran zonas grises el comedor, el almacén, los aseos, los exteriores, etc.

La limpieza y desinfección ha de ser el rasgo dominante en todas las áreas del establecimiento, y muy especialmente en las zonas de manipulación de alimentos.

Si los procedimientos de limpieza y desinfección son inadecuados darán lugar a equipos y utensilios contaminados por microorganismos que a su vez pueden contaminar los productos alimenticios (peligros microbiológicos).

Por otra parte, existe el peligro de una contaminación de tipo químico en los alimentos por una utilización o un almacenaje inadecuado de los productos de limpieza y desinfección, es necesario por ello que los responsables de la limpieza y desinfección sean conocedores del correcto uso de los productos de limpieza. También podría haber peligros físicos por presencia en los alimentos de fragmentos de hilos metálicos o de otro tipo de los estropajos, las bayetas, los trapos, etc.

Para garantizar un correcto estado higiénico de los locales y productos alimenticios la empresa debe establecer un programa de limpieza y desinfección, el cual responde a preguntas básicas como: qué limpiar, cómo limpiar, con qué limpiar, cuándo limpiar y quién es el encargado de realizar estas tareas como se vio en el capítulo 2.

A continuación se explica en el cuadro 7.3 los elementos que hay que limpiar y desinfectar y con qué frecuencia se ha de realizar:

CUADRO 7.3
Elementos y frecuencia de limpieza y desinfección

¿Qué hay que limpiar y desinfectar?	Frecuencia: ¿Cuándo?
Cocinas y comedores (instalaciones, equipos, superficies y utillaje que ha estado en contacto con los alimentos)	Diario
Elementos usados en el servicio de cocina y de mesas (encimeras, útiles de cocina, electrodomésticos, planchas, hornos, freidoras, etc.)	Diario
Vajilla, cubertería y cristalería	Después de su uso
Utensilios de cocina de gran tamaño, tablas de corte	Después de su uso
Suelos y paredes que se ensucien	Diario
Aseos (del personal y públicos)	Diario
Cubos de basura	Diario
Uniforme de los empleados, mantelería, delantales, servilletas, paños de cocina, etc.	Diario
Cámaras, frigoríficos, economato, campanas, filtros, etc.	La determina el responsable de la empresa

Si se habla sobre el mantenimiento de locales, instalaciones y equipos se deben tener en cuenta los siguientes peligros:

- *Peligros microbiológicos:* un funcionamiento incorrecto de equipos como las cámaras frigoríficas y de congelación, los armarios calientes, las envasadoras al vacío, etc. puede afectar a la correcta conservación de los alimentos y favorecer el crecimiento de microorganismos. Si las máquinas lavavajillas no alcanzan las temperaturas de desinfección adecuadas, esto afectaría a todo el utillaje (copas, platos, etc.), lo que aumentaría el riesgo de contaminación de los alimentos. Deficiencias en el estado de conservación (grietas, desconchados, humedades, óxidos) de las instalaciones (suelos, paramentos, techos, etc.) y los equipos (cámaras, planchas, fogones, campanas extractoras, cortadoras, etc.) afectará a la correcta limpieza y desinfección y puede favorecer la presencia de insectos y roedores.
- *Peligros físicos:* la aparición de cristales de ventanas o bombillas, tornillos de estanterías, ollas, etc., o la presencia de óxido de cualquier equipo. Un correcto mantenimiento ayudará a evitar la presencia de cualquier objeto de este tipo en los alimentos, normalmente debidos a descuidos o accidentes.
- *Peligros químicos:* restos de productos de limpieza, si la máquina lavavajillas no realiza la función de enjuagado correctamente. Líquidos del refrigerador de las cámaras que puedan entrar en contacto con los alimentos.

Para controlar estos peligros es necesario llevar una perfecta conservación de las instalaciones y del funcionamiento de la maquinaria así como mantener el buen estado del menaje y utillaje para garantizar la elaboración de alimentos seguros.

7.5. Plan de abastecimiento de agua

La dirección de las empresas alimentarias debe garantizar las fuentes de aprovisionamiento del agua y tiene la responsabilidad de asegurarse de que el agua utilizada en el establecimiento sea apta para el consumo humano con objeto de evitar la contaminación directa o indirecta de los productos alimenticios, es decir, que sea agua potable, tanto el agua utilizada para beber como para preparar alimentos, así como la usada para limpiar y desinfectar.

Los alimentos podrían contaminarse con los peligros microbiológicos (bacterias, virus, parásitos, etc.), químicos (plaguicidas, metales pesados, exceso de cloro, etc.) y físicos (cuerpos extraños) que el agua no apta para consumo humano puede contener.

Para garantizar que la calidad del agua no afecta a la salubridad del producto final se tendrá que:

- Mantener unas buenas condiciones higiénico-sanitarias de todos los elementos del sistema de abastecimientos (depósitos, red de distribución... según el caso).
- Llevar a cabo los controles necesarios, teniendo en cuenta la procedencia del suministro de agua, que puede ser: red de abastecimiento público con o sin depósito intermedio, abastecimiento propio o cisternas o depósitos móviles.

En cualquier caso, tanto las suministradas por la red pública como las de cualquier otra procedencia deberán cumplir los parámetros legales regulados por el Real Decreto 140/2003.

7.6. Plan de trazabilidad

El objetivo del control de la trazabilidad ante un problema relacionado con la seguridad alimentaria es localizar un producto, determinar su origen y, si procede, retirarlo del mercado. Toda la información sobre trazabilidad se encuentra en el capítulo 6.

Actividad propuesta 7.3

¿Cuál es el objetivo del plan de trazabilidad?

7.7. Plan de proveedores

El plan de proveedores es un documento que describe el conjunto de requisitos, contenidos, actividades y controles que han de poner en marcha los establecimientos alimentarios en la evaluación y selección de proveedores para garantizar la calidad higiénico-sanitaria de los suministros de los productos y los servicios de una empresa alimentaria.

La empresa debe tener identificados con listados o fichas a los proveedores y a los productos/servicios que compra o contrata a cada uno de ellos. No es preciso que se incluyan todos los proveedores de la empresa, pero sí aquellos importantes para la seguridad de los productos comercializados, como por ejemplo son:

- *Proveedores de materias primas* y otros ingredientes del producto alimenticio final como son aditivos, aromas, etc.
- *Proveedores de material envasado, etiquetado y embalajes.*

También se puede incluir en el plan de proveedores la información sobre las empresas prestadoras de servicios como mantenimiento, limpieza, laboratorio, etc., las empresas de transportes y los proveedores de maquinaria y útiles.

Actividad propuesta 7.4

¿Se pueden incluir en el plan de proveedores las empresas de servicios como la de la limpieza? Razona la respuesta.

A continuación se muestra en el cuadro 7.4 un ejemplo de una ficha de proveedores y producto.

CUADRO 7.4
Ejemplo de ficha de proveedor y producto

<table>
<tr><th colspan="3">Ficha de proveedor y producto</th></tr>
<tr><th colspan="3">Datos del proveedor</th></tr>
<tr><td colspan="2">Razón social/NIF</td><td>Fecha de alta como proveedor</td></tr>
<tr><td colspan="2">Suministros SL
1111111Z
Persona de contacto: Sr. Martínez</td><td>01/07/20XX</td></tr>
<tr><td colspan="2">Dirección</td><td>Tel./ Fax/e-mail</td></tr>
<tr><td colspan="2">C/ XXX
Valencia</td><td>963111111/963111112
suministros@mail.com</td></tr>
<tr><td colspan="3">Autorizaciones</td></tr>
<tr><td colspan="2">RSI clave 18</td><td>Copia archivada en expediente</td></tr>
<tr><td colspan="2">BRC e IFS</td><td>Copia archivada en expediente</td></tr>
<tr><th colspan="3">Datos de los productos</th></tr>
<tr><td colspan="2">Descripción</td><td>Especificaciones</td></tr>
<tr><td>Carne de jamón</td><td colspan="2">Carne de jamón de cerdo sin hueso, limpio de grasa externa, sin evidencias de traumatismos, suciedad u otra anormalidad
Piezas que procedan de un ejemplar de no más de 9 meses
Recepción con un mínimo de 2/3 de vida útil
Temperatura de recepción 4 °C
Cumplimiento de lo establecido en el Reglamento 2073/2005 sobre criterios microbiológicos</td></tr>
<tr><th colspan="3">Seguimiento</th></tr>
<tr><td colspan="2">Observaciones</td><td>Firma</td></tr>
<tr><td colspan="2">Año 20X1: Sin incidencias</td><td>A. García</td></tr>
<tr><td colspan="2">Año 20X2: Sin incidencias</td><td>A. García</td></tr>
<tr><td colspan="2">Año 20X3: Sin incidencias</td><td>A. García</td></tr>
<tr><td colspan="2">Año 20X4: El día 04/01/20X4 se recibió un pedido de carne de jamón a 8 °C por lo que se procedió a su devolución. Se ha remitido carta de advertencia al proveedor</td><td>A. García</td></tr>
</table>

Pueden existir tantos requisitos como la empresa quiera. A lo largo de este capítulo y de esta obra se ha intentado explicar los más comunes y más utilizados, pero se podría añadir cualquier otro requisito que la empresa considerase importante para garantizar la seguridad de los alimentos.

De hecho, se pueden incluir requisitos como:

- Control y almacenamiento de materias primas.
- Mantenimiento de la cadena del frío.
- Control de parámetros de seguridad.
- Descongelación.
- Enfriamiento.
- Prácticas para evitar la contaminación cruzada.
- Desinfección de vegetales destinados para el consumo crudo.

A continuación se muestra en el cuadro 7.5 otro ejemplo de una ficha de proveedores.

Cuadro 7.5
Ejemplo de ficha de proveedor

Ficha de control de proveedores					
Documento	Ficha de proveedores	Código		N.º de proveedor	
Identificación					
Domicilio					
Teléfono		Código asignado			
Producto suministrado					
Fecha de alta					
Autorización sanitaria	Sí (adjunto):			No/Motivos:	
Acreditación APPCC	Sí (adjunto):			No/Motivos:	
Transporte ATP	Sí (adjunto):			No/Motivos:	
Plan L + D transporte	Sí (adjunto):			No/Motivos:	
Fecha	Motivo de la incidencia			Partes de Incidencia	
Fecha de revisión		Responsable			
		Firma			

Resumen

La Guía de Prácticas Correctas de Higiene (GPCH) es el planteamiento de las Prácticas Correctas de Higiene (PCH) aplicadas a un determinado sector empresarial alimentario.

Se deben ajustar a las necesidades y posibilidades de las empresas alimentarias a las que se dirigen, de forma que realmente se lleven a la práctica, se puedan implantar con éxito y que aporten garantías sobre la inocuidad de los alimentos.

Los requisitos generales de las GPCH están contemplados en el *Codex Alimentarius*, en el Real Decreto 2207/1995 y en el Reglamento de la Unión Europea n.º 852/2004.

Estos requisitos mínimos son:

- Condiciones aplicables a los productos.
- Condiciones y mantenimiento de locales, instalaciones y equipos.
- Limpieza y desinfección.
- Control de plagas.
- Abastecimiento de agua.
- Higiene personal, salud y formación de los trabajadores.
- Desperdicios de productos alimenticios.
- Transporte.
- Trazabilidad.
- Proveedores.

Cabe destacar que pueden existir tantos requisitos como la empresa quiera, ya que la GPCH se debe adaptar a cada empresa en particular.

ACTIVIDADES DE AUTOEVALUACIÓN

Señala la respuesta correcta. Sólo hay una respuesta correcta en cada actividad.

1. Las áreas de cocina y zona fría son:

☐ *a)* Zonas blancas.
☐ *b)* Zonas grises.
☐ *c)* No pertenecen a ninguna de las anteriores.

2. El comedor, el almacén, los aseos, los exteriores, etc. son:

☐ *a)* Zonas blancas.
☐ *b)* Zonas grises.
☐ *c)* No pertenecen a ninguna de las dos anteriores.

3. ¿Cuál de los siguientes términos se refiere a las áreas cuyo nivel de higiene es igual al resto, ya que no tiene contacto directo con el alimento ni con su manipulación?
   - ☐ *a)* Zonas blancas.
   - ☐ *b)* Zonas grises.
   - ☐ *c)* Ninguna de las anteriores.
4. Pueden existir tantos requisitos como la empresa quiera, de hecho, se podría añadir cualquier otro requisito que la empresa considerase importante para garantizar la seguridad de los alimentos.
   - ☐ *a)* Verdadero.
   - ☐ *b)* Falso.
5. Los restos de productos de limpieza, si la máquina lavavajillas no realiza la función de enjuagado correctamente son:
   - ☐ *a)* Peligros físicos.
   - ☐ *b)* Peligros químicos.
   - ☐ *c)* Peligros microbiológicos.
6. La aparición de cristales de ventanas o bombillas, tornillos de estanterías, ollas, etc., o la presencia de óxido de cualquier equipo son:
   - ☐ *a)* Peligros físicos.
   - ☐ *b)* Peligros químicos.
   - ☐ *c)* Peligros microbiológicos.

SOLUCIONES:

1. **[a]** [b] [c]	3. [a] [b] **[c]**	5. [a] **[b]** [c]
2. [a] **[b]** [c]	4. **[a]** [b]	6. **[a]** [b] [c]

Investiga

Por qué los huevos no están en la nevera en los supermercados?

Busca información en Internet sobre los huevos y responde a las siguientes preguntas:

- ¿Por qué los huevos no están refrigerados en las tiendas?
- ¿Por qué cuando compramos huevos y los llevamos a casa los metemos en la nevera?
- ¿Qué tipo de bacteria afecta a los huevos?
- ¿Qué debemos hacer para evitar contaminaciones?
- ¿Qué debemos hacer cuando manipulamos un huevo?

Lee y debate en clase

Cómo se garantiza la seguridad de los alimentos

La Unión Europea cuenta con uno de los sistemas más exigentes en materia de seguridad alimentaria de todo el mundo.

El cumplimiento del marco normativo de aplicación a los alimentos y la corresponsabilidad por parte de todos los agentes implicados en la cadena alimentaria (industria y autoridades principalmente) asegura que se puedan comer productos seguros. En la Unión Europea se cuenta con uno de los sistemas más exigentes en materia de seguridad alimentaria de todo el mundo. En este artículo se hace una reflexión sobre cómo se garantiza esa seguridad.

Los productos comercializados cuentan con la presunción de su seguridad. Según establece el Reglamento 178/2002 en los requisitos de seguridad alimentaria, "No se comercializarán los alimentos que no sean seguros". Se entiende como "alimento inseguro" aquel que:

- Sea nocivo para la salud.
- No sea apto para el consumo humano.

La cuestión surge de inmediato, ¿qué se debe considerar para determinar si un alimento no es seguro? Se analizan dos cosas fundamentales:

- Las condiciones normales de uso del alimento por los consumidores y en cada fase de la producción, la transformación y la distribución.
- La información ofrecida al consumidor, incluida la que figura en la etiqueta, u otros datos a los que el consumidor tiene por lo general acceso, sobre la prevención de determinados efectos perjudiciales para la salud que se derivan de un determinado alimento o categoría de alimentos.

Alimentos nocivos

Si el alimento tiene la consideración de nocivo para la salud, entonces ¿qué se valora? En este supuesto:

- Los probables efectos inmediatos y a corto y largo plazo de ese alimento, no solo para la salud de la persona que lo consume, sino también para la de sus descendientes.
- Los posibles efectos tóxicos acumulativos.
- La sensibilidad particular de orden orgánico de una categoría específica de consumidores, cuando el alimento esté destinado a ella.

Un alimento considerado como no apto para el consumo humano será aquel que, de acuerdo con el uso para el que está destinado, puede estar contaminado por una materia extraña o de otra forma, o estar putrefacto, deteriorado o descompuesto y, en consecuencia, esto lo hace no apto.

Autoridades proactivas en el control

El alimento que cumpla las disposiciones comunitarias específicas o las nacionales, en su defecto, que regulen la inocuidad de los alimentos, se considerará seguro, por lo que se refiere a los aspectos cubiertos por esas disposiciones. La conformidad de un alimento con las disposiciones específicas que le sean aplicables no impedirá que las autoridades competentes puedan tomar las medidas adecuadas para imponer restricciones a su comercialización o exigir su retirada del mercado cuando existan motivos para pensar que, a pesar de su conformidad, el alimento no es seguro. Esta posibilidad da una mayor garantía a los consumidores.

Corresponsabilidad, aspecto clave

Los alimentos puestos en el mercado deben ser seguros, ahora bien, ¿quién responde de ellos? El Reglamento 178/2002 fija la responsabilidad por parte del operador, es decir, las empresas alimentarias y de piensos se asegurarán, en todas las etapas de la producción, la transformación y la distribución que tienen lugar en

Temas para debatir:

- ¿Se pueden comer productos seguros en la Unión Europea?
- Si un alimento no es apto para el consumo humano, ¿qué se hace con él?
- Enumera tres parámetros de control en los productos alimenticios.
- ¿Quién responde de los alimentos ofertados en el mercado para que sean seguros?

las empresas bajo su control, de que los alimentos o los piensos cumplen los requisitos de la legislación alimentaria pertinentes a los efectos de sus actividades y verificarán que se cumplen dichos requisitos.

Las autoridades competentes en el ámbito nacional (Estados miembros) velarán por el cumplimiento de la legislación alimentaria, y controlarán y verificarán que los explotadores de empresas alimentarias y de empresas de piensos cumplen los requisitos pertinentes de la legislación alimentaria en todas las etapas de la producción, la transformación y la distribución.

Para tal fin, mantendrán un sistema de controles oficiales y llevarán a cabo otras actividades oportunas, incluida la información al público sobre la inocuidad y los riesgos de los alimentos y los piensos, la vigilancia de la inocuidad de alimentos y piensos y otras actividades de control que cubran todas las etapas de la producción, la transformación y la distribución.

De la teoría a la práctica: los principales parámetros de control

En el día a día, en los productos alimenticios son objeto de control parámetros tales como:

- GMO (organismos modificados genéticamente)
- Alérgenos
- Contaminantes
- Aditivos
- Aditivos en piensos
- Cuerpos extraños
- Metales pesados
- Etiquetado
- Migración de materiales
- Micotoxinas
- Microorganismos
- Elementos organolépticos
- Envasado y materiales
- Residuos de pesticidas
- Irradiación
- Residuos de sustancias veterinarias

La industria alimentaria vela por la seguridad de los productos que introduce en el mercado y llegan a los hogares y verifica que todos estos requisitos de la legislación alimentaria se cumplen en todo momento. Es importante tener en cuenta que un producto alimenticio, antes de su comercialización, debe asegurar que respeta una amplia batería de aspectos, tales como criterios microbiológicos, contaminantes, residuos de plaguicidas, residuos de productos veterinarios en el caso de los de origen animal, adecuación de los materiales en contacto con los alimentos, respeto a los límites de aditivos que pueden emplearse y cualesquiera otras sustancias o elementos que deben ser tomados en consideración para no poner en riesgo la salud de las personas.

En definitiva, el control de la seguridad alimentaria en Europa pivota sobre tres conceptos claves: corresponsabilidad de todos los agentes que participan en la cadena de valor; el control de los principales parámetros que inciden sobre la inocuidad del alimento en todas las fases de la cadena productiva; y la protección e información que llega al consumidor.

NORMATIVA PARA LOS CONTROLES DE LOS ALIMENTOS

Las principales disposiciones legales sobre las que se basan los principales controles en los alimentos son:

- *Contaminantes*. Reglamento (CE) n.º 1881/2006 de la Comisión, de 19 de diciembre de 2006, por el que se fija el contenido máximo de determinados contaminantes en los productos alimenticios.
- *Aditivos*. Reglamento (CE) n.º 1333/2008 del Parlamento Europeo y del Consejo, de 16 de diciembre de 2008, sobre aditivos alimentarios.
- *Materiales*. Reglamento (CE) n.º 1935/2004 del Parlamento Europeo y del Consejo, de 27 de octubre de 2004, sobre los materiales y objetos destinados a entrar en contacto con alimentos y por el que se derogan las Directivas 80/590/CEE y 89/109/CEE.
- *Microbiología*. Reglamento (CE) n.º 2073/2005 de la Comisión, de 15 de noviembre de 2005, relativo a los criterios microbiológicos aplicables a los productos alimenticios.
- *Pesticidas*. Reglamento (CE) n.º 396/2005 del Parlamento Europeo y del Consejo, de 23 de febrero de 2005, relativo a los límites máximos de residuos de plaguicidas en alimentos y piensos de origen vegetal y animal y que modifica la Directiva 91/414/CEE del Consejo.
- *Sustancias veterinarias*. Reglamento (UE) n.º 37/2010 de la Comisión de 22 de diciembre de 2009 relativo a las sustancias farmacológicamente activas y su clasificación por lo que se refiere a los límites máximos de residuos en los productos alimenticios de origen animal.

Fuente: www.consumer.es/seguridad-alimentaria/normativa-legal/2013/02/12/215852.php, por José María Ferrer Villar

8

Análisis de peligros y puntos de control críticos

Objetivos

1. Conocer las ventajas de aplicar en la hostelería el análisis de peligros y puntos de control críticos.
2. Identificar y saber los siete principios del análisis de peligros y puntos de control críticos.
3. Determinar las fases de un plan de análisis de peligros y puntos de control críticos.

Mapa conceptual del capítulo

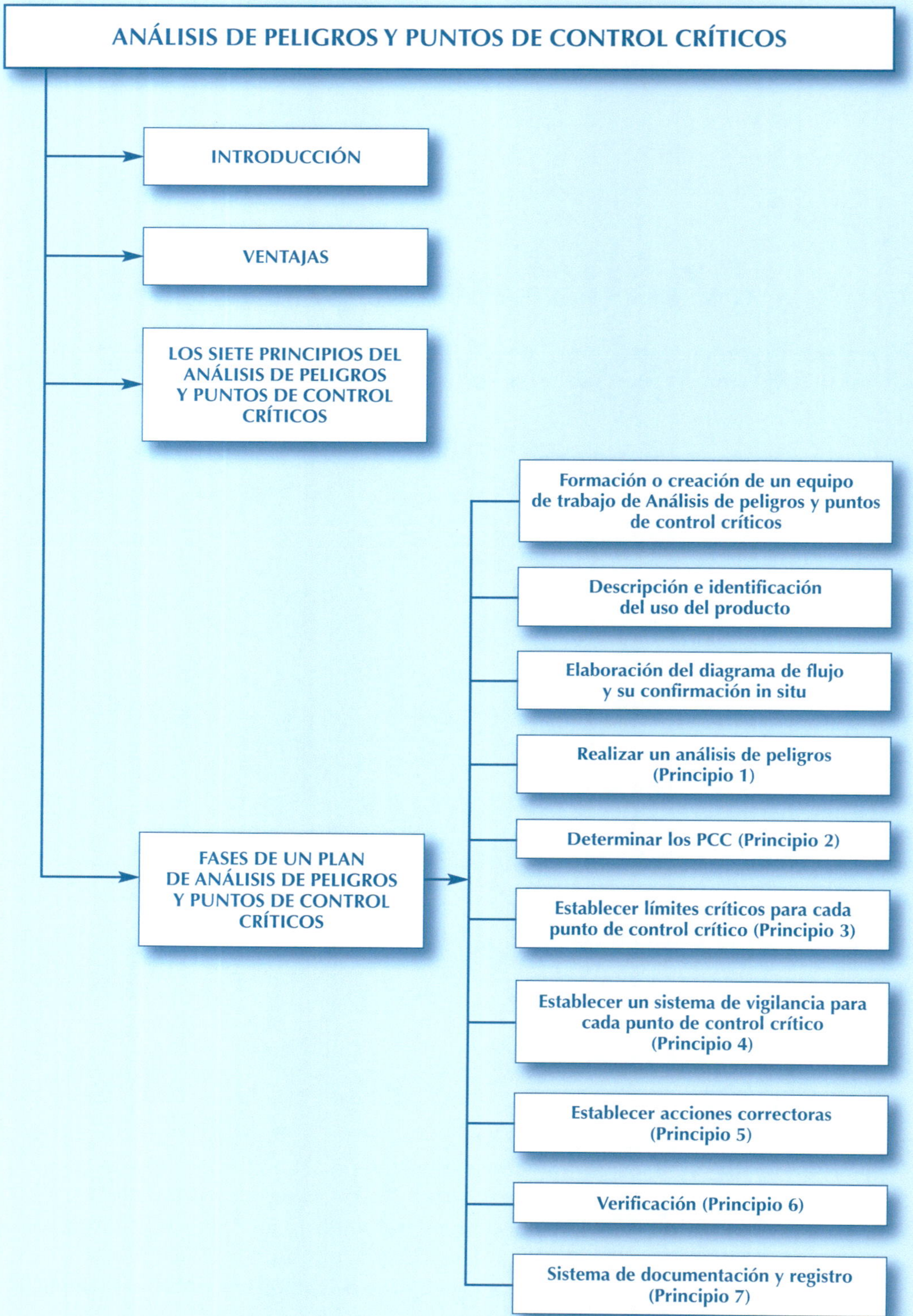

Glosario

Análisis de peligros. Proceso de recopilación y evaluación de información sobre los peligros y las condiciones que los originan para decidir cuáles son importantes con la inocuidad de los alimentos y, por tanto, planteados en el plan de APPCC.

Controlado. Condición obtenida por cumplimiento de los procedimientos y de los criterios marcados.

Controlar. Adoptar todas las medidas necesarias para asegurar y mantener el cumplimiento de los criterios establecidos en el plan de HACCP.

Desviación. Situación existente cuando un límite crítico es incumplido.

Diagrama de flujo. Representación sistemática de la secuencia de fases u operaciones llevadas a cabo en la producción o elaboración de un determinado producto alimenticio.

Fase. Cualquier punto, procedimiento, operación o etapa de la cadena alimentaria, incluidas las materias primas, desde la producción primaria hasta el consumo final.

Peligro. Agente biológico, químico o físico presente en el alimento, o bien la condición en que éste se halla, que puede causar un efecto adverso para la salud.

Plan de APPCC. Documento preparado de conformidad con los principios del sistema de APPCC, de tal forma que su cumplimiento asegura el control de los peligros que resultan significativos para la inocuidad de los alimentos en el segmento de la cadena alimentaria considerado.

Sistema de APPCC. Sistema que permite identificar, evaluar y controlar peligros significativos para la inocuidad de los alimentos.

Validación. Constatación de que los elementos del plan de APPCC son efectivos.

Verificación. Aplicación de métodos, procedimientos, ensayos y otras evaluaciones, además de la vigilancia, para constatar el cumplimiento del plan de APPCC.

Vigilar. Llevar a cabo una secuencia planificada de observaciones o mediciones de los parámetros de control para evaluar si un PCC está bajo control.

8.1. Introducción

Un sistema de autocontrol basado en los principios del Análisis de Peligros y Puntos de Control Críticos (APPCC) es un conjunto de procedimientos elaborados y puestos en práctica de forma permanente por las empresas alimentarias, esencialmente preventivos, y dirigidos a conseguir que los alimentos que ofrecen al consumidor sean seguros.

A lo largo del capítulo se muestran diferentes ejemplos de cómo llevar a cabo este sistema de autocontrol conocido como APPCC.

Cabe destacar que el sistema de APPCC facilita la inspección por parte de las autoridades y promueve el comercio internacional al aumentar la confianza en la inocuidad de los alimentos, esto se realiza a través de siete principios que se aplican de forma secuencial y tras una preparación y una planificación del sistema de APPCC.

Según el *Codex Alimentarius*, el Sistema de Análisis de Peligros y Puntos de Control Críticos (APPCC), en inglés se denomina *HACCP* (*Hazard Analysis and Critical Control Points*), permite identificar peligros específicos y medidas para su control con el fin de garantizar la inocuidad de los alimentos.

Es un instrumento para evaluar los peligros y establecer sistemas de control que se centran en la prevención en lugar de basarse principalmente en el ensayo del producto final. Todo sistema de APPCC es susceptible de cambios que pueden derivar de los avances en el diseño del equipo, los procedimientos de elaboración o el sector tecnológico.

Puede aplicarse a lo largo de toda la cadena alimentaria, desde el productor primario hasta el consumidor final, y su aplicación deberá basarse en pruebas científicas de peligros para la salud humana.

Para que la aplicación del sistema de APPCC dé buenos resultados, es necesario que tanto la dirección como el personal se comprometan y participen plenamente.

También se requiere un enfoque multidisciplinario en el cual se deberá incluir, cuando proceda, a expertos agrónomos, veterinarios, personal de producción, microbiólogos, especialistas en medicina y salud pública, tecnólogos de los alimentos, expertos en salud ambiental, químicos e ingenieros, según el estudio de que se trate.

Para saber más

¿Sabías que la primera vez que se utilizó el sistema de APPCC fue en 1959 para garantizar la seguridad de los alimentos que ingerían los astronautas? La empresa Pillsbury Company, los laboratorios del ejército de EE. UU. en Natick y la NASA fueron los que desarrollaron este programa para prevenir las enfermedades alimentarias que pudieran surgir.

Antes de aplicar el sistema de APPCC a cualquier sector de la cadena alimentaria, es necesario que el sector cuente con programas, como buenas prácticas de higiene, conformes al código internacional de prácticas recomendado: principios generales de higiene de los alimentos, los códigos de prácticas del *Codex* pertinentes, y requisitos apropiados en materia de inocuidad de los alimentos. Estos programas previos necesarios para el sistema de APPCC, incluida la capacitación, deben estar firmemente establecidos y en pleno funcionamiento, y haberse verificado adecuadamente para facilitar la aplicación eficaz de dicho sistema.

En todos los tipos de empresa del sector alimentario son necesarios el conocimiento y el compromiso por parte de la dirección para poder aplicar un sistema de APPCC eficaz. Tal eficacia también dependerá de que la dirección y los empleados posean el conocimiento y las aptitudes técnicas adecuados en relación con el sistema de APPCC.

En la identificación del peligro, en su evaluación y en las operaciones subsiguientes de diseño y aplicación de sistemas de APPCC deberán tenerse en cuenta los efectos de las materias primas, los ingredientes, las prácticas de fabricación de alimentos, la función de los procesos de fabricación en el control de los peligros, el uso final probable del producto, las categorías de consumidores afectadas y los datos epidemiológicos relativos a la inocuidad de los alimentos.

La finalidad del sistema de APPCC es que el control se centre en los PCC. En el caso de que se identifique un peligro que debe controlarse pero no se encuentre ningún PCC, deberá considerarse la posibilidad de rediseñar la operación.

El sistema de APPCC deberá aplicarse a cada operación concreta por separado. Puede darse el caso de que los PCC identificados en un cierto ejemplo de algún código de prácticas de higiene del *Codex* no sean los únicos que se determinan para una aplicación concreta, o que sean de naturaleza diferente. Cuando se introduzca alguna modificación en el producto, en el proceso o en cualquier fase, será necesario examinar la aplicación del sistema de APPCC y realizar los cambios oportunos.

Cada empresa debe hacerse cargo de la aplicación de los principios del sistema de APPCC; no obstante, los gobiernos y las empresas son conscientes de que puede haber obstáculos que impidan la aplicación eficaz de dicho sistema por la propia empresa. Esto puede ocurrir sobre todo en las empresas pequeñas o menos desarrolladas.

Aunque se reconoce que el APPCC ha de aplicarse con la flexibilidad apropiada, deben observarse los siete principios en los que se basa el sistema. Dicha flexibilidad ha de tomar en cuenta la naturaleza y envergadura de la actividad, incluidos los recursos humanos y financieros, la infraestructura, los procedimientos, los conocimientos y las limitaciones prácticas.

Las empresas pequeñas o menos desarrolladas no siempre disponen de los recursos y conocimientos especializados necesarios para formular y aplicar un plan de APPCC eficaz.

No obstante, la eficacia de cualquier sistema de APPCC dependerá de que la dirección y los empleados posean el conocimiento y la práctica adecuados sobre el sistema de APPCC, y por tanto se requiere la capacitación constante de los empleados y la dirección a todos los niveles, según sea apropiado.

8.2. Ventajas

Además de la ventaja de mejorar la inocuidad de los alimentos, la aplicación del Sistema de APPCC puede ofrecer otras ventajas significativas como:

- Facilitar la inspección por parte de las autoridades de reglamentación.
- Promover el comercio internacional al aumentar la confianza en la inocuidad de los alimentos.

La aplicación del sistema de APPCC es compatible con la aplicación de sistemas de gestión de calidad, como la serie ISO 9000, y es el método utilizado de preferencia para controlar la inocuidad de los alimentos en el marco de tales sistemas.

Recuerda

El artículo 5.1 del Reglamento (CE) 852/2004 dice que los operadores de empresa alimentaria deberán crear, aplicar y mantener un procedimiento o procedimientos permanentes basados en los principios del APPCC.

8.3. Los siete principios del análisis de peligros y puntos de control críticos

El Análisis de Peligros y Puntos de Control Críticos (APPCC) consiste en siete principios que se desarrollarán en los siguientes apartados.

No obstante, cabe destacar que estos principios se deben aplicar de forma secuencial, ya que unos dependen de otros, si algún principio no se ha desarrollado o lo ha hecho de forma equivocada o insuficiente, el resto de principios serán inadecuados.

CUADRO 8.1
Principios del APPCC

Principio 1	Realizar un análisis de peligros.
Principio 2	Determinar los puntos de control críticos (PCC).
Principio 3	Establecer un límite o límites críticos.
Principio 4	Establecer un sistema de vigilancia del control de los PCC.
Principio 5	Establecer las medidas correctivas que han de adoptarse cuando la vigilancia indica que un determinado PCC no está controlado.
Principio 6	Establecer procedimientos de comprobación para confirmar que el sistema de APCC funciona eficazmente.
Principio 7	Establecer un sistema de documentación sobre todos los procedimientos y los registros apropiados para estos principios y su aplicación.

Un PCC (Punto de Control Crítico) es la fase en la que puede aplicarse un control y que es esencial para prevenir o eliminar un peligro relacionado con la inocuidad de los alimentos o para reducirlo a un nivel aceptable, es decir, un PCC son los lugares físicos o situaciones en los que existe riesgo de contaminación del producto, los cuales es necesario identificar y controlar para evitar que ésta se produzca.

8.4. Fases de un plan de análisis de peligros y puntos de control críticos

El *Codex Alimentarius* recomienda una secuencia lógica de aplicación de un plan de APPCC.

Antes de aplicar los siete principios del APPCC es necesaria una preparación y una planificación. Los responsables de la empresa se tienen que comprometer con las iniciativas a poner en marcha, por eso puede establecerse un periodo de motivación en la organización para que el futuro plan APPCC pueda implantarse adecuadamente. La dirección de la empresa se debe comprometer y debe poner en práctica con hechos como: la disponibilidad de recursos, adoptar acciones para que la aplicación se realice de forma efectiva y llevar un seguimiento. Por todo esto, el plan de APPCC pasa a ser un documento de la empresa y debe estar firmado por un representante de ésta, como prueba de responsabilidad y compromiso en su aplicación.

A continuación se detalla en un cuadro esta secuencia lógica:

CUADRO 8.2
Recomendaciones del *Codex Alimentarius* para una secuencia lógica de aplicación del sistema de APPCC

Fases para aplicar un sistema de autocontrol basado en el sistema APPCC		
1	Formación de un equipo APPCC	*Etapas previas*
2	Descripción del producto	
3	Determinación del uso previsto del producto	
4	Elaboración de un diagrama de flujo y verificación in situ	
5	Listado de los peligros posibles, realización de un análisis de peligros y determinación de las medidas de control	*Principio 1*
6	Determinación de los PCC	*Principio 2*
7	Establecimiento de límites críticos para cada PCC	*Principio 3*
8	Establecimiento de un sistema de vigilancia para cada PCC	*Principio 4*
9	Establecimiento de medidas correctoras para las posibles desviaciones	*Principio 5*
10	Establecimiento de procedimientos de verificación	*Principio 6*
11	Establecimiento de un sistema de registro y documentación	*Principio 7*

Todas estas fases deben quedar recogidas en un documento llamado Plan de APPCC. Esta información se puede ordenar o gestionar de diferentes maneras, pero la más utilizada es un cuadro de gestión.

El cuadro de gestión es una tabla en cuyas filas constan las etapas de un proceso y en cuyas columnas se van añadiendo las fases del sistema de APPCC a medida que se avanza en su diseño.

Este cuadro de gestión permite resumir y esquematizar la información importante del sistema de APPCC, permite ser sistemático y coherente en la elaboración del plan y facilita la gestión de la información. Debe acompañarse de toda la documentación necesaria para su justificación.

A continuación se puede ver un ejemplo de cuadro de gestión (cuadro 8.3).

CUADRO 8.3
Ejemplo de cuadro de gestión del plan APPCC*

	Peligros y causas	Medidas preventivas	PCC	Límite crítico	Vigilancia	Medidas correctoras	Procedimientos de comprobación	Registros
Etapa	*Principio 1*		*Principio 2*	*Principio 3*	*Principio 4*	*Principio 5*	*Principio 6*	*Principio 7*

Ejemplo de Plan de control de APPCC: Helado de agua y sorbete

Etapa	*Peligros*	*Medidas preventivas o de control*	*Límite crítico*	*Vigilancia*	*Acciones*	*Registros y documentación*
Recepción de materia prima y envases	Carga microbiana excesiva. Envases de calidad no higiénica o defectuosa.	Proveedor con garantías sanitarias.	Características organolépticas adecuadas. Requisitos establecidos por las normativas sanitarias vigentes. Condiciones adecuadas de los envases.	Control organoléptico de productos a la recepción. Control visual a la recepción.	Rechazo y devolución en su caso. Aviso al proveedor. Cambio de proveedor, si procede.	Documentos del proveedor.
Almacenamiento	Desarrollo microbiano por almacenamiento inadecuado.	Mantenimiento de T.ª/t.. º. Condiciones adecuadas de almacenamiento.	Condiciones adecuadas de almacenamiento. Relación temperatura/tiempo adecuada.	Control de temperatura y tiempo.	Restablecer las condiciones de almacenamiento. Rechazo, en su caso.	Registros de temperatura, en su caso.
Pesado, mezclado y granizado	Contaminación microbiana o física (adición de cuerpos extraños).	BPH. Mantenimiento higiénico del equipo. Identificación de ingredientes.	Límites aditivos según legislación vigente. Condiciones higiénicas de equipos e instalaciones.	Control de las dosis de aditivos e ingredientes. Control de limpieza de los equipos.	Reprocesar o rechazar según proceda.	No procede.
Envasado	Proliferación microbiana durante el proceso de envasado.	Rapidez en el envasado. Condiciones higiénicas de equipo.BPH.	BPH Proceso rápido. Condiciones higiénicas adecuadas.	Control del tiempo de envasado. Control visual de la higiene. Control de los envases.	Restablecer condiciones higiénicas. Reprocesar en su caso.	No procede.
Almacenamiento y distribución	Proliferación microbiana por temperatura elevada.	Temperatura adecuada.	T.ª ≤ – 18 ºC. En transporte –18 ºC (±4ºC). En granizados 0 ºC.	Control de temperatura.	Restablecer condiciones de frío. Rechazar.	Registro de temperaturas.

Nota: BPH: Buenas prácticas de higiene.

A continuación se desarrollan las fases que hay que seguir para instaurar un sistema de autocontrol basado en el APPCC.

8.4.1. Formación o creación de un equipo de trabajo de análisis de peligros y puntos de control críticos

El *Codex Alimentarius* dice que la empresa alimentaria debe asegurar que se disponga de conocimientos y competencia específicos para los productos que permitan formular un plan de APPCC eficaz. Para lograrlo, lo ideal es crear un equipo multidisciplinario.

Cuando no se disponga de competencia específica de este tipo in situ, deberá conseguirse asesoramiento técnico de otras fuentes como asociaciones comerciales e industriales, expertos independientes y autoridades de reglamentación, así como de la literatura sobre el sistema de APPCC y la orientación para su uso (en particular guías para aplicar el sistema de APPCC en sectores específicos).

Una guía al sistema de APPCC elaborada por expertos y pertinente al proceso o tipo de operación en cuestión puede ser una herramienta útil para las empresas al diseñar y aplicar sus planes de APPCC. Si las empresas utilizan dicha orientación elaborada por expertos sobre el sistema de APPCC, es fundamental que la misma sea específica para los alimentos o procesos considerados.

Es posible que una persona adecuadamente capacitada que tenga acceso a tal orientación esté en condiciones de aplicar el sistema de APPCC en la empresa. Se debe determinar el ámbito de aplicación del plan de APPCC, que ha de describir el segmento de la cadena alimentaria afectado y las clases generales de peligros que han de abordarse (por ejemplo, si abarcara todas las clases de peligros o solamente algunas de ellas).

Para saber más

La empresa debe comunicar quiénes son los miembros del equipo de trabajo del APPCC, cuál de ellos es el responsable y qué conocimientos aporta cada uno de los participantes en el desarrollo y en la aplicación del sistema.

A continuación se puede ver un ejemplo para recabar toda esta información sobre el equipo de trabajo de APPCC (cuadro 8.4).

CUADRO 8.4
Ejemplo de equipo de trabajo de APPCC

Plan de APPCC

Equipo de trabajo de APPCC
Ref. documento

Nombre empresa: ....
Razón social: ....
Domicilio: ....

Nombre de los miembros del equipo de APPCC	Función dentro del equipo de APPCC

Fecha: ____________________ Aprobado por: ________________________

Firma:

Pág. _________ de _________

8.4.2. Descripción e identificación del uso del producto

Es importante describir el producto y determinar su uso para la posterior identificación de los posibles peligros asociados al producto, ya que la seguridad del alimento va a depender en gran medida de las características del producto, su uso esperado y el grupo consumidor de destino.

Se debe disponer de un plano o croquis del establecimiento con indicación de la escala utilizada, en los que se puedan identificar los locales, las instalaciones y los equipos donde se llevan a cabo dichas actividades.

Para describir detalladamente cada uno de los productos alimenticios, se debe tener en cuenta estos aspectos:

- Nombre o denominación del producto.
- Ingredientes y composición (indicación de cantidades o porcentajes).
- Características de seguridad del producto terminado (características microbiológicas y fisicoquímicas como: pH, A_w, salinidad, etc.).
- Tipo de envasado y formato (material, medida, formato, cierre, uso de atmósferas modificadas/vacío, etc.).

- Detalles del proceso y tecnología utilizada (tratamientos térmicos, de congelación, salmuera, etc.).
- Condiciones de almacenamiento del producto (refrigeración, congelación, no exposición a la luz solar, etc.), distribución (lote de fabricación u otros) y vida útil del producto (fecha de caducidad o consumo preferente).
- Uso esperado (calentamiento previo, cocción, etc.) y población que lo consumirá (destino: consumidor final, uso industrial indicando el tipo de industria y definir si está elaborado para el consumo de un grupo de población concreto como celíacos, diabéticos, enfermos hospitalarios, etc).

A continuación se detallan dos fichas propuestas por la FAO para describir los productos incluidos en el plan APPCC, con un ejemplo del jamón cocido en lonchas:

CUADRO 8.5. Ejemplo 1. Lista de ingredientes del producto jamón cocido en lonchas

Lista de ingredientes del producto y otros materiales		
Materias primas	**Otros ingredientes**	**Aditivos**
Carne de jamón sin hueso	Agua	Nitrito sódico (E-250)
Material de envasado	Sal	Nitrato potásico (E-252)
Bandeja y film plástico de uso alimentario	Dextrosa	Ascorbato de sodio (E-301)

Fecha: ____________ Aprobado por: __________________________

CUADRO 8.6. Descripción del producto jamón cocido en lonchas

Descripción del producto: jamón cocido en lonchas	
1. Denominación del producto	Jamón cocido en lonchas
2. Características importantes del producto final (pH, sal, A_w, aditivos...)	Sal (< 2%) Aw: > 0,93 Nitritos (<= 100 mg/kg residual) Nitratos (<= 250 mg/kg residual)
3. Uso esperado	Listo para consumo
4. Envasado	En bandejas al vacío
5. Vida comercial	45 días (48 horas después de abierto)
6. Lugar de venta	Establecimientos minoristas
7. Instrucciones de uso y conservación	Consumir antes de... Una vez abierto consumir en un plazo de 48 horas Conservar entre 0 y 5 °C
8. Condiciones especiales de distribución	Refrigeración <= 5 °C

Fecha: ____________ Aprobado por: __________________________

Es importante decir que existen multitud de fichas diferentes que se pueden utilizar para volcar la información sobre los productos y su uso.

8.4.3. Elaboración del diagrama de flujo y su confirmación in situ

Se puede definir al diagrama de flujo como una representación esquemática de la secuencia de fases o etapas llevadas a cabo en la elaboración o procesado de los productos alimenticios. Es una herramienta de ayuda muy útil para la identificación de los peligros asociados a los alimentos a lo largo de los procesos productivos, así como las medidas de control.

De una forma más sencilla, se podría definir también como el gráfico que marca el recorrido que siguen los productos dentro de un restaurante desde su llegada en el camión (del proveedor), hasta su salida como producto terminado, listo para consumir por el cliente.

Según el *Codex Alimentarius* el diagrama de flujo deberá ser elaborado por el equipo APPCC y cubrir todas las fases de la operación relativas a un producto determinado. Se podrá utilizar el mismo diagrama para varios productos si su fabricación comporta fases de elaboración similares. Al aplicar el sistema de APPCC a una operación determinada, deberán tenerse en cuenta las fases anteriores y posteriores a dicha operación.

Los diagramas conviene realizarlos mediante la observación y valoración de las operaciones que tienen lugar en el establecimiento alimentario. Es suficiente con recorrer las instalaciones y seguir el proceso en el mismo orden en el que el producto es elaborado o procesado, desde que se empieza (zona de recepción) hasta que se termina (zona de servicio), observando lo que ocurre en cada área. Es imprescindible realizar una confirmación in situ del diagrama para comprobar que lo escrito es un fiel reflejo de la realidad del establecimiento. Lo realizará una persona que conozca suficientemente las actividades de elaboración.

El estilo del diagrama de flujo de los procesos o actividades alimentarias es una elección de cada empresa y pueden usarse palabras, líneas, símbolos, dibujos y números, etc., lo importante es que se encuentren reflejados todos los productos y etapas productivas de interés en seguridad alimentaria. En ocasiones, los diagramas de flujo pueden desarrollarse de forma agrupada por tipos de productos o por procesos similares, es decir, se pueden elaborar tantos diagramas de flujo como sean necesarios, uno por cada producto y debe acompañarse de una descripción detallada de todo el proceso de producción del producto, etapa a etapa, y que tenga en cuenta aspectos como:

- Ingredientes utilizados y cantidades añadidas.
- Características de los procesos tecnológicos utilizados como: temperaturas, pH, tiempo, etc.
- Descripción de cada etapa: manual o mecanizada. Si es mecanizada, incluir la descripción del funcionamiento de la máquina: qué hace y cómo lo hace.
- Tiempo de espera entre las etapas.
- Temperatura de los productos durante el tiempo de espera.
- Almacenaje y circulación de materias primas y los productos elaborados dentro del establecimiento.
- Pautas sanitarias especiales de trabajo.

Se debería incluir también un plano o croquis con indicación del circuito que sigue el producto y otros materiales (envases, embalajes, etc.), si procede.

PARA REFLEXIONAR

En empresas que disponen de una amplia gama de productos puede ser inviable realizar un diagrama de flujo por cada producto, en estos casos, el diagrama debe describir el proceso de los productos agrupados según categorías de riesgo y con procesos similares.

Al finalizar el diagrama de flujo, el equipo de APPCC debe comprobar en planta, paso a paso, que todo lo que se ha escrito sobre el proceso es lo que realmente se hace en el establecimiento. Si no es así, debe corregirse de forma que se adapte a la realidad.

Un diagrama de flujo no ajustado a la realidad y demasiado simple hace que en la fase siguiente (análisis de peligros) no se tengan en cuenta todos los posibles peligros que puede haber y, por tanto, puede comprometer la inocuidad del producto.

A continuación se detalla un diagrama de flujo del producto queso fresco, en él se pueden ver todas las etapas del proceso.

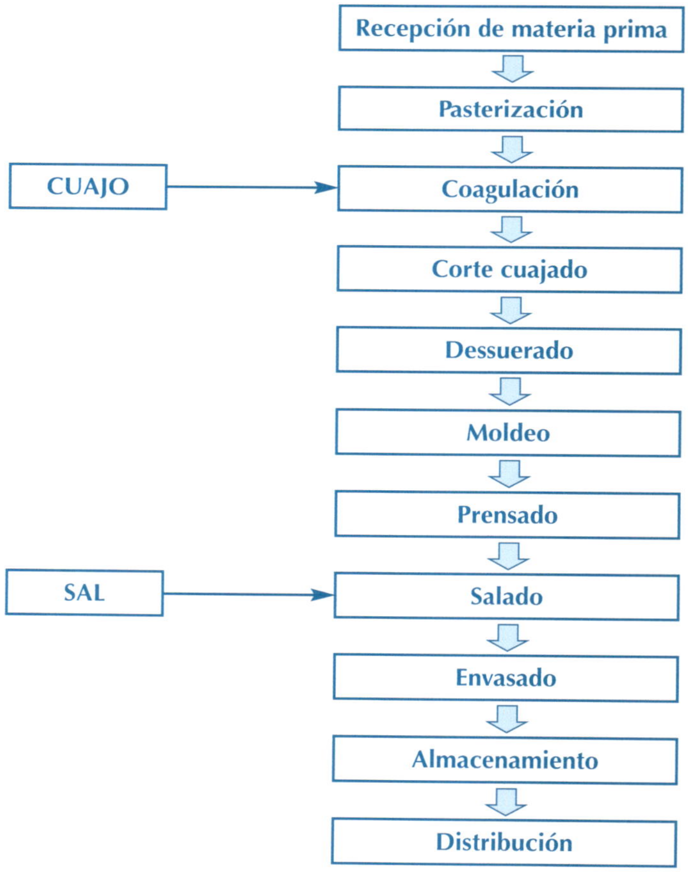

Figura 8.1
Ejemplo de diagrama de flujo de un producto

Para la comprobación in situ del diagrama de flujo se puede utilizar la siguiente plantilla:

CUADRO 8.7
Ejemplo de diagrama de flujo y comprobación en planta

Plan de APPCC

Diagrama de flujo y comprobación en planta
Ref. documento

Nombre empresa: ....
Razón social: ....
Domicilio: ....

Nombre del producto:

Diagrama de flujo:

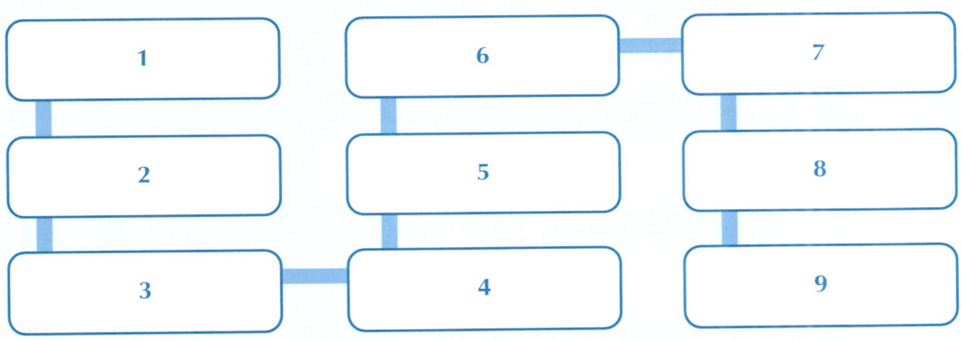

Se adjunta la descripción de cada etapa del proceso (temperaturas, tiempo, etc.) y el croquis con indicación de los circuitos.

Número de páginas: ....

Fecha: .... Aprobado por: .... Firma: ....

Fecha: .... Comprobado en planta por: .... Firma: ....

Actividad propuesta 8.1

Realiza un diagrama de flujo de una de las elaboraciones que realices en el aula taller como, por ejemplo, merengue suizo, solomillo de cerdo envasado, etc.

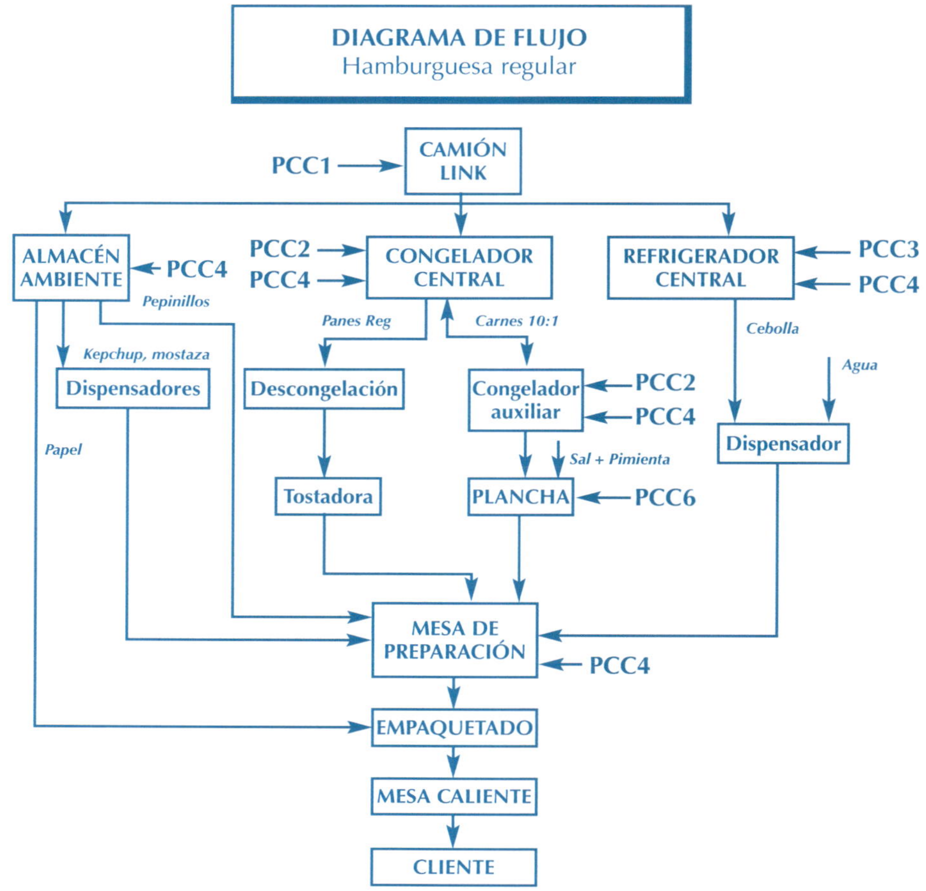

Figura 8.2
Ejemplo de diagrama de flujo de una hamburguesa

8.4.4. Realizar un análisis de peligros (Principio 1)

El equipo de APPCC deberá identificar los peligros en los alimentos a lo largo de las diferentes etapas productivas del establecimiento alimentario y establecer las medidas de control oportunas (prevención, eliminación, reducción, etc.).

Se define peligro como aquel agente biológico, físico o químico que presente en el alimento puede causar un efecto desfavorable para la salud. La identificación de peligros permite determinar, localizar y controlar todos aquellos peligros de interés para la seguridad de los alimentos que tiene lugar en un establecimiento alimentario.

Los tipos de peligros alimentarios que se pueden encontrar son:

- *Biológicos:* bacterias, toxinas, virus, parásitos, mohos, levaduras, etc.
- *Físicos:* fragmentos de origen diverso que pueden causar daño físico al consumidor como vidrio, plástico, metal, madera, etc.
- *Químicos:* contaminantes naturales de origen vegetal o animal, pesticidas, herbicidas, plaguicidas, lubricantes, tintas y contaminantes procedentes del proceso industrial.

Para identificar los peligros en los alimentos la FAO propone cinco actividades consecutivas que a continuación se detallan en el cuadro 8.8.

RECUERDA

La gravedad es el grado de repercusión o seriedad de las consecuencias de un peligro en los consumidores.

CUADRO 8.8
Actividades para identificar los peligros en los alimentos

Actividad	Qué hay que hacer
Revisar materias primas, ingredientes y otros materiales	– Escribir al lado de cada materia prima, ingrediente o material: B (biológico), F (físico) o Q (químico) para indicar el peligro potencial. – Cada vez que se identifique un peligro describirlo adecuadamente.
Evaluar las operaciones de procesado	– Observar las operaciones el tiempo suficiente para asegurarse de que se conocen los procesos y prácticas habituales. – Fijarse en los empleados para evitar contaminaciones cruzadas. – Analizar si existe alguna práctica que destruya microorganismos durante el procesado. – Considerar la posibilidad de contaminación cruzada después de esta operación (como por ejemplo, un tratamiento térmico).
Observar las prácticas reales en las distintas operaciones	– Observar las operaciones el tiempo suficiente para asegurarse de que se conocen los procesos y prácticas habituales. – Fijarse en los empleados para evitar contaminaciones cruzadas. – Analizar si existe alguna práctica que destruya microorganismos durante el procesado. – Considerar la posibilidad de contaminación cruzada después de esta operación (como por ejemplo, un tratamiento térmico).
Tomar medidas de equipos importantes en la seguridad de los alimentos	– Comprobar que todos los instrumentos que se van a usar funcionan bien y están calibrados. – Las medidas que se deben tomar dependerán del tipo de producto y del procesado (temperatura, tiempo, etc.).
Analizar las medidas	– Una persona cualificada deberá analizar las medidas tomadas para interpretar correctamente los datos recogidos.

Tras la identificación de los peligros alimentarios a los que pueden estar expuestos los productos alimenticios, se debe considerar qué medidas de control, si las hay, pueden aplicarse para cada peligro. Las medidas de control son las acciones o actividades que pueden usarse para prevenir, eliminar o reducir a niveles aceptables un peligro para la seguridad alimentaria.

Puede que sea necesario aplicar más de una medida para controlar un peligro o varios peligros específicos, y que con una determinada medida se pueda controlar más de un peligro.

Las medidas de control deben estar claramente establecidas y, además, aquellas que se consideran importantes estarán documentadas para que las personas responsables de su aplicación puedan llevarlas a cabo sin equivocaciones. Muchas de estas medidas de control estarán contempladas dentro de los planes de PCH (p. ej., planes de buenas prácticas de elaboración y manipulación, limpieza y desinfección, formación de manipuladores, etc.).

A continuación se detallan en el cuadro 8.9 algunos ejemplos de medidas de control que se pueden emplear para los distintos tipos de peligros:

Cuadro 8.9
Ejemplo de diagrama de flujo de una hamburguesa

Peligros biológicos	– Cloración del agua. – Desecación. – Aplicación de tratamientos térmicos (pasterización, esterilización, etc.). – Fermentación o control de pH. – Condiciones de envasado (vacío, atmósfera modificada, etc.).
Peligros físicos	– Especificaciones de productos, sean materias primas u otros materiales, como son los envases y embalajes, que aporten garantías frente a cuerpos extraños. – Controles de los procesos, mediante el uso de dispositivos de detección específicos (detectores de metales, filtros, imanes, clarificadores, etc.). – Adecuado mantenimiento de equipos e instalaciones (revisiones, calibraciones), de forma que éstos no puedan contaminar los alimentos.
Peligros químicos	– Especificaciones de materias primas y materiales auxiliares, de forma que los proveedores suministren productos seguros en cuanto a contaminantes químicos. – Uso de productos químicos autorizados para su aplicación en la industria alimentaria (limpieza, desinfección, plaguicidas). – Controles de los procesos (formulación y uso de aditivos y sus cantidades, instrucciones para el etiquetado de productos alimenticios y confección de etiquetas).

8.4.5. Determinar los puntos de control críticos (Principio 2)

Los PCC son las etapas productivas, o aspectos concretos de ellas, en las que un control puede aplicarse y es esencial para prevenir, eliminar o reducir a niveles aceptables un peligro para la seguridad alimentaria. Representan aquellas etapas, puntos o aspectos de las mismas en las que un control es esencial para la seguridad de los alimentos comercializados.

La determinación de los PCC precisa una justificación de forma razonada, por ejemplo mediante una técnica denominada árbol de decisión que recomienda la Comisión del *Codex Alimentarius*. El uso de esta técnica precisa de flexibilidad, cierto grado de experiencia y puede no ser aplicable en todas las situaciones. Hay que recordar que es conveniente que sólo los peligros probables se llevarán al árbol de decisiones y no aquellos que son controlados satisfactoriamente mediante prácticas correctas de higiene. En todo caso, cualquier otra forma o razonamiento justificado puede ser adecuado en la determinación de los PCC (p. ej., guías de APPCC, bibliografía, valoración razonada).

El árbol de decisión consiste en cuatro preguntas que se responden de forma secuencial para valorar si un PCC es necesario para controlar un peligro identificado y en qué etapa del proceso productivo debe estar ubicado (figura 8.3). En función de que el resultado de cada pregunta sea afirmativo o negativo, se pasa a la siguiente cuestión o se determina que la medida de control es o no un PCC.

Los PCC identificados deben documentarse. Se recomienda identificar numéricamente los PCC con su categoría, según se refiera a peligros físicos (F), químicos (Q) o biológicos (B). Esto permite a los responsables de aplicar el sistema de APPCC su localización de forma rápida en un punto específico del proceso.

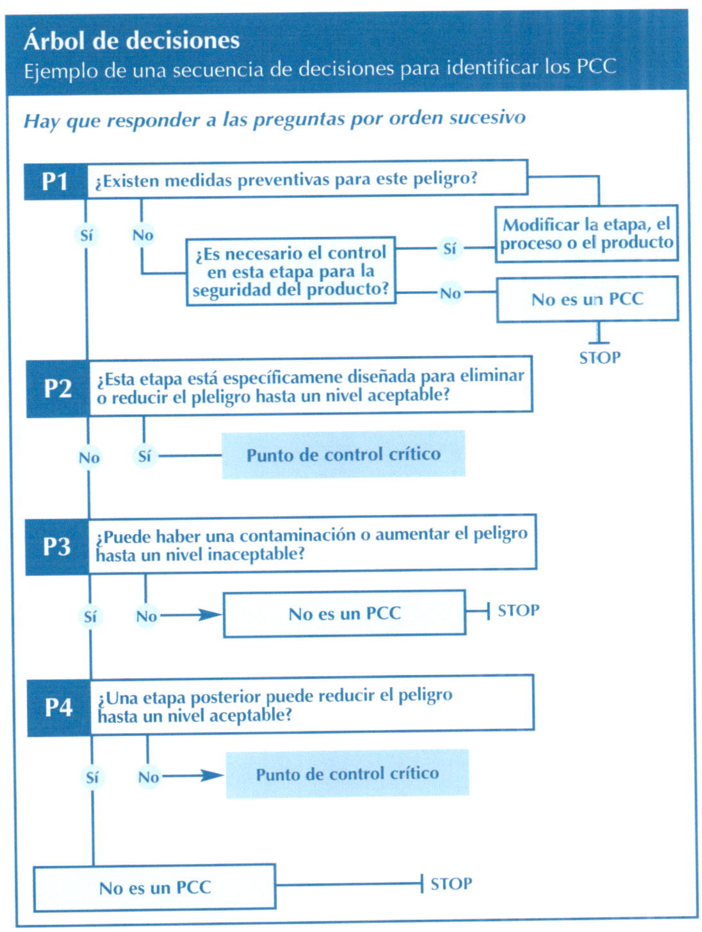

Figura 8.3
Ejemplo de una secuencia de decisiones para identificar los PCC según el *Codex Alimentarius*

Actividad propuesta 8.2

Para la determinación de un PCC se puede utilizar el cuadro inferior. Lee detenidamente y completa con los datos que se adjuntan en el cuadro:

- La supervivencia de bacterias patógenas por insuficiente tratamiento térmico de higienización (biológico) se produce en la etapa de cocción. Existe tratamiento higienizante de pasteurización en el P1. También existe el P2. El punto de control crítico es el 3B.
- El crecimiento de *Clostridium* y formación de toxinas por un lento enfriamiento (biológico) se produce en la etapa de enfriamiento rápido. Existe enfriamiento rápido del producto en el P1. También existe el P2. El punto de control crítico es el 4B.
- La contaminación cruzada con *Listeria monocytogenes* y otras bacterias patógenas por inadecuada higiene en manipuladores, equipos y utensilios (biológico) se produce en la etapa de división en lonchas. Existe aplicación de una limpieza y desinfección específica eficaz frente a Listeria sobre superficies en contacto con el producto. No existe P2 y P4, pero sí existe P3. El punto de control crítico es el 5B.

Determinación de un PCC

Etapa	Peligro	P1	P2	P3	P4	PCC n.º
Recepción de carne (refrigeración)	B: Bacterias patógenas (presencia y crecimiento por fallo en la cadena de frío)	Sí: mantenimiento de la cadena de frío	No	Sí	No	1B
Almacenamiento refrigerado de la carne	B: Crecimiento de bacterias patógenas por fallo en la cadena de frío	Sí: mantenimiento de la cadena de frío	Sí	–	–	2B
Inyección de la salmuera	F: Contaminación por cuerpos metálicos (p. ej., agujas rotas procedentes de las inyectoras de salmuera)	Sí: instalación de un detector de metales	No	Sí	Sí: instalación de un detector de metales en etapa de envasado	Ver en la etapa de envasado

8.4.6. Establecer límites críticos para cada punto de control crítico (Principio 3)

Los límites críticos son los criterios que separan lo aceptable de lo inaceptable en el control de un PCC. Permiten controlar los PCC de una forma objetiva, eficaz y práctica.

Pueden ser:

- Valores cuantitativos medibles (p. ej., temperatura, tiempo, acidez, etc.).
- Valores cualitativos, deben ser susceptibles de una valoración objetiva (p. ej., características organolépticas como color, olor y textura; presencia/ausencia o sí/no de un atributo como la hermeticidad de un envase o la declaración de ingredientes en una etiqueta de un alimento).
- Claramente definidos, sin ningún tipo de ambigüedad.

A continuación se detallan en algunos de los peligros, con sus PCC y sus límites críticos:

CUADRO 8.10
Ejemplos de peligros, PCC y límites críticos

Peligros	PCC	Límites críticos
Parásito (s)	Congelación	–20 °C, 24 horas
Bacteria patógena (s)	Cocinado	75 °C centro del alimento
Alérgenos (c)	Etiquetado	Declaración de ingredientes correcta
Bacteria patógena (m)	Mantenimiento en caliente	65 °C

Nota: (c) contaminación, (s) supervivencia a un tratamiento y (m) multiplicación.

Es necesario que los responsables de determinar los límites críticos conozcan bien los procesos que tienen lugar en las actividades alimentarias, su relación con la seguridad de los alimentos y las exigencias legales existentes.

La identificación de los límites críticos debe estar razonada. Se recomienda seguir el procedimiento siguiente:

1. Para cada PCC estudiar si existe fijado un valor legal para garantizar la seguridad alimentaria. Si es así, elegirlo. Por ejemplo, la temperatura en el interior de la carne de animales de abasto nunca debe ser superior a 7 °C (para prevenir la multiplicación de microorganismos patógenos).
2. Si no existen límites legales para un PCC, hay que establecer uno que sea adecuado para mantener el control del peligro involucrado. Puede obtenerse información de guías sectoriales, publicaciones científicas o datos de investigaciones de expertos, de estudios experimentales, etc. Si existen dudas, debe elegirse siempre el valor de menor riesgo, por ejemplo 75 °C para el tratamiento térmico de la carne de pollo.

3. Siempre debe documentarse y archivarse la información utilizada para determinar y justificar los límites críticos (p. ej., estudios, informes científicos, bibliografía, etc.).

Con frecuencia los PCC pueden disponer de más de un límite crítico (p. ej., los tratamientos térmicos dependen de la temperatura y del tiempo de exposición al que se someten los alimentos, salvo que la temperatura sea suficientemente alta). Es importante tener presente que los límites críticos son referidos a los PCC, a efectos de su vigilancia, y no a los peligros que los motivan (p. ej., 4 °C como límite crítico del PCC de almacenamiento frigorífico de una carne de ave, mientras que el peligro es la multiplicación de *Salmonella*).

8.4.7. Establecer un sistema de vigilancia para cada punto de control crítico (Principio 4)

La vigilancia es la medición u observación programadas de un PCC en relación con sus límites críticos, es decir, son las medidas previstas para comprobar que los PCC están bajo control, por tanto, dentro de sus límites críticos.

Sirven para disponer de garantías del control de los PCC y, por tanto, que los productos alimenticios se preparan y comercializan de forma higiénica. De lo contrario, detectar con rapidez y eficacia una pérdida de control de un PCC e inmediatamente aplicar acciones correctoras.

Los procedimientos de vigilancia deben estar descritos en la documentación del sistema de APPCC. En muchas ocasiones se presentan como instrucciones de trabajo que recogen los siguientes apartados qué, cuándo, cómo y quién vigila.

Cuadro 8.11
Procedimientos de vigilancia

Qué	– Indicación de qué aspecto es el que se vigila: temperatura de la cocción o de mantenimiento de frío, pH, etiquetado de un producto, etc.
Cuándo	– Se establecerá una frecuencia para llevar a cabo la vigilancia: continua con monitorización informática y sistema de alarma; en cada lote, etc. – Si es necesario, el momento de ejecución: periódica 3 veces al día, al empezar, a media jornada y al final; en cada lote, etc.
Cómo	– Se detallará cómo debe realizarse la vigilancia: termómetro sonda del horno o de la cámara de frío, tiras reactivas, observación visual, etc. – Hay muchas formas de vigilar los límites críticos de un PCC: vigilancia continua con equipos automáticos para control de tiempo/temperatura usados en etapas de tratamiento térmico, termógrafos en las instalaciones de frío, etc., y vigilancia discontinua con exámenes visuales (medida de lectores de temperatura), la frecuencia debe establecerse de forma que se garantice de manera aceptable que el PCC está bajo control. – Mayor frecuencia en la vigilancia, mayor seguridad y menor cantidad de alimentos se verán afectados si se produce una pérdida de control en un PCC.

[.../...]

[.../...]

Quién	– Establecer quién es la persona encargada de su ejecución (encargado de la sección, cocinero, personal de mantenimiento, etc.). – Las personas encargadas de la vigilancia tienen que tener: • La formación y la capacitación apropiada en el método de vigilancia que se va a emplear (p. ej., uso y lectura de termómetros, tiras reactivas, pHmetros). • Entender totalmente la importancia de las acciones que realizan. • Disponer de la autoridad suficiente para realizar las acciones descritas. • Instrucciones de trabajo de vigilancia fáciles de llevar a cabo.

Los resultados del sistema de vigilancia de cada PCC se registrarán en los formatos establecidos y no puede haber ningún PCC cuya vigilancia no tenga asignado un registro. Es importante que las hojas de registro sean manejables, de sencillo entendimiento y fáciles de rellenar, porque tendrán que estar próximas a los puestos de trabajo y se cumplimentarán por operarios que siempre tienen limitaciones de tiempo.

Para realizar el registro de vigilancia se pueden utilizar distintos tipos de documentos que a continuación se muestran. Son sólo un ejemplo, ya que existen registros de vigilancia de las cámaras frigoríficas, de la temperatura de cocción, detección de partículas de metal o de madera, la hermeticidad de un envase, etc.

Cuadro 8.12
Ejemplo 1 de registro de vigilancia de PCC

Registro de vigilancia de PCC 1B: recepción de carne (temperatura [ºC])					
Producto	Fecha:				Vigilado por: (firma)
	Proveedor	Lote	Cantidad	Temp. (ºC)	
Observaciones: PCC 1B (*límite crítico* **temperatura = 7 ºC** en el centro de producto)					Verificado por: (firma y fecha)

CUADRO 8.13
Ejemplo 2 de registro de vigilancia de PCC

Registro de vigilancia de PCC 4B: enfriamiento rápido (temperatura [ºC])						
Producto	Fecha:					Vigilado por: (firma)
	Lote	Temperatura inicial	A las 3 horas	A las 6 horas	Temperatura final	
Observaciones: PCC 4B (*límite crítico* paso de **temperatura** de 60 a 10 ºC en un **tiempo** de 6 horas, continuar enfriamiento posterior hasta alcanzar 4 ºC)						Verificado por: (firma y fecha)

8.4.8. Establecer acciones correctoras (Principio 5)

Las acciones correctoras son aquellas medidas que deben ser tomadas cuando los resultados de la vigilancia en un PCC indican una pérdida de control.

Se considera una pérdida de control la superación del límite crítico en un PCC. Cuando la vigilancia detecta que se ha superado un límite crítico, los procesos y productos alimenticios implicados son inseguros y no deben llegar al consumidor.

Dada la trascendencia para la seguridad alimentaria, la empresa debe designar un responsable de la ejecución de las medidas correctoras. Esta persona o personas tendrán los conocimientos y la capacidad de toma de decisiones apropiadas.

Estas acciones contemplarán en primer lugar medidas para controlar el producto alimenticio inseguro y el PCC desviado, y siempre que sea posible la identificación de la causa y la forma de prevenir su recurrencia.

Los elementos que componen una acción correctora son:

- *Identificación y control del producto afectado.* No puede ser comercializado ningún producto alimenticio inseguro o nocivo para la salud.
- *Control del PCC desviado.* La medida correctora debe garantizar la vuelta a la normalidad del PCC dentro de sus límites críticos, por ejemplo, los equipos de frío que suministran la temperatura prevista, hornos que ceden el calor suficiente, etc.
- *Identificación de la causa de la desviación.* Como materias primas contaminadas, aplicación no homogénea del calor en hornos de cocción, compresores deteriorados o pérdida del agente refrigerante en las cámaras de refrigeración, falta de conocimiento o malas prácticas del personal manipulador, etc.

– *Prevención de su recurrencia*. Como el cambio de proveedor de alimentos, la dotación de nuevos hornos con capacidad en correspondencia con las necesidades previstas, la reparación de instalaciones de frío y mejora del plan de mantenimiento preventivo, las actividades de formación y concienciación del personal, etc.

Estas acciones correctoras deben tenerse previstas de forma anticipada en la medida en que sea posible, en lo esencial y razonable (es evidente que no todo se puede prever, ni tampoco es práctico hacerlo). Los procedimientos que se han de aplicar deben ser claros y de fácil comprensión para los empleados responsables de su ejecución, pues así se evitarán errores. En ciertas situaciones, en particular cuando surge una desviación para la que no están previstas acciones correctoras, será preciso tomar medidas adicionales, como por ejemplo consultar a expertos en seguridad alimentaria o efectuar análisis en laboratorio para garantizar la seguridad de los alimentos involucrados.

Es necesario realizar un registro de las acciones correctoras que se llevan a cabo. La información que se debe contemplar en este registro incluirá los elementos mencionados con anterioridad, será firmado y fechado por el responsable de su ejecución y seguimiento.

CUADRO 8.14
Ejemplo de registro de acción correctora

Registro de acción correctora			
1) Fecha:		2) Hora:	
3) Descripción de la incidencia/desviación de PCC:			
4) Identificación de la causa:			
5) Acción correctora (producto, PCC, práctica de higiene):			
6) Medidas para evitar su repetición:			
7) Producto afectado:	No	Sí	(ante productos afectados proceder a su identificación)
8) Identificación del producto (denominación, cantidad, lote o partida)			
9) Persona responsable:			Firma:
10) Verificado por:			Firma y fecha:

8.4.9. Verificación (Principio 6)

Las medidas de verificación son actividades distintas de la vigilancia, dirigidas a comprobar regularmente el cumplimiento y eficacia del sistema de APPCC, también son llamadas procedimientos de comprobación.

Buscan disponer de evidencias o hechos objetivos que indiquen que el sistema de autocontrol se pone en práctica y sus resultados indican que los productos alimenticios comercializados son seguros.

Los procedimientos de verificación son responsabilidad de la empresa alimentaria según los principios del APPCC, en cambio, las Administraciones Públicas dirigen la verificación hacia un control oficial, con objeto de comprobar que las empresas cumplen con los requisitos legales en materia de higiene alimentaria, incluida la aplicación de sistemas de autocontrol.

Las verificaciones se refieren a comprobaciones, sobre todo el sistema de autocontrol, y se efectúan de una forma más diferida en el tiempo, a diferencia de la vigilancia de los PCC, que se dirigen al control programado de los PCC y con un enfoque continuo.

Entre las actividades de comprobación pueden citarse, a título de ejemplo, las siguientes:

- Examen del sistema y el plan de APPCC y de sus registros.
- Examen de las desviaciones y los sistemas de eliminación de productos.
- Confirmación de que los PCC siguen estando controlados.

Cuando sea posible, las actividades de validación deberán incluir medidas que confirmen la eficacia de todos los elementos del sistema de APPCC.

La comprobación deberá efectuarla una persona distinta de la encargada de la vigilancia y las medidas correctivas. En caso de que algunas de las actividades de comprobación no se puedan llevar a cabo en la empresa, podrán ser realizadas por expertos externos o terceros calificados en nombre de la misma.

8.4.10. Sistema de documentación y registro (Principio 7)

Los sistemas de documentación y registro son los documentos que describen el sistema, sus principios y los registros de aplicación. La documentación que desarrolla el sistema de APPCC debe permitir su puesta en práctica de forma uniforme, en conformidad con los principios que lo configuran. Los registros son esenciales para demostrar una implantación correcta del citado sistema de APPCC, a través de la información de los resultados de la vigilancia de los PCC, las medidas correctoras y los procedimientos de verificación.

Hace posible aplicar un sistema de APPCC de forma regular y homogénea, tal como se ha diseñado, y aporta garantías de su puesta en práctica y eficacia.

Pueden tener cualquier tipo de soporte siempre que sea de utilidad, por ejemplo manuscrito, gráfico o digital; y por supuesto, pueden ser resultado de la adaptación de documentos ya existentes como, por ejemplo, albaranes, documentos comerciales internos, listas de control, facturas, sobre los que el personal está acostumbrado a trabajar.

Un punto esencial es que la documentación y los registros previstos sean de utilidad para la empresa: debe documentarse sólo lo que es necesario y se pueda manejar en la práctica. Los registros son susceptibles de modificarse con el paso del tiempo, para hacerlos ágiles y operativos.

La finalidad del sistema de registro y documentación es aportar información veraz y servir de guía que oriente las actividades que se van a realizar. Hay que intentar no sobredimensionar la documentación y que el sistema de registro sea sencillo, eficaz y fácil de enseñar a los trabajadores.

CUADRO 8.15
Tipos de documentos y registros que podemos encontrar

Documentación
– Documentos de apoyo a la aplicación de los principios del sistema como la información sobre el equipo de trabajo, la descripción de los productos, el uso esperado y la población de destino, los diagramas de flujo y su documentación descriptiva. – Procedimientos, instrucciones de trabajo y otros documentos que describen y justifican el desarrollo de los principios: identificación de peligros, medidas de control, determinación de PCC, límites críticos, medidas de vigilancia, acciones correctoras y procedimientos de verificación. – Documentos externos a la empresa como reclamaciones, devoluciones de clientes, documentos de control oficial efectuados por las Administraciones Públicas.
Es requisito esencial que sea firmado y fechado por un responsable legal de la empresa, tanto la documentación inicial como las futuras actualizaciones.
Registros
– Registro de la vigilancia de los PCC. – Registro de las acciones correctoras y desviaciones. – Registro de las actividades de verificación. – Modificaciones del plan de APPCC.

CUADRO 8.16
Ejemplo de hoja de trabajo sistema de APPCC

Descripción del producto

Diagrama de flujo del proceso

Indicar

Fase	Peligro(s)	Medida(s) preventiva(s)	PCC	Límite(s) crítico(s)	Vigilancia	Medida(s) Correctora(s)	Registros

Verificación

Resumen

El Sistema de Análisis de Peligros y Puntos de control críticos (APPCC) permite identificar peligros específicos y medidas para su control con el fin de garantizar la inocuidad de los alimentos. Facilita la inspección por parte de las autoridades de reglamentación y promueve el comercio internacional al aumentar la confianza en la inocuidad de los alimentos.

Está compuesto por siete principios que se incluyen en la secuencia lógica de la aplicación del sistema de APPCC, que es la siguiente:

1. Formación de un equipo APPCC.
2. Descripción del producto.
3. Determinación del uso previsto del producto.
4. Elaboración de un diagrama de flujo y verificación in situ.
5. Listado de los peligros posibles, realización de un análisis de peligros y determinación de las medidas de control (Principio 1).
6. Determinación de los PCC (Principio 2).
7. Establecimiento de límites críticos para cada PCC (Principio 3).
8. Establecimiento de un sistema de vigilancia para cada PCC (Principio 4).
9. Establecimiento de medidas correctoras para las posibles desviaciones (Principio 5).
10. Establecimiento de procedimientos de verificación (Principio 6).
11. Establecimiento de un sistema de registro y documentación (Principio 7).

ACTIVIDADES DE AUTOEVALUACIÓN

Señala la respuesta correcta. Sólo hay una respuesta correcta en cada actividad.

1. La finalidad del sistema de registro y documentación es:
   - ☐ *a)* Aportar información desleal y servir de guía que oriente las actividades que se han de realizar.
   - ☐ *b)* Aportar información veraz y servir de desamparo para que oriente las actividades que se han de realizar.
   - ☐ *c)* Aportar información veraz y servir de guía que oriente las actividades que se han de realizar.

2. El estilo del diagrama de flujo de los procesos o actividades alimentarios:
   - ☐ *a)* Es elección de cada empresa y pueden usarse palabras, líneas, símbolos, dibujos y números, etc.
   - ☐ *b)* Lo importante es que refleje todos los productos y etapas productivas de interés en seguridad alimentaria.
   - ☐ *c)* Las dos respuestas anteriores son verdaderas.
3. Se pueden comercializar productos alimenticios inseguros o nocivos para la salud.
   - ☐ *a)* Verdadero.
   - ☐ *b)* Falso.
4. El *Codex Alimentarius* dice que la empresa alimentaria debe asegurar que se disponga de conocimientos y competencia específicos para los productos que permitan formular un plan de APPCC eficaz. Para lograrlo, lo ideal es crear un equipo:
   - ☐ *a)* Multicultural.
   - ☐ *b)* Multidisciplinario.
   - ☐ *c)* Formativo.
5. Los límites críticos son:
   - ☐ *a)* Los criterios que separan lo aceptable de lo inaceptable en el control de un PCC.
   - ☐ *b)* La aplicación de métodos, procedimientos, ensayos y otras evaluaciones, además de la vigilancia, para constatar el cumplimiento del plan de APPCC.
   - ☐ *c)* Cualquier punto, procedimiento, operación o etapa de la cadena alimentaria, incluidas las materias primas, desde la producción primaria hasta el consumo final.
6. La empresa está obligada a comunicar quiénes son los miembros del equipo de trabajo APPCC, cuál de ellos es el responsable y qué conocimientos aporta cada uno de los participantes en el desarrollo y en la aplicación del sistema.
   - ☐ *a)* Verdadero.
   - ☐ *b)* Falso.

SOLUCIONES:

1. a b **c**	3. a **b** c	5. **a** b c
2. a b **c**	4. a **b** c	6. **a** b

Investiga

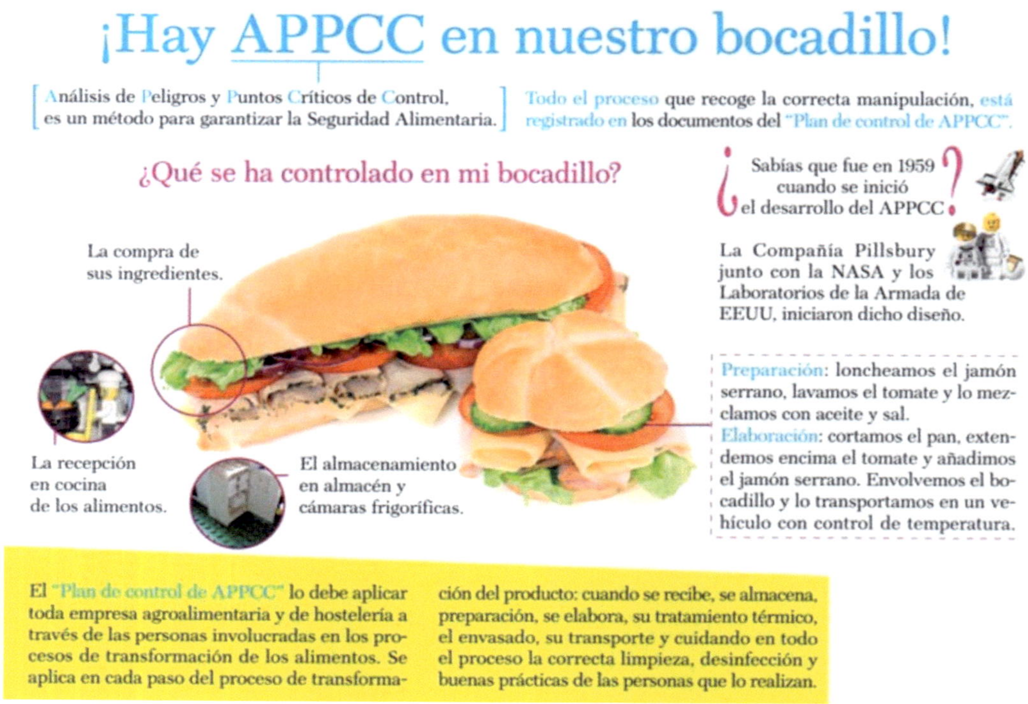
¡Hay APPCC en nuestro bocadillo!
Análisis de Peligros y Puntos Críticos de Control, es un método para garantizar la Seguridad Alimentaria.
Todo el proceso que recoge la correcta manipulación, está registrado en los documentos del "Plan de control de APPCC".
¿Qué se ha controlado en mi bocadillo?
¿Sabías que fue en 1959 cuando se inició el desarrollo del APPCC?
La Compañía Pillsbury junto con la NASA y los Laboratorios de la Armada de EEUU, iniciaron dicho diseño.
La compra de sus ingredientes.
La recepción en cocina de los alimentos.
El almacenamiento en almacén y cámaras frigoríficas.
Preparación: loncheamos el jamón serrano, lavamos el tomate y lo mezclamos con aceite y sal.
Elaboración: cortamos el pan, extendemos encima el tomate y añadimos el jamón serrano. Envolvemos el bocadillo y lo transportamos en un vehículo con control de temperatura.
El "Plan de control de APPCC" lo debe aplicar toda empresa agroalimentaria y de hostelería a través de las personas involucradas en los procesos de transformación de los alimentos. Se aplica en cada paso del proceso de transformación del producto: cuando se recibe, se almacena, preparación, se elabora, su tratamiento térmico, el envasado, su transporte y cuidando en todo el proceso la correcta limpieza, desinfección y buenas prácticas de las personas que lo realizan.

Fuente: http://www.carneentucasa.com/noticias/carne-de-cerdo/APPCC.html

Después de leer este documento, investiga si existe APPCC en una hamburguesa del Mc Donald's©.

Lee y debate en clase

Intoxicación masiva en Noma, el mejor restaurante del mundo

La autoridad danesa de control alimenticio ha dado a conocer que 63 personas han sufrido trastornos estomacales después de haber acudido al prestigioso restaurante danés Noma. Los comensales afectados acudieron a este establecimiento, considerado el mejor del mundo durante tres años consecutivos por la revista británica *Restaurant*, entre el 12 y el 16 de febrero, e inmediatamente después sufrieron cuadros de vómitos y diarreas.

El gerente del restaurante, Peter Kreiner, ha explicado que la infección podría haberse dado por el efecto contagio que habría iniciado uno de los empleados, aunque todavía se está investigando. El responsable del local ha querido aclarar que se ha pedido disculpas a los afectados y que también se les ha devuelto el coste de lo consumido.

El local, situado en el puerto de Copenhague, tiene una alta reputación que es directamente proporcional a su lista de espera de hasta dos meses. Además, cuenta con uno de los chefs más reconocidos, el cocinero de origen albanés René Redzepi.

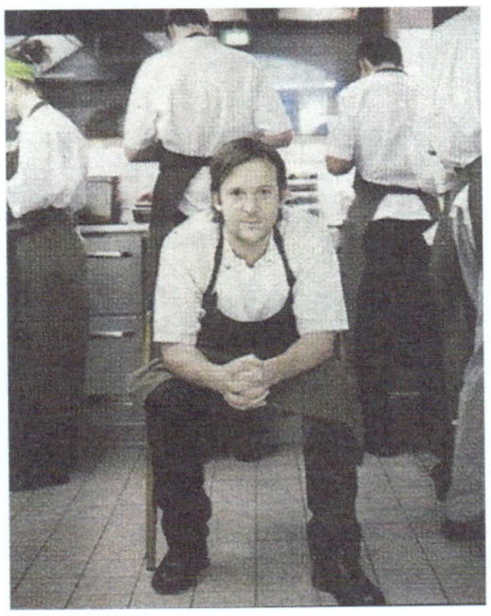

Fuente: ABC, domingo 10 de marzo de 2013, abc.es/estilo

Temas para debatir:

- ¿Qué crees que ha ocurrido?
- Los clientes ¿se han contagiado por algún virus, bacteria...?
- ¿Crees que el restaurante ha reaccionado bien devolviendo el dinero a los clientes?

Parte IV

Gestión medioambiental y de los residuos

9

Utilización eficaz de los recursos

Objetivos

1. Definir el concepto de recurso.
2. Conocer y describir el impacto ambiental provocado por el uso de cada recurso.
3. Reconocer y analizar el concepto de las 3 R: reducción, reutilización y reciclado.
4. Identificar las metodologías para la reducción del consumo de los recursos.

Mapa conceptual del capítulo

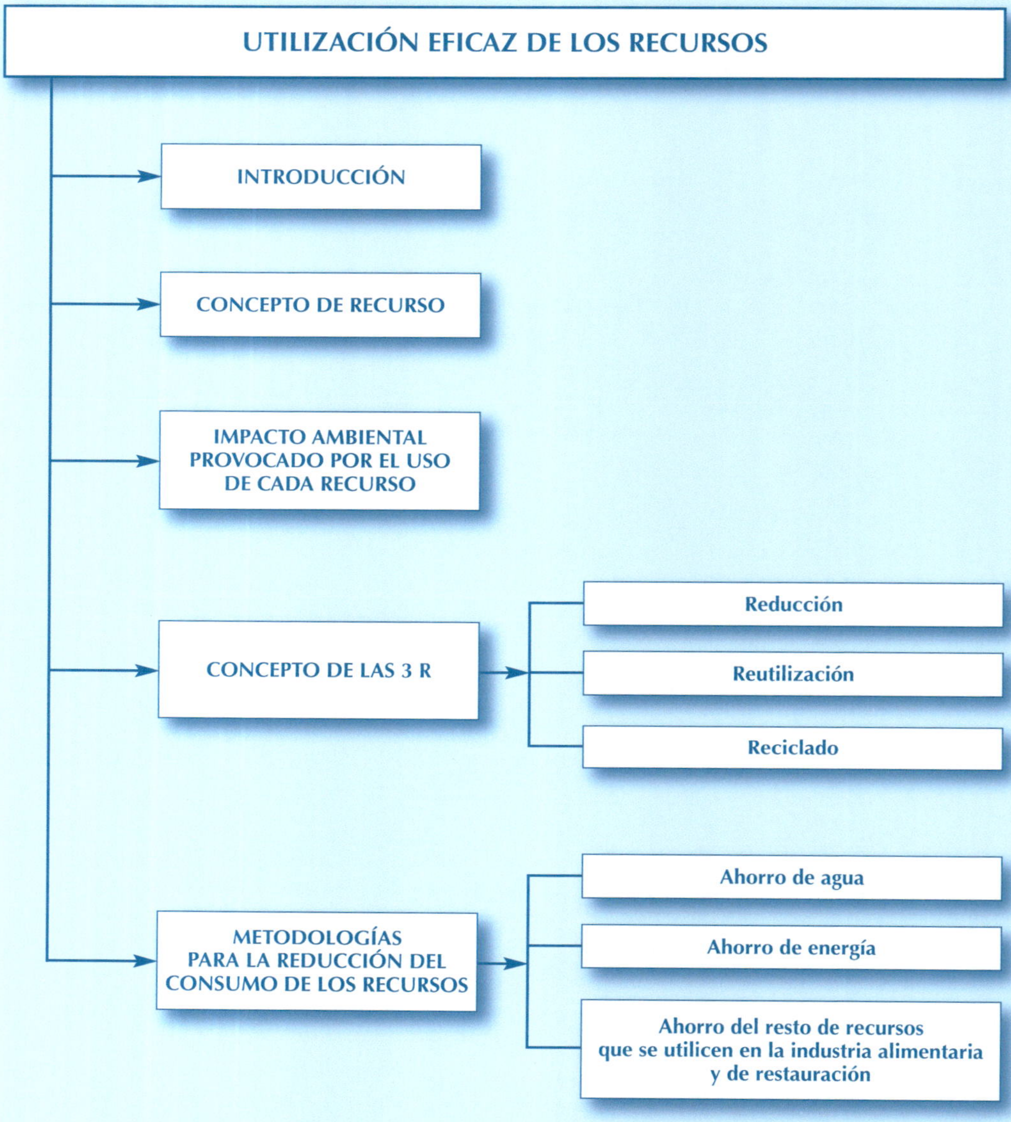

Glosario

Arriate. Era estrecha y dispuesta para tener plantas de adorno junto a las paredes de los jardines y patios.

Aspersor. Mecanismo destinado a esparcir un líquido a presión, como el agua para el riego o los herbicidas químicos.

Biodegradable. Dicho de un compuesto químico, que puede ser degradado (transformar una sustancia compleja en otra de constitución más sencilla) por acción biológica.

Biometanización. Es un proceso de fermentación anaeróbica de la fracción orgánica presente en los residuos, mediante el que se obtiene biogás.

Compostaje. Elaboración de compost, humus obtenido artificialmente por descomposición bioquímica en caliente de residuos orgánicos.

Retornable. Dicho de un envase, que se puede volver a utilizar.

9.1. Introducción

Uno de los pilares de la economía nacional es el turismo, donde se incluyen la hostelería y la industria alimentaria. Por ello, al ocasionar grandes movimientos de población se producen procesos sociales, culturales, de ordenación territorial, así como consumos extras de agua, energía y otros impactos que es necesario controlar.

La Unión Europea viene defendiendo a través de distintas normas la protección del medio ambiente como parte integrante de sus actividades y políticas, a fin de conseguir un desarrollo equilibrado y sostenible, compatible con nuestro actual modelo económico.

El objetivo es conseguir un desarrollo sostenible. Se puede definir como aquel desarrollo que es capaz de satisfacer las necesidades actuales sin comprometer los recursos y posibilidades de las futuras generaciones.

9.2. Concepto de recurso

Se puede definir recurso como un bien o un medio de subsistencia. Se puede definir recurso natural como aquellos bienes materiales y servicios que proporciona la naturaleza sin alteración por parte del ser humano; y que son valiosos para las sociedades humanas por contribuir a su bienestar y desarrollo de manera directa (materias primas, minerales, alimentos) o indirecta (servicios ecológicos).

Los tipos de recursos naturales que podemos encontrar son:

- *Recursos naturales renovables:* son aquellos recursos que no se agotan con su utilización, debido a que vuelven a su estado original o se regeneran a una tasa mayor a la tasa con que los recursos disminuyen mediante su utilización. Algunos de los recursos renovables que se pueden encontrar son: los bosques, el agua, el viento, las pesquerías, la radiación solar, la energía hidráulica, la energía geotérmica, la madera, los productos de agricultura como cereales, frutales, tubérculos, hortalizas y la biomasa (todo ser vivo).
- *Recursos naturales no renovables:* son recursos naturales que no pueden ser producidos, cultivados, regenerados o reutilizados a una escala tal que pueda sostener su tasa de consumo. Estos recursos frecuentemente existen en cantidades fijas ya que la naturaleza no puede recrearlos en periodos geológicos cortos. En ocasiones es el uso abusivo y sin control el que los convierte en agotados, como por ejemplo en el caso de la extinción de especies. Otro fenómeno puede ser que el recurso exista, pero que no pueda utilizarse, como sucede con el agua contaminada, etc. Algunos de los recursos no renovables que se pueden encontrar son: el carbón, los minerales, los metales, el gas natural y los depósitos de agua subterránea, en el caso de acuíferos confinados sin recarga.

PARA SABER MÁS

El consumo de recursos está asociado a la producción de residuos: cuantos más recursos se consumen más residuos se generan. Se calcula que en España cada ciudadano genera más de 1,38 kg de basura al día, lo que al final del año representa más de 500 kg de residuos.

CUADRO 9.1
Recursos materiales utilizados

Herramientas y utillajes	Menaje, vajilla, cubertería, pequeños electrodomésticos: batidoras, secadores de mano y de cabello, cortadoras de fiambre, peladoras, afiladores de lápices, agendas, sacacorchos, etc.
Maquinaria y equipos	Cámaras frigoríficas, trenes de lavado, lavadoras y secadoras, cocinas, cafeteras, equipos informáticos, campanas extractoras, centralitas, vehículos, teléfonos, frigoríficos, lavavajillas, células fotoeléctricas, ascensores, sistema de megafonía, etc.
Materias primas y de consumo	Vegetales, carnes, pescados y mariscos, conservas, lácteos, bebidas, café, frutos secos, papel de aluminio, papel, cartón, botes de plástico, bricks, productos de limpieza, agua, bolígrafos, tóner, disquetes, toallas, sábanas, mantas, jabones de baño, etc.
Instalaciones y otros	Hoteles, restaurantes, oficinas, salones de congresos, bares, parques de ocio, etc., que necesitan instalación de iluminación y sistemas eléctricos, climatización, tomas de agua y gas, almacenes, etc.

9.3. Impacto ambiental provocado por el uso de cada recurso

Se puede definir el impacto ambiental como el efecto que produce al medio ambiente una acción determinada del hombre.

Al hablar de estos efectos, se puede diferenciar dos frentes por los que el hombre ataca al medio:

- Se abastece de los recursos del medio (agua, energía, productos, etc.), algunos de ellos renovables y otros no, y para ello, en ocasiones, debe modificar las condiciones del mismo (por ejemplo, la construcción de una presa), es decir, el turismo se beneficia de un entorno en buen estado.
- Dichas modificaciones generan residuos que vierten al propio medio, contaminándolo y afectando al equilibrio dinámico mencionado, es decir, producen un impacto en el medio ambiente (contaminación y residuos).

Es conveniente definir qué es el turismo sostenible. Se entiende por turismo sostenible aquel turismo consciente y responsable que permite el desarrollo sostenible de la comunidad donde se desarrolla, esto es, atiende a las necesidades del presente sin poner en peligro la capacidad de las generaciones futuras para satisfacer a las suyas propias.

Actividad propuesta 9.1

¿Sabes cuánto tiempo tarda en desintegrarse una bolsa de basura de plástico? Investiga sobre este tema y saca conclusiones.

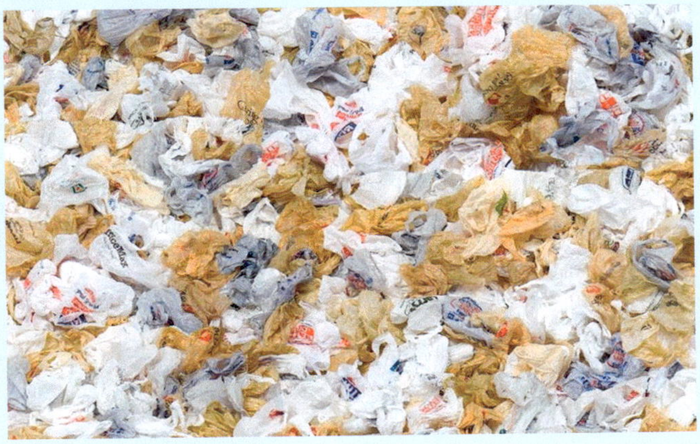

A continuación, se detalla en el cuadro 9.2 las acciones con impacto ambiental.

CUADRO 9.2
Acciones con impacto ambiental

Consumo

- No realizar una buena gestión del consumo eléctrico.
- No introducir medidas de ahorro energético.
- Emplear materiales de un solo uso.
- Usar más agua de la necesaria.
- Usar papel no reciclado y encargar más folletos publicitarios de los necesarios.
- Mantener las máquinas en funcionamiento y las luces encendidas si no se están usando.
- Almacenar de una forma impropia las materias primas, ya que produce una alteración de sus cualidades alimenticias.
- Producir sobras al calcular mal las cantidades que se van a emplear.
- Comprar pescados de tamaño inferior al legalmente permitido.

Contaminación y residuos

- No seguir un plan adecuado de prevención de incendios.
- Gestionar los residuos de forma inadecuada y no separarlos.
- Adquirir productos con muchos envases y embalajes.
- Emplear detergentes con fosfatos.
- Elegir rotuladores y bolígrafos cuyas tintas tienen pigmentos tóxicos.
- No cambiar los filtros de los sistemas de extracción con la frecuencia necesaria.
- Usar gases de refrigeración que contengan componentes dañinos para la capa de ozono.
- Elegir limpiadores que contengan elementos no biodegradables o con fosfatos.
- Verter productos químicos a la red de aguas residuales.

Ocupación del espacio

- Situar en espacios con un alto valor ambiental las instalaciones de turismo y hostelería.
- No respetar las tradiciones culturales de las zonas donde se produce el fenómeno turístico.
- Construir infraestructuras y utilizar materiales en su construcción que no se integran en el medio ni son tradicionales de la zona, produciendo impacto visual.
- Crear barreras artificiales en la dinámica natural de formación y regeneración de playas.
- Construir en espacios naturales de forma que se alteren los ecosistemas originales.
- No cumplir la legislación vigente tanto de origen europeo o estatal, como la procedente de las Comunidades Autónomas.

RECUERDA

El día mundial del medio ambiente se celebra el 5 de junio desde el año 1973.

CUADRO 9.3
Consejos para ser más ecológico

Consejos para ser más ecológico

Seguir las "siete erres"

1. Reflexionar antes de consumir algo.
2. Rechazar productos o actividades no ecológicas (como los productos de "usar y tirar" o el empaquetado excesivo).
3. Reducir para utilizar sólo lo necesario.
4. Reutilizar los productos para darles una mayor vida.
5. Reciclar para aprovechar los materiales y que no acaben en vertederos.
6. Redistribuir los bienes para combatir los desequilibrios.
7. Reclamar a empresas e instituciones actuaciones que contribuyan a mejorar el medio ambiente.

Quienes aprenden y siguen estas siete acciones contribuyen a conservar el medio ambiente y, de paso, ahorran dinero.

Cambiar vehículo privado por transporte sostenible

Conviene evitar el vehículo privado y apostar por el transporte público o elegir el modelo menos contaminante posible.

Gastar menos energía

El ahorro energético se nota si se baja el aire acondicionado y la calefacción uno o dos grados y cuando se evita el modo en reposo (*stand by*) de los aparatos electrónicos. No utilizar los electrodomésticos a media carga.

Usar el agua de manera eficiente

Se pueden tomar duchas de cinco minutos en vez de baños, lavar la ropa con programas de agua fría y evitar las pérdidas de agua de grifos.

Productos caseros y ecológicos

Hacer en casa nuestros propios productos ahorra dinero y es más ecológico y saludable.

Ahorrar papel

Se pueden aprovechar las hojas por las dos caras, recibir las facturas en formato electrónico y utilizar papel reciclado o con sello ecológico.

Hacerse turista ecológico

Conviene no viajar largas distancias en avión y evitar comportamientos dañinos con el medio ambiente en los destinos, como el uso excesivo de agua o la generación de grandes cantidades de residuos.

Proteger la naturaleza en la propia naturaleza

Disfrutar de la naturaleza es una buena práctica, pero hay que hacerlo de manera respetuosa con el entorno. No utilizar productos agresivos con el medio ambiente.

Producir el mínimo ruido posible

No tocar el claxon del coche innecesariamente, no subir el volumen de la radio, la televisión, etc. evitan contaminación acústica.

9.4. Concepto de las 3 R

En la actualidad, existe la denominada Ley de las 3 R (conocida también como la Regla de las tres erres o las tres erres de la ecología), es una propuesta que popularizó la organización ecologista Greenpeace. Esta ley defiende la reducción, la reutilización y el reciclaje de los productos que consumimos.

9.4.1. Reducción

Debemos reducir al máximo el consumo, seleccionando en la compra productos que tengan un menor impacto ambiental y evitando generar basura innecesaria.

Muchas veces adquirimos cosas que no son necesarias sólo por el afán de comprar. No pensamos que para su fabricación se precisan materias primas que no podemos derrochar como el petróleo o el agua. También hay que tener en cuenta la enorme cantidad de basura que se genera por el exceso de envoltorios en muchas cosas de las que compramos.

Se puede reducir en cosas pequeñas como:

- La utilización de productos de usar y tirar como: el papel de cocina o los pañuelos de papel.
- El uso del papel de aluminio, en su lugar se pueden utilizar fiambreras.
- La utilización de bolsas de plástico para la compra, se pueden utilizar cestos o bolsas reutilizables.
- El consumo de energía: utilizar transporte público, apagar las luces cuando no se necesiten, no mantener la puerta de la nevera abierta sin necesidad, etc.
- El consumo de agua: ducharse en lugar de bañarse, controlar que los grifos no pierden agua, cerrar el grifo mientras se cepillan los dientes, etc.

PARA SABER MÁS

Son muchos los supermercados y grandes superficies que se han sumado a la propuesta de prescindir de bolsas de plástico, con lo que además de experimentar un gran ahorro ayudan a no generar basura innecesaria para el medio ambiente.

9.4.2. Reutilización

Se trata de reutilizar el mayor número posible de objetos con el fin de producir menos basura y gastar la menor cantidad posible de recursos en fabricar otros nuevos, es decir, utilizar algo, bien con la función que desempeñaba anteriormente o con otros fines.

Se puede reutilizar:

- El papel: las hojas escritas por una sola cara pueden servir para notas o para dibujar. El papel de regalo puede ser utilizado una segunda vez.

- Los juguetes: los que se vayan a tirar se pueden llevar a asociaciones benéficas para que otros niños necesitados puedan disfrutarlos.
- El vidrio: se puede comprar líquidos en botellas de vidrio retornable.
- Los muebles: se les puede dar una segunda oportunidad dándoles un acabado diferente como pintarlos de otro color, forrarlos con tela, etc.
- La ropa: existen contenedores para reutilizar la ropa. La ropa pasa a formar parte de la vida de personas menos favorecidas que le dan un nuevo uso.

9.4.3. Reciclado

Reciclar consiste en fabricar nuevos productos utilizando materiales obtenidos de otros viejos. Si no es posible reducir el consumo de algo ni reutilizarlo intenta que al menos sea reciclable.

En casa podemos reciclar las siguientes cosas sin que cueste mucho esfuerzo:

- El papel: separar periódicos y revistas, cajas de cartón, cartas, hojas de papel y depositar en los contenedores para su reciclaje.
- El vidrio: potitos infantiles, tarros de mermeladas o conservas, botellas de vino, etc. son reciclables 100%.
- Envases de plástico, latas y envases tipo brik: briks de leche, latas de refresco, botellas de agua, etc.

En definitiva, se puede decir que el reciclado es la transformación de los residuos, dentro de un proceso de producción, para su fin inicial o para otros fines incluidos el compostaje y la biometanización, pero no la incineración con recuperación de energía. El reciclado de materiales es fundamental, ya que permite el ahorro de materias primas y disminuye el gasto de energía y agua, al mismo tiempo que reduce la generación de residuos y la contaminación añadida.

Para reciclar es necesario realizar una recogida selectiva de los residuos que generamos, que consiste en la separación en origen de los diferentes materiales que desechamos. Sin embargo, hay que saber diferenciar entre los diferentes tipos de residuos que generamos constantemente. La recogida de residuos se ve ampliamente en el capítulo 10.

Actividad propuesta 9.2

Busca información sobre la etiqueta energética de los electrodomésticos y explica qué significa y cuántos tipos hay.

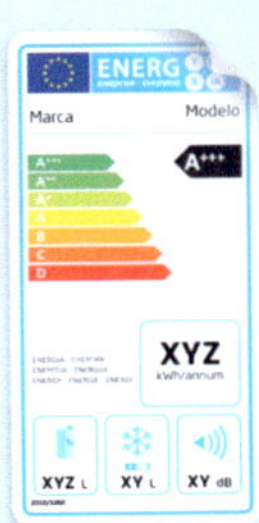

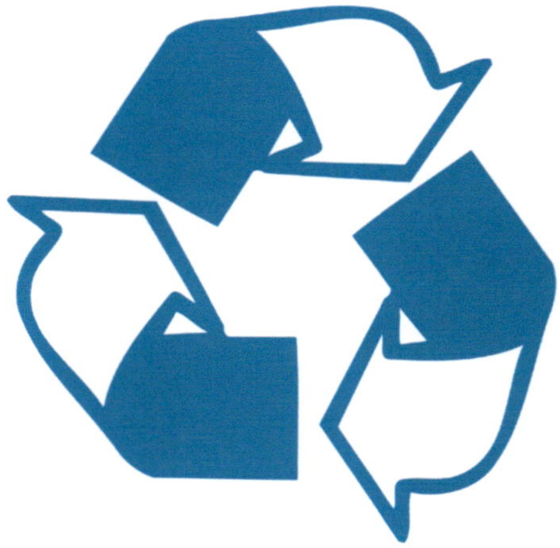

Figura 9.1
Símbolo de reciclaje (Círculo de Mobius)

El círculo de Mobius es el símbolo más usado para identificar la reutilización y el reciclaje de los materiales. Las flechas representan los tres estados del reciclaje (recogida, conversión en nuevo producto reciclado y embalaje). Se usa sólo en productos que son "reciclables" o incluyen "contenido reciclado".

PARA SABER MÁS

El 17 de mayo se celebra el Día Internacional del Reciclaje en muchas partes del mundo.

9.5. Metodologías para la reducción del consumo de los recursos

Existen variadas metodologías para reducir el consumo de los recursos existentes. A continuación se pueden ver en el cuadro 9.4 algunas de las acciones que se pueden realizar para reducir este consumo:

CUADRO 9.4
Ahorro de recursos

Ahorro de agua
– Proporcionar información a los usuarios para evitar goteos innecesarios. – Implicar y formar a los trabajadores en medidas de ahorro de agua. – Controlar diariamente el consumo de agua por zonas, mediante la instalación de contadores secundarios. – Descalcificar las aguas duras para mantener la instalación saneada. – Controlar el agua que se puede ahorrar en la limpieza y activar un plan de reducción de consumo. – Utilizar riego por goteo para los arriates, mangueras para el riego de árboles y aspersores para zonas extensas. – Regar en horas de bajo sol para evitar la evaporación, en los campos de golf y jardines. – Utilizar plantas autóctonas que se adapten perfectamente al clima de la zona. – Utilizar el agua del lavado de alimentos y el aclarado de lavandería para regar. – Usar cisternas de bajo consumo. – Utilizar las máquinas de lavado que utilicen agua a media carga si es necesario.
Ahorro de energía
– Implicar y formar a los trabajadores en medidas de ahorro energético. – Aprovechar la luz natural. – Separar según la legislación las zonas frías y calientes de las cocinas y obradores, así como tener buenos cierres en las cámaras frigoríficas. – Vigilar los niveles de iluminación manteniendo un buen nivel de limpieza y utilizar bombillas de bajo consumo. – Usar sistemas de bajo consumo en todos los aparatos eléctricos: hornos, ordenadores, frigoríficos, equipos de cocina, etc. – Usar gas natural para cocinar.
Ahorro del resto de recursos que se utilicen en la industria alimentaria y de restauración
– Controlar las fechas de caducidad de los productos para realizar una provisión racional. – Elegir productos con envases fabricados con materiales reciclados, biodegradables y retornables. – Ofrecer productos gastronómicos que se adapten a la oferta nacional y de temporada. – Dominar el significado de los símbolos y etiquetas ecológicas. – Conocer las necesidades de conservación de las materias primas y alimentos. – Comprar productos a granel o que dispongan de poco embalaje. – Utilizar recipientes tipo fiambrera para evitar el consumo de papel de aluminio o film transparente. – Elegir productos de limpieza no agresivos y tóxicos. – Seleccionar proveedores que distribuyan productos y materiales con certificación ambiental.

Actividad propuesta 9.3

Crucigrama del reciclaje:

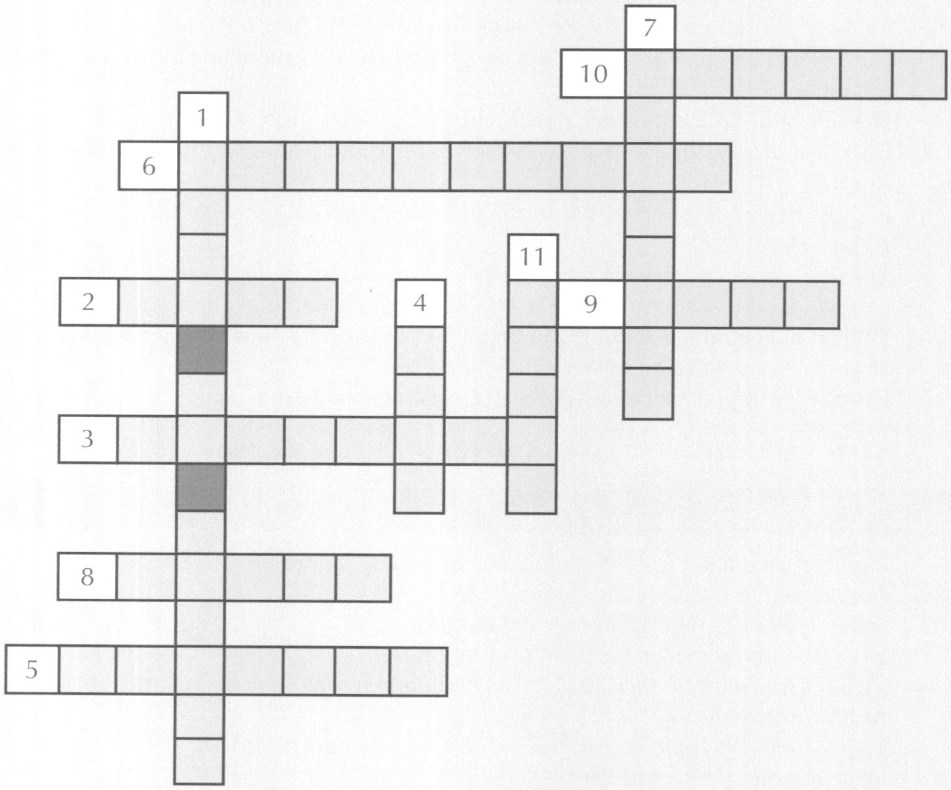

HORIZONTALES: 2. Si viene llena de atún debes depositarla en el contenedor amarillo. 3. Lo hacemos con los envases usados para darles una nueva vida. 5. Si es de plástico, cuando te hayas bebido lo que tiene dentro tendrás que depositarla en el contenedor amarillo. 6. El amarillo es para latas, briks y envases de plástico, el azul para cartón y papel. 8. Con él haces aviones y pajaritas que después tienes que depositar en el contenedor azul. 9. Vienen llenos de leche, cuando se acaba tienes que depositarlo en el contenedor amarillo. 10. Así se llama a los recipientes que se utilizan para conservar o transportar muchas de las cosas que compráis en tu casa.

VERTICALES: 1. Dentro vienen tus juguetes, pero cuando los hayas sacado tienes que depositarla al contenedor azul. 4. Casa de esquimales. Pintada de verde, se depositan botellas y tarros de vidrio. 7. Así se llama la empresa que te enseña a separar los envases para reciclar. 11. Dentro está la mermelada que untas en el pan, cuando se acaba deposítalo en el iglú verde.

Resumen

La utilización eficaz de los residuos es una tarea de todos, ya que los recursos son los bienes o medios de subsistencia de los que disponemos. Se pueden encontrar recursos naturales renovables y no renovables. El consumo de recursos está asociado a la producción de residuos: cuantos más recursos se consumen más residuos se generan.

En el sector de la restauración se dispone de múltiples recursos materiales como:

- Herramientas y utillajes.
- Maquinaria y equipos.
- Materias primas y de consumo.
- Instalaciones y otros.

El impacto ambiental es el efecto que produce al medio ambiente una acción determinada del hombre, ya que se abastece de los recursos del medio y se generan residuos que vierten al propio medio.

Existe una ley que defiende la reducción, la reutilización y el reciclaje de los productos que consumimos, es la llamada Ley de las 3 R.

Para finalizar, comentar que hay metodologías para reducir el consumo de los recursos existentes entre las que se encuentran: controlar el agua que se puede ahorrar en la limpieza y activar un plan de reducción de consumo, vigilar los niveles de iluminación manteniendo un buen nivel de limpieza y utilizar bombillas de bajo consumo, controlar las fechas de caducidad de los productos para realizar una provisión racional, etc.

ACTIVIDADES DE AUTOEVALUACIÓN

Señala la respuesta correcta. Sólo hay una respuesta correcta en cada actividad.

1. Seleccionar en la compra productos que tengan un menor impacto ambiental y evitar generar basura innecesaria es:

   - ☐ *a)* Reducción.
   - ☐ *b)* Reutilización.
   - ☐ *c)* Reciclado.

2. Uno de los recursos materiales utilizados en restauración son las herramientas y utillajes que están compuestos por:

   ☐ *a)* Cámaras frigoríficas, ascensores, megafonía, cafeteras, cocinas, trenes de lavado, etc.

   ☐ *b)* Vegetales, carnes, pescados y mariscos, conservas, lácteos, bebidas, café, frutos secos, papel de aluminio, etc.

   ☐ *c)* Secadores de mano, vajilla, cubertería, agendas, sacacorchos, cortadoras de fiambre, menaje, etc.

3. Uno de los recursos materiales utilizados en restauración son las instalaciones y otros que están compuestas por:

   ☐ *a)* Cámaras frigoríficas, ascensores, megafonía, cafeteras, cocinas, trenes de lavado, etc.

   ☐ *b)* Restaurantes, oficinas, hoteles, bares, parques de ocio y salones de congresos.

   ☐ *c)* Secadores de mano, vajilla, cubertería, agendas, sacacorchos, cortadoras de fiambre, menaje, etc.

4. El papel, los juguetes, el vidrio, los muebles y la ropa se pueden:

   ☐ *a)* Reutilizar.

   ☐ *b)* Reciclar.

   ☐ *c)* Reducir.

5. ¿Qué tipo de producto es reciclable al 100%?

   ☐ *a)* Papel.

   ☐ *b)* Vidrio.

   ☐ *c)* Envases de plástico.

SOLUCIONES:

1. **a** b c	**3.** a **b** c	**5.** a **b** c
2. a b **c**	**4.** **a** b c	

Investiga

Larga vida al café

Cada español consume unas 600 tazas de café al año, unos 3,9 kilos de este producto –y eso que no son los más cafeteros del mundo–, que dan lugar en total a más de 150.000 toneladas anuales de posos que, en el mejor de los casos, acaban como abono para plantas y, en el peor, se van directamente a la basura. El diseñador alicantino Raúl Laurí (31 años) vio una oportunidad en ese subproducto y decidió experimentar con él hasta dar con un material biodegradable con el que elaborar diferentes piezas. Fruto de esa reflexión sobre los residuos domésticos, y tras dos años de trabajo, Laurí ha creado una colección de cuencos y lámparas que "aprovechan materiales cotidianos que desperdiciamos y también los aspectos emocionales del café". Se llaman Decafé, huelen al material del que están hechos y su textura recuerda a la espuma que queda en la taza tras beber un buen expreso. Ha ganado –frente a otros 750 diseñadores– el primer premio del salón Satélite de la última Feria del Mueble Milán, que reconoce a los jóvenes con más talento.

Fuente: Begoña Corzo, magazine del periódico *Levante*, de 27 de mayo de 2012.

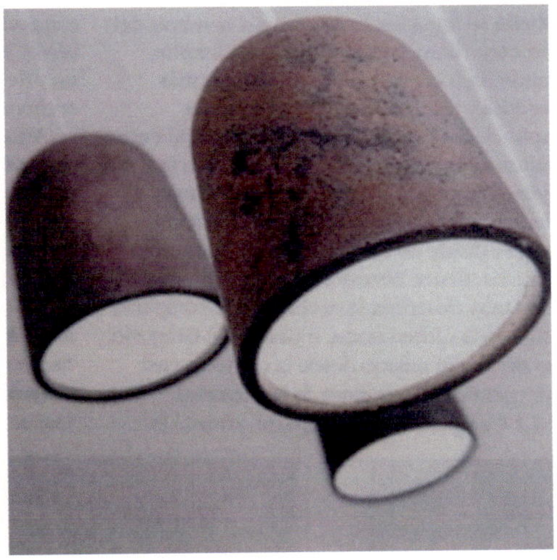

Lámparas creadas con material biodegradable de café (www.rlauri.com)

Lee y debate en clase

¿Sabías cuánto tardan en degradarse estos productos?

1 año: El "papel", básicamente es celulosa. Si queda tirado sobre tierra y si le toca un invierno lluvioso, no tarda en degradarse. Lo ideal es reciclarlo para evitar que se sigan talando árboles para su fabricación.

1 a 2 años: Bajo los rayos del sol, una "colilla con filtro" puede demorar hasta dos años en desaparecer. El filtro es de acetato de celulosa y las bacterias del suelo, acostumbradas a combatir materia orgánica, no pueden atacarla de entrada. Si cae en el agua, la desintegración es más rápida, pero más contaminante.

5 años: Un trozo de "chicle" masticado se convierte en ese tiempo, por acción del oxígeno en un material duro que luego empieza a desquebrajarse hasta desaparecer. El chicle es una mezcla de gomas de resinas naturales, sintéticas, azúcar, aromatizantes y colorantes artificiales.

10 años: Tiempo que tarda la naturaleza en transformar un "lata de gaseosa o de cerveza" al estado de óxido de hierro. Por lo general las latas tienen 210 micrones de espesor de acero recubierto de barniz y de estaño. A la intemperie hacen falta mucha lluvia y humedad para que el óxido la cubra.

30 años: Tarda un "aerosol" en degradarse, éste es uno de los elementos de los desechos domiciliarios más polémicos. Primero porque al ser un aerosol, salvo especificación contraria, ya es un agente contaminante por sus CFC (clorofluor-carbonados). Por lo demás su estructura metálica lo hace resistente a la degradación natural, el primer paso es la oxidación.

30 años: La aleación metálica que forma las "tapitas de botellas" puede parecer candidata a una degradación rápida porque tiene poco espesor. Pero no es así. Primero se oxidan y poco a poco su parte de acero va perdiendo resistencia hasta dispersarse. Los "envases tetrabrik" no son tan tóxicos como uno imagina. En realidad el 75% de su estructura es de cartulina (celulosa), el 20 de polietileno puro de baja densidad y el 5% de aluminio. Lo que tarda más en degradarse es el aluminio, la celulosa, si está al aire libre, desaparece en poco más de un año.

100 años: De acero plástico, los "encendedores descartables" se toman su tiempo para convertirse en otra cosa. El acero, expuesto al aire libre, recién comienza a dañarse y enmohecerse levemente después de 10 años. El plástico en ese tiempo, ni pierde color. Junto con el plástico y el vidrio, "el telgopor" no es un material biodegradable. Está presente en gran parte de el envoltorio de artículos electrónicos. Y así como se recibe, en la mayoría de los casos se tira a la basura. Lo máximo que puede hacer la naturaleza con su estructura es dividirla. En moléculas mínimas. Los "corchos de plástico" están hechos de polipropileno, el mismo material de las cañitas y envases de yogurt. Se puede reciclar más fácil que las botellas de agua mineral (que son de PVC, cloruro de polivinilo) y las que son de PET (tereftalato de polietileno).

150 años: Las bolsas de plásticos, por causa de su mínimo espesor, pueden transformarse más rápido que una botella de ese material. Las bolsitas en realidad, están hechas de polietileno de baja densidad. La naturaleza suele entablar una batalla dura contra ese elemento. Y por lo general pierde.

100 a 1.000 años: Las "botellas de plástico" son las más rebeldes a la hora de transformarse. Al aire libre pierden su tonicidad, se fragmentan y se dispersan. Enterradas duran más. La mayoría están hechas de PET, un material duro de roer: los microorganismos no tienen mecanismos para atacarlos.

1.000 años: Los "vasos descartables de polipropileno" contaminan menos que los de poliestileno –material de las cajitas de huevo– pero también tardan en transformarse. El plástico queda reducido a moléculas sintéticas; invisibles pero siempre presentes. "Pilas" sus componentes son altamente contaminantes y no se degradan. La mayoría tienen mercurio, otras también tienen cinc, cromo, arsénico, plomo o cadmio. Pueden empezar a separarse luego de 50 años al aire libre. Pero se las ingenian para permanecer como agentes nocivos.

4.000 años: La "botella de vidrio" en cualquiera de sus formatos, es un objeto muy resistente. Aunque es frágil porque con una simple caída puede quebrarse, para los componentes naturales del suelo es una tarea titánica transformarla. Formada por arena y carbonatos de sodio y calcio, es reciclable en un 100%.

Fuente: www.sicaelec.com y
www.centrohermes.com.ar/lecturaamena/Interesante/
degradacion_productos.htm

Los alumnos discutirán en el aula sobre alguno de estos temas de separación y reciclaje de basuras (una hora lectiva):

- Importancia de la separación selectiva en el hogar.
- Cómo influye una mala separación en el hogar en la clasificación que se realiza en la planta.
- Cómo llegar al ciudadano para que conozca la recogida selectiva.
- Qué pretenden hacer los alumnos para que mejore la separación en origen en sus domicilios.

Procedimiento del debate:

- El profesor solicita voluntarios para formar parte de una mesa de discusión sobre el tema propuesto.
- Dicha mesa estará compuesta por seis miembros, de los cuales uno hará el papel de moderador y otro de secretario, tomando nota de las conclusiones.
- Tienen que preparar un argumento.
- Los demás alumnos realizarán preguntas y críticas a las opiniones propuestas.

Materiales: papel y lápiz (para tomar notas).

10

Recogida selectiva de residuos

Objetivos

1. Conocer y diferenciar el concepto de residuos y el de envases.
2. Identificar y clasificar los distintos tipos de residuos generados de acuerdo a su origen, estado y necesidad de reciclaje, depuración o tratamiento.
3. Analizar la legislación ambiental.
4. Reconocer los efectos ambientales de los residuos, contaminantes y otras afecciones originadas en el proceso productivo.
5. Describir los residuos generados y sus efectos ambientales.
6. Describir las técnicas de recogida, selección, clasificación y eliminación o vertido de residuos.

Mapa conceptual del capítulo

RECOGIDA SELECTIVA DE RESIDUOS

- INTRODUCCIÓN
- CONCEPTO DE RESIDUOS Y ENVASES
  - Residuos
  - Envases y envases de residuos
- TIPOS DE RESIDUOS
- LEGISLACIÓN AMBIENTAL
- DESCRIPCIÓN DE LOS RESIDUOS GENERADOS Y SUS EFECTOS AMBIENTALES
- TÉCNICAS DE RECOGIDA, SELECCIÓN, CLASIFICACIÓN Y ELIMINACIÓN O VERTIDO DE RESIDUOS
  - Depósito y recogida
  - Transporte
  - Tratamiento
  - Gestión de los residuos en España
  - El Plan Nacional Integrado de Residuos (PNIR) 2008 - 2015

Glosario

Monitorización. Control de algo/alguien a través de monitores.

Nanoparticula. Es una partícula microscópica con por lo menos una dimensión menor que 100 nm (*Newton metro*, una mil millonésima parte).

Punto limpio. Instalación especializada en la recogida de residuos no normales o voluminosos.

Valorización. Es cualquier operación cuyo resultado principal sea que el residuo sirva a una finalidad útil al sustituir a otros materiales, que de otro modo se habrían utilizado para cumplir una función particular, o que el residuo sea preparado para cumplir esa función en la instalación o en la economía en general.

Tolva. Caja en forma de tronco de pirámide o de cono invertido y abierta por abajo, dentro de la cual se echan granos u otros cuerpos para que caigan poco a poco entre las piezas del mecanismo destinado a triturarlos, molerlos, limpiarlos, clasificarlos o para facilitar su descarga.

10.1. Introducción

Se entiende por gestión de los residuos la recogida, el almacenamiento, el transporte y la eliminación o transformación de éstos, incluida la vigilancia de estas actividades, y la de los lugares de depósito y vertido, es decir, el conjunto de operaciones que se realizan con los residuos desde que se generan en los hogares y servicios hasta la última fase en su tratamiento.

En resumen, se podría decir que la gestión de los residuos abarca tres etapas:

1. Depósito y recogida.
2. Transporte.
3. Tratamiento.

En España los ayuntamientos tienen la competencia de la gestión de los residuos y se dispone de un Plan Nacional Integrado de Residuos (PNIR) 2008 – 2015 para llevar a cabo las descritas etapas.

10.2. Conceptos de residuos y envases

En la recogida selectiva de residuos es muy importante conocer los conceptos de residuos y envases.

10.2.1. Residuos

Según la Ley 22/2011, de 28 de julio, de residuos y suelos contaminados, se entiende por residuo cualquier sustancia u objeto que su poseedor deseche o tenga la intención o la obligación de desechar.

También se puede definir residuo como el material (sólido, líquido o gaseoso), aislado o mezclado con otros, resultante de un proceso de extracción, transformación, fabricación o consumo, que se decide abandonar.

10.2.2. Envases y envases de residuos

Según la Ley 11/1997, de 24 de abril, de Envases y Residuos de Envases, podemos definir un envase como todo producto fabricado con materiales de cualquier naturaleza y que se utilice para contener, proteger, manipular, distribuir y presentar mercancías, desde materias primas hasta artículos acabados, en cualquier fase de la cadena de fabricación, distribución y consumo.

También nos dice que se consideran envases todos los artículos desechables utilizados con este mismo fin (envases de venta o primarios, envases colectivos o secundarios y los envases de transporte o terciarios).

Se consideran envases industriales o comerciales aquellos que sean de uso y consumo exclusivo en las industrias, comercios, servicios o explotaciones agrícolas y ganaderas, que, por tanto, no sean susceptibles de uso y consumo ordinario en los domicilios particulares.

Los envases de residuos se pueden definir como todo envase o material de envase del cual se desprenda su poseedor o tenga la obligación de desprenderse en virtud de las disposiciones en vigor.

Para saber más

Envases activos e inteligentes

El sector de los envases alimentarios progresa para garantizar la calidad y vida útil de los alimentos. Los envases van más allá de ser un simple contenedor de alimentos que espera a que se consuman sus productos. Estos envases que "hablan" ejercen cada vez nuevas y numerosas tareas, como alargar la vida útil de los alimentos frescos o alertar de si un alimento ha caducado. Es importante el avance de los envases activos y los envases inteligentes:

- Los *envases activos* ejercen una doble función: por un lado, aportan compuestos que protegen el alimento y, por otro lado, absorben los que pueden dañarlo. Por tanto, interaccionan con su contenido para ampliar el tiempo de conservación o mejorar el estado. En su elaboración suelen emplearse materiales activos como nanopartículas o antioxidantes y antimicrobianos naturales.
- Los *envases inteligentes* dan información sobre la calidad del producto a través de un sistema de monitorización que permite conocer las condiciones del alimento. Pueden actuar como indicadores de temperatura. Suelen incorporar dispositivos sensibles a los cambios de temperatura con señales visuales que dejan conocer parámetros, como si se ha roto la cadena del frío o si el alimento se ha expuesto a alteraciones químicas y microbiológicas.

10.3. Tipos de residuos

Existen en la actualidad diferentes tipos de residuos y múltiples clasificaciones de los mismos.
Una de las clasificaciones distingue entre:

– *Residuos urbanos o municipales (no peligrosos):* también llamados RSU. Son los generados en los domicilios particulares, comercios, oficinas y servicios, que estén fuera de la clasificación de peligrosos. Son también residuos urbanos los residuos procedentes de la limpieza de vías públicas, zonas verdes, áreas recreativas, playas, animales domésticos muertos, así como muebles, enseres, vehículos abandonados, residuos y escombros procedentes de obras menores de construcción y reparación domiciliaria. Dentro de este tipo podemos encontrar:

- Materia orgánica.
- Aceites vegetales.
- Papel y cartón.
- Chatarras metálicas (metales).
- Envases (plásticos).
- Vidrios
- Jardinería o restos de poda.
- Materiales textiles.
- Madera y muebles.

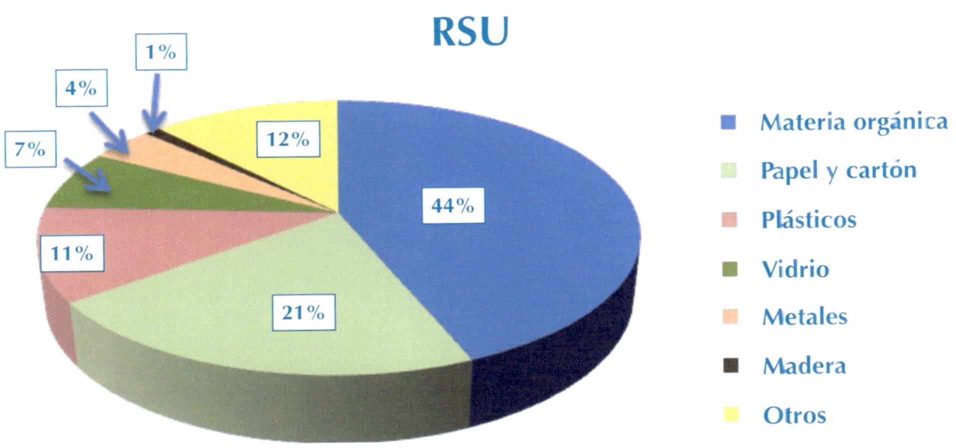

Figura 10.1. Gráfico de RSU

– *Residuos peligrosos:* son aquellos que contienen en su composición una o varias sustancias que les confieren características peligrosas en cantidades o concentraciones tales que representan un riesgo para la salud humana, los recursos naturales o el medio ambiente.

Están incluidos también los recipientes y envases que hayan contenido estas sustancias. Este grupo lo componen los residuos incluidos en los listados de la Orden del Ministerio de Medio Ambiente 304/2002, de 8 de febrero, por las que se publican las Operaciones de Valorización y Eliminación de Residuos y la Lista Europea de Residuos, publicado en el *BOE* el 19 de febrero de 2002. El listado es muy amplio, y dentro de él podemos destacar:

- Pinturas y aceites.
- Plásticos. Policloruro de vinilo (PVC).
- Teléfonos móviles.
- Residuos peligrosos de empresas.
- Residuos de Aparatos Eléctricos y Electrónicos (RAEE).
- Vehículos fuera de uso (VFUS).
- Pilas, acumuladores y baterías.
- Neumáticos fuera de uso (NFUS).
- Cartuchos de tóner.
- Residuos biosanitarios y citotóxicos.
- Medicamentos y radiografías.
- Aceites usados de automoción.
- Líquidos fotográficos y productos químicos.
- Residuos radioactivos.
- Tubos fluorescentes.

– *Residuos inertes (de la construcción y demolición):* son los residuos no peligrosos que no experimentan transformaciones físicas, químicas o biológicas significativas. No son solubles, ni combustibles, ni reaccionan física ni químicamente ni de ninguna otra manera, ni son biodegradables. Son desechos de obras de reforma, reparación, mantenimiento y nueva construcción de viviendas y otras edificaciones e infraestructuras. Los particulares los deben depositar en un punto limpio, con un máximo de 60 kg/día. Los productores (empresas) deben comunicarlo a la entidad local competente y transportarlo a los complejos de tratamiento integral de RCD, donde se obtienen nuevos áridos para la construcción o bien para rellenar canteras.

Según la Ley 22/2011, de 28 de julio, de residuos y suelos contaminados, los residuos se pueden clasificar en:

– *Residuos domésticos:* residuos generados en los hogares como consecuencia de las actividades domésticas. Se consideran también residuos domésticos los similares a los anteriores generados en servicios e industrias. Se incluyen también en esta categoría los residuos que se generan en los hogares de aparatos eléctricos y electrónicos, ropa, pilas, acumuladores, muebles y enseres así como los residuos y escombros procedentes de obras menores de construcción y reparación domiciliaria. Tendrán la consideración de residuos domésticos los residuos procedentes de limpieza de vías públicas, zonas verdes, áreas recreativas y playas, los animales domésticos muertos y los vehículos abandonados.
– *Residuos comerciales:* residuos generados por la actividad propia del comercio, al por mayor y al por menor, de los servicios de restauración y bares, de las oficinas y de los mercados, así como del resto del sector servicios.

– *Residuos industriales:* residuos resultantes de los procesos de fabricación, de transformación, de utilización, de consumo, de limpieza o de mantenimiento generados por la actividad industrial, excluidas las emisiones a la atmósfera reguladas en la Ley 34/2007, de 15 de noviembre.
– *Residuos peligrosos:* residuos que presentan una o varias de las características peligrosas enumeradas en el Anexo III de la misma ley, y aquel que pueda aprobar el Gobierno de conformidad con lo establecido en la normativa europea o en los convenios internacionales en los que España forme parte, así como los recipientes y envases que los hayan contenido.

Actividad propuesta 10.1

Investiga qué es el biocombustible y para qué se utiliza.

10.4. Legislación ambiental

Existe una variada legislación ambiental que ayuda a preservar el medio ambiente.

La normativa a nivel europeo es:

– Directiva 2005/20/CE, del Parlamento Europeo y del Consejo, de 9 de marzo de 2005, por la que se modifica la Directiva 94/62/CE relativa a los envases y residuos de envases.
– Directiva 91/156, de 18 de marzo de 1991, relativa a residuos.
– Directiva 94/62/CE del Parlamento Europeo y del Consejo de 20 de diciembre de 1994, relativa a los envases y residuos de envases.

La normativa a nivel nacional es:

– Ley 11/1997, de 24 de abril, de envases y residuos de envases.
– Ley 22/2011, de 28 de julio, de residuos y suelos contaminados.
– Plan Nacional Integrado de Residuos (PNIR) 2008-2015.
– Real Decreto 1481/2001, de 27 de diciembre, que regula la eliminación de residuos mediante depósito en vertederos.
– Real Decreto 208/2005, sobre aparatos eléctricos y electrónicos y la gestión de residuos.
– Real Decreto 653/2003, de 30 de mayo, sobre incineración de residuos.
– Real Decreto 782/1998, de 30 de abril, ejecución de la Ley 11/1997, de Envases y Residuos de Envases.

10.5. Descripción de los residuos generados y sus efectos ambientales

Los residuos que se generan en las empresas de hostelería y turismo se pueden clasificar de la siguiente manera:

– *Residuos asimilables a urbanos:* principales residuos producidos en estas actividades profesionales debido a la cantidad en que se generan. Se gestionan mediante la separación en origen y recogida selectiva domiciliaria.

CUADRO 10.1
Clasificación de RSU procedentes de empresas de hostelería

Orgánicos	Restos crudos y cocinados procedentes de cocinas, restaurantes, bares y alojamientos.	Son los que se producen en mayor cantidad.
Papel y cartón	Envases y embalajes de papel y cartón procedente de oficina.	Ocupan mucho volumen.
Vidrio	Botellas y restos de cristal de roturas de material.	
Envases ligeros	Botellas plásticas, latas, aluminio, briks, etc.	
Plásticos	Envases y embalajes.	

– *Residuos voluminosos:* se dan en momentos puntuales, cuando se cambia algún tipo de mobiliario. Generalmente tienen una recogida domiciliaria específica o se entregan en un punto limpio.
– *Residuos de demolición:* se producen normalmente en poca cantidad y puntualmente en obras menores, aunque hay que tenerlos en cuenta en las obras mayores de reforma de las instalaciones por el volumen que ocupan. Tienen una recogida específica mediante entrega a gestores autorizados para su reciclaje.
– *Peligrosos:* aunque se producen en pequeñas cantidades, una inadecuada gestión provoca graves daños ambientales. Se entregan a un gestor autorizado para su valorización. Se trata principalmente de restos de envases que han contenido productos químicos y de limpieza, baterías, tubos fluorescentes, pilas alcalinas y de botón, etc.
– *Emisiones atmosféricas:* Hay que tener en cuenta la emisión de humos en cocinas, las fugas de gases de refrigeración y la emisión de ruidos. También hay que considerar las emisiones de los medios de transporte utilizados por esta familia profesional.

CUADRO 10.2. El punto limpio

Punto limpio

Existen determinadas instalaciones donde se reciben los residuos domésticos, previamente seleccionados. Estas instalaciones localizadas estratégicamente, se denominan Puntos Limpios.

Un punto limpio es una instalación donde los ciudadanos participan de forma activa en la gestión de residuos, ya que disponen de contenedores para depositar residuos que, por su peligrosidad o su volumen, no pueden ser recogidos por los servicios ordinarios y que además precisan de un tratamiento especial. Los Puntos Limpios sólo admiten residuos generados por particulares y se prohíbe en ellos la entrada de residuos de origen industrial. Este sistema responde a tres objetivos fundamentales:

1. Ahorrar energía y materias primas con el reciclado directo de residuos sólidos urbanos.
2. Evitar el vertido incontrolado de residuos voluminosos en la vía pública y en el campo.
3. Separar los residuos peligrosos generados por los hogares.

No todos los puntos limpios admiten todos los tipos de residuos e imponen un máximo de cantidad por entrega y día en residuos de aceites vegetales usados, voluminosos como muebles y electrodomésticos, escombros, restos de jardinería, baterías, etc.

Las cantidades admisibles en estos puntos limpios, por particulares, son las siguientes:

- Vidrio (excluido vidrio plano), papel y cartón, metales, envases y ropa y calzado usado, las cantidades normales de producción doméstica.
- Maderas, 60 kg.
- Aceites vegetales usados de origen doméstico, 10 litros.
- Residuos voluminosos, muebles, colchones, somieres, marcos, puertas, cajas, etc., 3 unidades.
- Escombros procedentes de pequeñas obras domésticas, 60 kg.
- Electrodomésticos, 3 unidades.
- Frigoríficos y acondicionadores de aire, 1 unidad.
- Ordenadores y chatarra electrónica, 1 unidad.

Como residuos peligrosos, se recogen los siguientes: aceite mineral o sintético de motor, 10 litros; baterías de automóvil, 2 unidades; medicamentos, 1 kg; aerosoles, 10 unidades; pilas, lo normal de uso doméstico; radiografías, 5 unidades; tubos fluorescentes, 3 unidades; pinturas, disolventes y envases con restos de estos residuos, 5 kg; cartuchos de tinta de impresoras y tóner, 2 unidades.

También hay residuos que son inadmisibles en estas instalaciones: residuos urbanos orgánicos, materiales radioactivos, materiales explosivos o inflamables, residuos infecciosos, neumáticos usados, recipientes voluminosos que hayan contenido materiales tóxicos o peligrosos, residuos sin segregar, residuos sin identificar, residuos tóxicos y peligrosos que no sean específicamente señalados en el punto anterior y cualquier otro que sea añadido al mismo por la autoridad medioambiental.

10.6. Técnicas de recogida, selección, clasificación y eliminación o vertido de residuos

La gestión de los residuos es la recogida, el almacenamiento, el transporte y la eliminación o transformación de éstos, incluida la vigilancia de estas actividades, y la de los lugares de depósito y vertido, es decir, el conjunto de operaciones que se realizan con los residuos desde que se generan en los hogares y servicios hasta la última fase en su tratamiento.

La gestión de los residuos abarca tres etapas:

1. Depósito y recogida.
2. Transporte.
3. Tratamiento.

PARA SABER MÁS

La empresa pública GEDESMA, de la Consejería de Medio Ambiente y Ordenación del Territorio, es la encargada del desarrollo e implantación de la política medioambiental de la Unión Europea.

Dentro de sus objetivos, destaca su función intermediaria entre empresas productoras de residuos y empresas recuperadoras y gestoras de los mismos. Gestiona los registros de empresas productoras y recuperadoras. Esta información se facilita a todas las personas interesadas.

10.6.1. Depósito y recogida

El depósito de los residuos corresponde a cada ciudadano y la recogida consiste en la recolección de residuos para efectuar su traslado a las plantas de tratamiento.

Existen dos tipos de recogida:

– *Recogida no selectiva:* los residuos se depositan mezclados en los contenedores, sin ningún tipo de separación. Es la recogida habitual que ha funcionado siempre.
– *Recogida selectiva:* los residuos se separan según su clase y se depositan en los contenedores correspondientes. Normalmente se pueden encontrar contenedores para papel, vidrio, envases y materia orgánica. Exige un elevado grado de concienciación y colaboración ciudadana para que funcione.

Los contenedores suelen estar ubicados en la ciudad o en áreas específicas como puntos limpios, ecopuntos, Ecopark, etc. En estas áreas específicas se suelen recoger residuos peligrosos generados en los domicilios como pinturas, disolventes, pilas, aceites, radiografías, etc. así como, voluminosos (colchones, muebles, etc.) y residuos inertes como escombros.

El Plan Nacional de Residuos Urbanos establece un código de colores unificado para los contenedores:

CUADRO 10.3. Tipos de contenedores

Contenedor iglú verde	Vidrio
Contenedor azul	Papel y cartón
Contenedor amarillo	Envases
Contenedor gris, marrón o verde	Residuos orgánicos

La recogida en sí es un proceso complicado donde se deben conjugar las necesidades del servicio con la minimización de las molestias que se generan a los ciudadanos.

Por lo que respecta a la recogida en sí existen tres métodos:

- *Recogida por medio de vehículos.* Es la más habitual. Se realiza por medio de vehículos especialmente preparados al efecto, camiones dotados de una tolva en la que se compactan los residuos u otros en los que se depositan sin compactar. Se usan unos u otros según el tipo de residuos. Así la compactación es muy adecuada para los residuos orgánicos o los envases pero no se emplea en el caso del vidrio. Estos vehículos se perfeccionan más cada día con el fin de reducir las molestias que generan las operaciones de recogida.
- *Recogida neumática.* Exige una excesiva inversión inicial en la construcción de las instalaciones que han de ir bajo tierra. Sólo es factible en áreas de nueva urbanización. A cambio exige un menor desembolso en costes de personal y genera muy pocas molestias a los ciudadanos. Comenzó a utilizarse en los países nórdicos en la década de los sesenta. Mediante un sistema de conducciones neumáticas subterráneas se conduce la basura hasta las estaciones de transferencia donde se procede a su traslado a la planta de tratamiento. En nuestro país existen algunas experiencias.
- *Recogida informal.* Consiste en un submundo marginal de personas necesitadas, que en condiciones muy penosas de precariedad, falta de higiene y medios materiales proceden a la recogida de ciertos residuos de los que obtienen alguna rentabilidad económica, soportando durísimas condiciones. Esto genera inconvenientes derivados de la interferencia en los sistemas organizados de recogida. La mejora de las condiciones socioeconómicas, la atención de los servicios sociales y programas adecuados de integración, que no siempre existen, conseguirán acabar con esta lacra en un futuro.

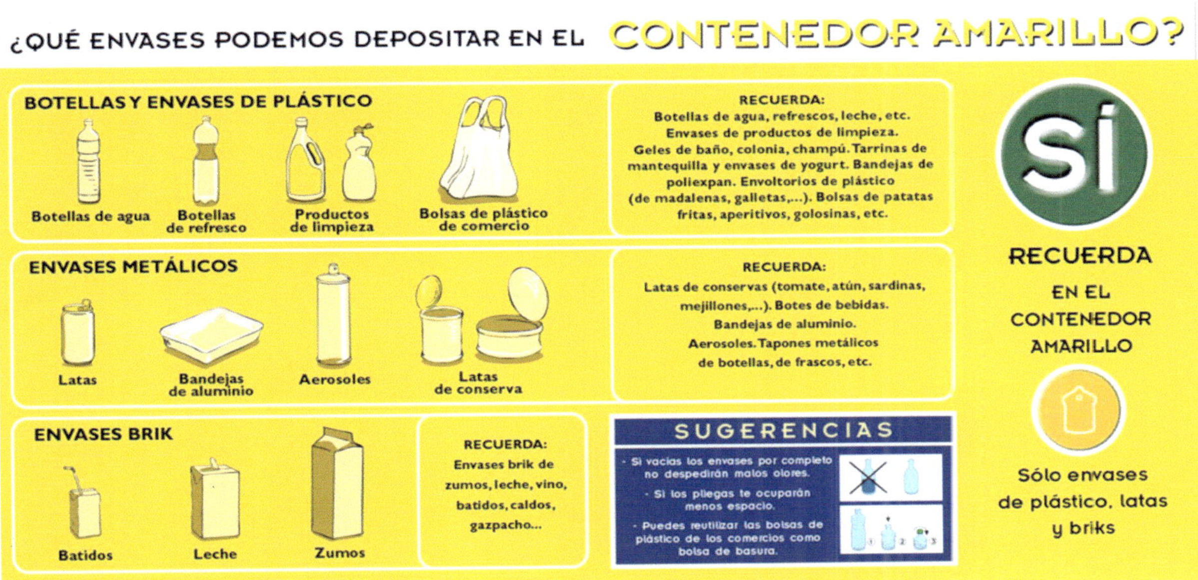

¿QUÉ ENVASES PODEMOS DEPOSITAR EN EL CONTENEDOR AMARILLO?
BOTELLAS Y ENVASES DE PLÁSTICO
Botellas de agua
Botellas de refresco
Productos de limpieza
Bolsas de plástico de comercio
RECUERDA:
Botellas de agua, refrescos, leche, etc. Envases de productos de limpieza. Geles de baño, colonia, champú. Tarrinas de mantequilla y envases de yogurt. Bandejas de poliexpan. Envoltorios de plástico (de madalenas, galletas,...). Bolsas de patatas fritas, aperitivos, golosinas, etc.
ENVASES METÁLICOS
Latas
Bandejas de aluminio
Aerosoles
Latas de conserva
RECUERDA:
Latas de conservas (tomate, atún, sardinas, mejillones,...). Botes de bebidas. Bandejas de aluminio. Aerosoles. Tapones metálicos de botellas, de frascos, etc.
ENVASES BRIK
Batidos
Leche
Zumos
RECUERDA:
Envases brik de zumos, leche, vino, batidos, caldos, gazpacho...
SUGERENCIAS
- Si vacías los envases por completo no despedirán malos olores.
- Si los pliegas te ocuparán menos espacio.
- Puedes reutilizar las bolsas de plástico de los comercios como bolsa de basura.
1
2
3
SÍ
RECUERDA
EN EL CONTENEDOR AMARILLO
Sólo envases de plástico, latas y briks

Figura 10.2
Envases que se pueden depositar en el contenedor amarillo

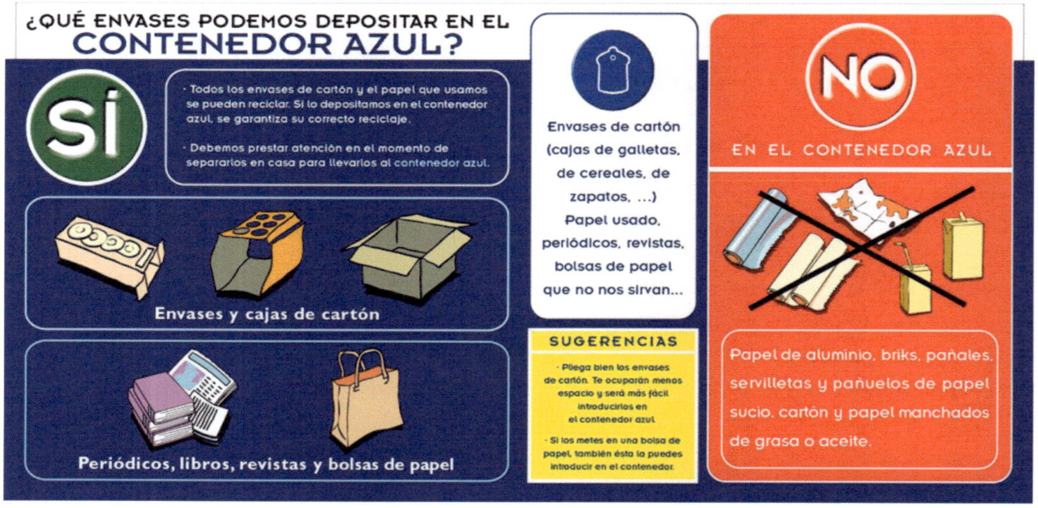
¿QUÉ ENVASES PODEMOS DEPOSITAR EN EL
CONTENEDOR AZUL?
SÍ
· Todos los envases de cartón y el papel que usamos se pueden reciclar. Si lo depositamos en el contenedor azul, se garantiza su correcto reciclaje.
· Debemos prestar atención en el momento de separarlos en casa para llevarlos al contenedor azul.
Envases y cajas de cartón
Periódicos, libros, revistas y bolsas de papel
Envases de cartón (cajas de galletas, de cereales, de zapatos, ...) Papel usado, periódicos, revistas, bolsas de papel que no nos sirvan...
SUGERENCIAS
· Pliega bien los envases de cartón. Te ocuparán menos espacio y será más fácil introducirlos en el contenedor azul.
· Si los metes en una bolsa de papel, también ésta la puedes introducir en el contenedor.
NO
EN EL CONTENEDOR AZUL
Papel de aluminio, briks, pañales, servilletas y pañuelos de papel sucio, cartón y papel manchados de grasa o aceite.

Figura 10.3
Envases que se pueden depositar en el ontenedor azul

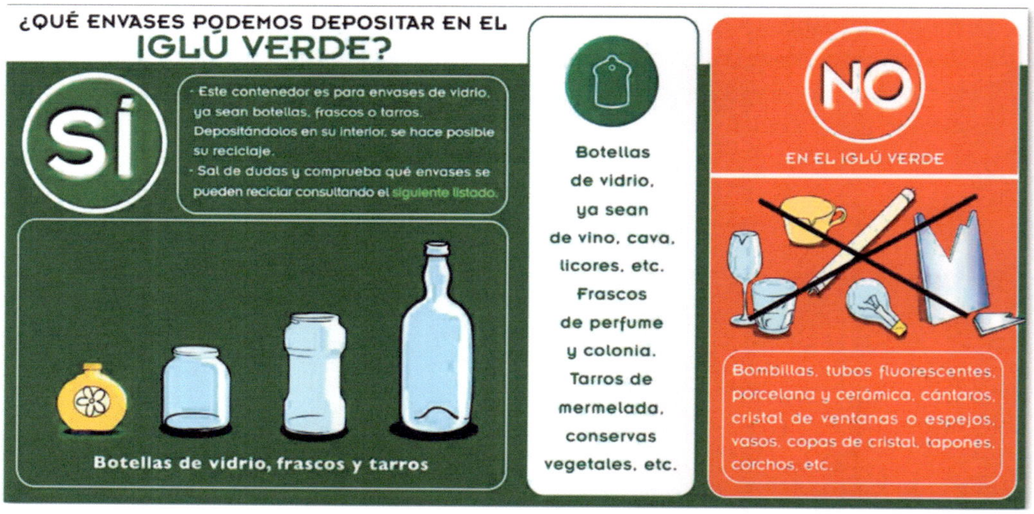
¿QUÉ ENVASES PODEMOS DEPOSITAR EN EL
IGLÚ VERDE?
SÍ
· Este contenedor es para envases de vidrio, ya sean botellas, frascos o tarros. Depositándolos en su interior, se hace posible su reciclaje.
· Sal de dudas y comprueba qué envases se pueden reciclar consultando el siguiente listado.
Botellas de vidrio, frascos y tarros
Botellas de vidrio, ya sean de vino, cava, licores, etc. Frascos de perfume y colonia. Tarros de mermelada, conservas vegetales, etc.
NO
EN EL IGLÚ VERDE
Bombillas, tubos fluorescentes, porcelana y cerámica, cántaros, cristal de ventanas o espejos, vasos, copas de cristal, tapones, corchos, etc.

Figura 10.4
Envases que se pueden depositar en el contenedor iglú verde

10.6.2. Transporte

El transporte de los residuos se realiza hacia las estaciones de transferencia, plantas de clasificación, reciclado, valorización energética o vertedero.

Las estaciones de transferencia son instalaciones en las cuales se descargan y almacenan temporalmente los residuos para poder posteriormente transportarlos a otro lugar para su tratamiento. Una vez allí se compactan y almacenan y se procede a trasportarlos en vehículos de mayor capacidad a la planta de tratamiento.

Normalmente han de estar dotados de sistemas de compactado de la basura para optimizar su transporte. De esta forma se reducen los costes de transporte y se alarga la vida de los vehículos de recogida.

En otras ocasiones en que el centro de tratamiento está próximo a los núcleos habitados, los propios vehículos de recogida son los que realizan el transporte a planta.

Hay que tener en cuenta la problemática que se asocia con el trasiego diario de camiones de camino a la planta de tratamiento, ya que tiene un claro impacto sobre las vías de circulación que deben estar adecuadamente acondicionadas y es fuente de molestias para los vecinos: ruidos, malos olores, contaminación, etc.

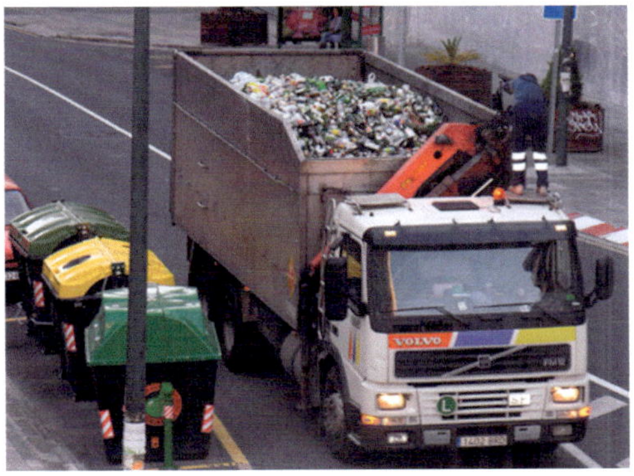

Figura 10.5
Vehículo de transporte de recogida de vidrio (www.interempresas.net)

Actividad propuesta 10.2

Busca información sobre qué es el calcín.

10.6.3. Tratamiento

El tratamiento es la etapa final del proceso y la más importante. Si los residuos vienen ya separados desde el origen como es el caso del papel o el vidrio se dirigen directamente a la planta de reciclado. Si vienen juntos, como es el caso de los envases, hay que separarlos según su naturaleza.

Se realiza el mismo proceso con la bolsa de restos donde destaca la materia orgánica pero existen residuos de otra naturaleza debido a errores de personas que no separan correctamente sus residuos.

- El proceso de selección se realiza mediante diversos sistemas:
- Metales férricos. Por medio de campos magnéticos.
- Metales no férricos. Triaje manual y por corrientes de Foucault.
- Papel y cartón. Se seleccionan por triaje manual.
- Plásticos duros. Por triaje manual.

- Plástico film. Mediante sistemas neumáticos.
- Vidrio de color. Por triaje manual.
- Vidrio blanco. Por triaje manual.
- Materia orgánica. Es el sobrante de los procesos anteriores.

Actualmente tiene muy poco éxito la selección de los envases de plástico mediante sistemas automatizados. Cuando los residuos ya están separados hay que realizar su tratamiento, que suele consistir en: reciclado, valorización energética y vertido controlado.

10.6.4. Gestión de los residuos en España

En España los ayuntamientos tienen la competencia de la gestión de los residuos. La ley asigna a los municipios la obligación de realizar la recogida, el transporte y, al menos, su eliminación.

La gestión de los residuos de envases está regulada como ya sabemos por la Ley 11/97 de Envases. Su aplicación exige que sea valorizado entre el 50% y el 65% del peso total de los residuos de envases generados y se recicle entre el 25% y el 45% en peso, con un mínimo del 15% de cada material de envasado.

Para llevar a cabo estos objetivos la Ley establece dos sistemas:

- Sistemas de depósito, devolución y retorno de envases, de carácter obligatorio para envasadores y distribuidores.
- La posibilidad de acogerse a un Sistema integrado de Gestión de residuos de envases.

CUADRO 10.4. Sistemas integrados de Gestión que operan en España

ECOEMBES	Trata todos los materiales presentes en los envases.
ECOVIDRIO	Gestiona sólo el vidrio.
SIGRE	Gestiona los restos de medicamentos y sus envases.

Los envases adheridos a los dos primeros sistemas llevan el punto verde que garantiza a los usuarios que van a ser gestionados adecuadamente. Y los del tercero el símbolo de SIGRE que tiene idéntica finalidad.

Los sistemas integrados de gestión son entes sin ánimo de lucro, que se sustentan gracias a las contribuciones que reciben de las empresas asociadas, para sufragar los gastos de gestión de los residuos de envases que su actividad pone en el mercado. Las cantidades aportadas vienen dadas en función del número y el tipo de los envases generados.

Con este dinero se hace frente a los costes de recogida y clasificación de los residuos, que son recogidos por los servicios municipales o empresas autorizadas.

Además, estos sistemas realizan periódicamente campañas de información ciudadana, educativas, etc. con el fin de incentivar la colaboración de los ciudadanos en la separación de los residuos.

Figura 10.6. Punto SIGRE

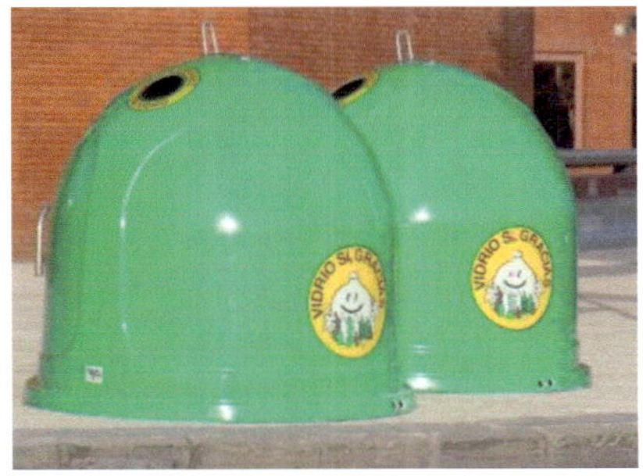
VIDRIO S. GRACIAS

Figura 10.7
Contenedores iglú verdes de ECOVIDRIO

Distintos tipos de contenedores y qué tipo de productos se debe depositar en cada uno

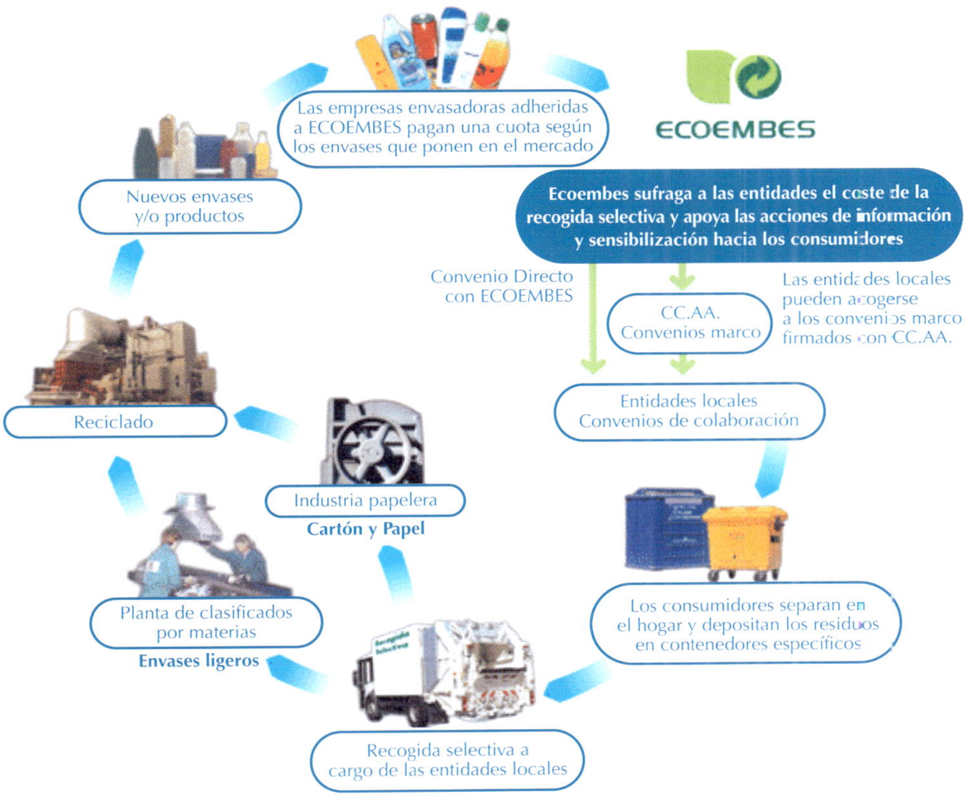
Las empresas envasadoras adheridas a ECOEMBES pagan una cuota según los envases que ponen en el mercado
ECOEMBES
Ecoembes sufraga a las entidades el coste de la recogida selectiva y apoya las acciones de información y sensibilización hacia los consumidores
Convenio Directo con ECOEMBES
CC.AA. Convenios marco
Las entidades locales pueden acogerse a los convenios marco firmados con CC.AA.
Entidades locales Convenios de colaboración
Los consumidores separan en el hogar y depositan los residuos en contenedores específicos
Recogida selectiva a cargo de las entidades locales
Planta de clasificados por materias
Envases ligeros
Industria papelera
Cartón y Papel
Reciclado
Nuevos envases y/o productos

Figura 10.8
Tipos de contenedores y tipos de productos que se deben depositar según ECOEMBES

RECUERDA

El aceite de cocina usado dispone de un contenedor especial, ya que tiene un uso limitado. Hay empresas especializadas que ceden unos contenedores, que cada cierto tiempo recogen en las cocinas de los restaurantes, bares y cafeterías para reciclarlo y realizar jabones, biocombustible, etc.

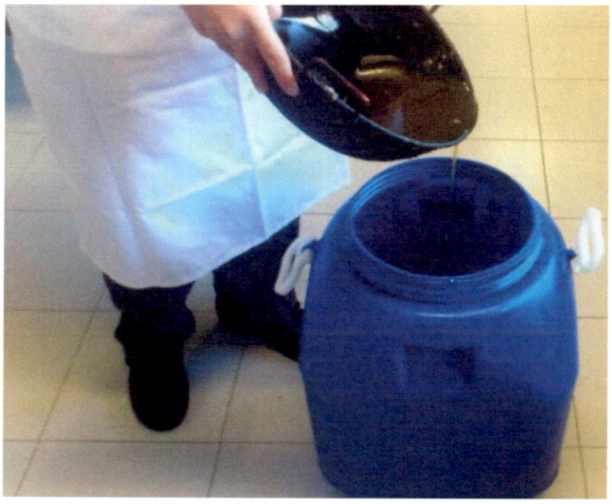

Figura 10.9
Contenedor especial para el aceite de cocina usado

Actividad propuesta 10.3

¿Cómo se recicla el aceite de cocina en casa?

10.6.5. El Plan Nacional Integrado de Residuos (PNIR) 2008-2015

Anteriormente existía el Plan Nacional de Residuos Urbanos (PNRU) que estuvo vigente del 2000 al año 2006, pero el 26 de diciembre de 2008 el Consejo de Ministros de España aprobó el Plan Nacional Integrado de Residuos (PNIR) 2008-2015.

El PNIR hace especial hincapié en lo que popularmente se conoce como las *tres erres* (reducir, reutilizar y reciclar), aunque también intenta cumplir entre otros con los siguientes objetivos:

- Detener el crecimiento en la generación de residuos que se produce en la actualidad.
- Eliminar por completo el vertido ilegal.
- Reducir el vertido y fomentar la prevención, la reutilización, el reciclado de la fracción que pueda ser susceptible de ello y otros mecanismos de valorización de la fracción de residuos que no se pueda reciclar.
- Dotar al país de nuevas infraestructuras y mejorar las instalaciones ya existentes.
- Evitar que los residuos contribuyan al cambio climático.

La finalidad del plan es promover una política apropiada en la gestión de los residuos, disminuyendo su generación e impulsando un correcto tratamiento de los mismos. También pretende que las Administraciones públicas, los consumidores y los usuarios se involucren de manera que cada una de las partes asuma sus respectivas cuotas de responsabilidad.

Actividad propuesta 10.4

Indica en qué contenedor se deben de desechar los siguientes residuos: medicinas, bombillas, briks, roscas de envases de vidrio y tapones, y vidrio.

Actividad propuesta 10.5

Realiza un mural con imágenes o fotografías de los diferentes contenedores que se pueden encontrar para la gestión de residuos. No olvides incluir la imagen del contenedor de aceite de cocina, que seguramente se encuentra en el aula taller del instituto.

A continuación se puede ver el cuadro 10.5 en donde se detallan los residuos que se generan, la recogida de los mismos y para qué pueden utilizarse:

CUADRO 10.5. Gestión de residuos

Tipo de residuo	Recogida	Puede utilizarse para/Observaciones
Materia orgánica	Contenedor gris, marrón o verde.	Compost (para abono o recuperación de suelo erosionado). Tipos: de origen doméstico (restos de comida) y vegetal (césped, ramas, etc.).
Aceites vegetales	Contenedores especiales.	Fabricar jabones, pinturas, etc. Se recuperan a través del filtrado y la deshidratación. Se eliminan a través de la materia orgánica (recogiéndolos con papel) o en los puntos limpios. No se deben tirar al desagüe.
Papel y cartón	Contenedor azul.	Evita la deforestación y la tala de árboles. Son reciclables 100%. Importante eliminar grapas, cintas adhesivas, plásticos, etc. el proceso de blanqueo con cloro es muy contaminante.
Chatarras metálicas	No necesitan recogida selectiva siempre que en la planta de reciclaje existan imanes para separarlos.	Productos que contengan latón (griferías, casquillos de bombillas, etc.), plomo (material de fontanería, tubos de pasta de dientes, etc.), cobre (cableado eléctrico, tubos de gas, transformadores, etc.), hierro (puertas y ventanas), estaño (soldaduras) y aluminio (bandejas, ventanas, platos, etc.). No hay que olvidar que el aluminio es un metal no férreo y por ello no es atraído por el imán.
Envases	Contenedor amarillo.	Tipos: plástico (botes de suavizante, yogurt, mantequilla, gel, agua, etc.), metal (conservas), briks, etc.
Vidrios	Contenedor iglú verde.	Reduce la erosión del terreno por la búsqueda y extracción de materia prima, ahorra agua y energía y reduce el volumen de residuos. Se puede reciclar indefinidamente. Para su recogida se requiere eliminar objetos como tapones, alambres, etiquetas, etc.
Jardinería	Puntos limpios.	Procedentes de jardines, fincas pequeñas, resto de poda de árboles, arbustos, etc.
Materiales textiles	Contenedores de ropa.	Reutilizar estos textiles en rastrillos benéficos o tiendas de segunda mano. Existen empresas que se dedican a la recogida de éstos como Cáritas, Cruz Roja, etc.
Madera y muebles	Puntos limpios o algunos ayuntamientos disponen de recogida.	Personas que los recogen para reutilizarlos.

Resumen

La gestión de residuos es el conjunto de operaciones que se realizan con los residuos desde que se generan en los hogares y servicios hasta la última fase en su tratamiento. Existe variada legislación que los regula y múltiples clasificaciones sobre los tipos de residuos.

Una clasificación de residuos sería:

- Residuos urbanos o municipales (no peligrosos).
- Residuos peligrosos.
- Residuos inertes (de la construcción y demolición).

También se pueden clasificar como: residuos domésticos, comerciales, industriales y peligrosos. Y si los residuos son generados por empresas de hostelería y turismo se pueden clasificar en:

- Residuos asimilables a urbanos.
- Residuos voluminosos.
- Residuos de demolición.
- Residuos peligrosos.
- Emisiones atmosféricas.

Por último, indicar que se realizan distintas técnicas de recogida, selección, clasificación y eliminación o vertido de residuos. Así como, recordar que en España los ayuntamientos son los que tienen la competencia de la gestión de los residuos y que existe un Plan Nacional Integrado de Residuos (PNIR) 2008-2015, que tiene como finalidad promover una política apropiada en la gestión de los residuos, disminuyendo su generación e impulsando un correcto tratamiento de los mismos.

ACTIVIDADES DE AUTOEVALUACIÓN

Señala la respuesta correcta. Sólo hay una respuesta correcta en cada actividad.

1. El transporte de los residuos se realiza hacia las estaciones de transferencia, plantas de clasificación, reciclado, valorización energética o vertedero.

   ☐ *a)* Verdadero.
   ☐ *b)* Falso.

2. Los residuos no peligrosos que no experimentan transformaciones físicas, químicas o biológicas significativas son los:
   - ☐ *a)* Residuos peligrosos.
   - ☐ *b)* Residuos inertes (de la construcción y demolición).
   - ☐ *c)* Residuos urbanos o municipales (no peligrosos).

3. Todo envase o material de envase del cual se desprenda su poseedor o tenga la obligación de desprenderse en virtud de las disposiciones en vigor es un:
   - ☐ *a)* Residuo.
   - ☐ *b)* Recurso.
   - ☐ *c)* Envase.
   - ☐ *d)* Envase de residuo.

SOLUCIONES:

1. **a** b   **2.** a **b** c   **3.** a b c **d**

Investiga

***Doggy bag*, propuesta de los restaurantes ingleses para reducir residuos**

En Estados Unidos es muy común que el cliente se lleve a casa aquello que no ha podido terminar. Esta costumbre es conocida como *doggy bag* y parece que pronto será popularizada en otros países. Esa es al menos la intención de una inminente campaña de publicidad que saldrá a la luz en Inglaterra, recordando a los clientes que pueden llevarse la comida a casa.

La iniciativa ha surgido por la creciente sensibilidad de algunos restaurantes frente al enorme volumen de residuos que genera el sector en el Reino Unido. Y es que se calcula que los restaurantes vierten 3,5 millones de toneladas al mes y sólo se recicla un 48%. Otro dato que llama la atención es que en Londres un 30% de los residuos pertenecen a la comida no consumida en el local.

Según los instigadores de la campaña (restauradores sostenibles de ANTA), si los comensales pidieran la *doggy bag* se reduciría un 20% el volumen de residuos y el restaurador ahorraría 4.000 euros al año. Para que la campaña sea un éxito, se van a poner a disposición del cliente 25.000 envases para esta finalidad.

Fuente: http://www.e-restauracion.com/noticias/view/doggy-bag-propuesta-de-los-restaurantes-ingleses-para-reducir-residuos/02918 (5/09/2011)

Investiga si en otras partes del mundo existe algo parecido al *doggy bag* o cualquier otra técnica para reducir residuos.

Lee y debate en clase

El "Caso Brugal", una trama de corrupción salpicada de basura

El "Caso Brugal", sobre el que pivotan las actuaciones policiales que han tenido lugar en la mañana de este martes en Alicante y Orihuela, no es nuevo. Las investigaciones llevadas a cabo por la Policía Nacional, a instancias de la Fiscalía Anticorrupción, se remontan a mayo de 2007, cuando se detuvo al empresario oriolano Ángel Fenoll y a otras cinco personas, por una supuesta trama de sobornos en la adjudicación de los servicios de recogida de basuras en Orihuela, en la comarca alicantina de la Vega Baja.

De todos los arrestados, sólo Fenoll, su hijo y el concejal popular de Turismo de Albatera, Javier Bru (administrador de las empresas de Fenoll) permanecieron un mes en la cárcel, de donde salieron previo pago de 260.000 euros de fianza. También figuraban como imputados Ramón Fenoll (hermano del empresario); el ex edil de Centro Liberal, Jesús Ferrández y un detective.

Desde entonces, se han sucedido innumerables prórrogas del secreto de las actuaciones, varios jueces encargados del sumario y cuatro años de silencio. Hasta hoy.

Han sido precisamente las cintas que presentó Fenoll y en las que grabó con cámara oculta sus reuniones con empresarios y responsables políticos alicantinos para gestionar las basuras las que han provocado la apertura de nuevas diligencias, que han desembocado en las actuales detenciones.

Los nuevos actores de la trama son el presidente de la Diputación Provincial de Alicante, José Joaquín Ripoll; varios concejales del Ayuntamiento de Orihuela; y el empresario alicantino, Enrique Ortiz. Su presunta implicación estaría relacionada con la adjudicación del Plan de Residuos de la Vega Baja (Zona XVII) a la Unión Temporal de Empresas (UTE) Cespa-Ortiz, de la que forma parte el constructor alicantino.

A pesar de que concursaban cinco empresas, entre ellas la de Ángel Fenoll, el presidente de la Diputación concedió a la empresa de Ortiz la licencia para el tratamiento y eliminación de residuos de la comarca por un plazo de 20 años.

Esto conllevaba la construcción de un vertedero en la localidad de Torremendo, en terrenos que, según se sabría posteriormente, eran propiedad de Fenoll. Por el momento, a pesar de estar adjudicados, los trabajos no se han desarrollado.

Relación con el PGOU de Alicante

El seguimiento policial a los presuntos actores de la trama ayudó a abrir otro capítulo de Brugal que conecta a Ortiz con el Ayuntamiento de Alicante, apuntando en esta ocasión a presuntas irregu-

Temas para debatir:

- ¿Por qué se detiene a varias personas?
- ¿Qué se quería construir en Torremendo?
- ¿Qué opinión tienes sobre el texto que acabas de leer?

laridades en la elaboración del Plan General de Ordenación Urbana (PGOU).

Los informes policiales de la Fiscalía Anticorrupción hacían en este caso referencia al supuesto de que el anterior alcalde y diputado del PP en las Cortes Valencianas, Luis Díaz Alperi, y la actual primera edil, Sonia Castedo presuntamente pudieran haber facilitado información privilegiada; que Castedo supuestamente pudo pactar con Ortiz la remodelación del estadio Rico Pérez; y que pudo haber recibido dádivas del empresario. También que Castedo, (edil de Urbanismo en la época investigada) podría haber diseñado y resuelto aspectos de la redacción del planeamiento "a la medida de Ortiz".

Fuente: www.elmundo.es

Bibliografía

Armada Domínguez, L. y Ros Oliver, C. (2007): *Manipulador de alimentos. La importancia de la higiene en la elaboración y servicio de comida*. Ideaspropias, Vigo.

Armendáriz Sanz, J. L. (2012): *Seguridad e higiene en la manipulación de alimentos*. Paraninfo, Madrid.

Carranza Tortosa, M. (2004): *Manipulador de alimentos*. Joxman Multimedia, Jaén.

Civera, J. J. y Pérez, N. (2011): *Control del aprovisionamiento de materias primas*. Síntesis, Madrid.

Felipe Gallego, J. y Peyrolón Melendo, R. (1999): *Diccionario de Hostelería*. Paraninfo, Madrid.

Felipe Tablado, C. y Felipe Gallego, J. (2004): *Manual de Higiene y Seguridad Alimentaria en Hostelería*. Thomson Paraninfo, Madrid.

García, F., García, P. P. y Gil, M. (2011): *Operaciones básicas y servicios en restaurante y eventos especiales*. Paraninfo, Madrid.

Hazelwood, D. y McLean, A. (2004): *Curso de higiene para manipuladores de alimentos*. Acribia, Zaragoza.

Orihuel Iranzo, E., Bertó Navarro, R. y otros (2009): *Manual de Manipuladores de Alimentos para industrias*. TROTTA Consulting, Gandía (Valencia).

Pérez, N. y Civera, J. J. (2011): *Procesos de preelaboración y conservación en cocina*. Síntesis, Madrid.